이 책에 대한 찬사

요즘엔 지구촌 방방곡곡에 요가 클래스가 열리지 않는 곳이 없다. 하지만 불행히도 인지보다는 동작을, 감지보다는 스트레칭을, 그리고 자기탐험보다는 시키는 대로 따라하는 형태로 대부분의 수업이 진행된다. 리즈 코치가 쓴 이 책을 만난 사람들은 운이 좋다. [코어인지]는 요가를 배우는 사람들에게 영감을 제공할 뿐만 아니라 요가를 향상시키는 데 필요한 깊은 느낌과 심오한 감수성을 계발시킬 수 있는 단순하지만 효과적인 방법들도 제시하고 있다. 이 책을 당신의 신체적, 정신적, 그리고 영적인 변형을 이루는 도구로 활용하라. 강력 추천하는 바이다.

쥬디스 핸슨 래재터Judith hanson Lasater, PhD, PT,
1971년부터 요가 강사로 활동.
[30 Essential Yoga Poses: For Beginning Students and Their Teachers]

삶이란 몸이라는 프레임 안에서 이루어지는 경험이다. 리즈 코치는 우리의 삶을 좀 더 우아하게 가꿔줄 수 있는 실질적인 도구를 선사한다. 몸의 기능을 증진시키고, 삶을 성숙시키며, 움직임을 개선시켜줄 수 있는 멋진 책이다. 가르치는 선생이나 배우는 학생 모두에게 강력 추천한다.

톰 맥쿨Tom McCook, 피트니스&무브먼트 전문가,
캘리포니아에 있는 Center of Balance의 디렉터

Revised Edition

골반과 척추의 생명력을 높이는 소마틱스

코어인지

CORE AWARENESS

Enhancing Yoga, Pilates, Exercise, and Dance

리즈 코치 지음/최광석 옮김

리즈 코치가 제시하는 이 놀라운 접근법은 '소마경험'을 원하는
모든 사람들에게 통찰을 선사할 것이다.

– 에밀리 콘라드, 혁신적인 인지운동 '컨티늄무브먼트' 창시자

REVISED EDITION
CORE
AWARENESS
Enhancing Yoga, Pilates, Exercise, and Dance

By Liz Koch
Forewords by Emilie Conrad and Bob Cooley
Cover photo by iStockphoto.com/real444
Cover design by Brad Greene
Interior photography by Paul Schraub

코어인지 CORE AWARENESS

첫째판 1쇄 인쇄 2013년 7월 15일
첫째판 1쇄 발행 2013년 7월 25일
첫째판 2쇄 발행 2016년 10월 14일

지 은 이 리즈 코치
옮 긴 이 최광석
발 행 인 장주연
표지디자인 전선아
편집디자인 수디자인
출 판 기 획 노미라
발 행 처 군자출판사
등록 제 4-139호(1991. 6. 24)
본사 (10881) **파주출판단지** 경기도 파주시 회동길 338(서패동 474-1)
전화 (031)943-1888 팩스 (031)955-9545
홈페이지 | www.koonja.co.kr

ISBN 978-89-6278-770-2
정가 23,000원

삶과 사랑을 함께하는

제프Jeff에게

〈일러두기〉

- 본문의 역주(옮긴이 주)는 역자가 첨가한 설명이다. 원저자의 설명에는 '옮긴이'라는 표시를 하지 않았다.
- 본문에서 원저자가 중요하게 생각하고, 새롭게 정의하는 개념들은 한글 옆에 영어를 같이 표기했다
- 원저자가 Inch와 Pound로 제시한 길이와 무게 단위는 Meter와 Kilogram 단위로 환산해서 표기하였다.
- 본문에 나오는 인명과 지명은 외래어 표기법을 따르며 관행상 굳어진 표기는 그대로 실었다.
- 본문에 나오는 해부학 용어는 현재 인터넷 검색이 가장 많이 되는 한글 번역으로 표기 하였다.

감사의 글

내게 직접적인 가르침을 선사해주고 삶의 질을 높이는 데 엄청난 영향을 준 분들에게 감사의 마음을 전합니다.

마샤 베네딕트Martha Benedict, 밥 쿨리Bob Cooley, 돈 코헨Don Cohen, 빅터 콜린스Victor Collins, 패티 덩크스Patty Dunks, 애나 할프린Anna Halprin, 브라이언 제너Brian Jenner, 톰 롱고Tom Longo, 프란스 루베France Louvet, 로니 노이벨트 올리버Ronnie Neufeld Oliver, 마리아나 닐슨Marianna Nielson, 캐서린 오코넬Katherine O'Conell, 로드 잔 펜트랜드Lord John Pentland, 아미나 라힘Aminah Raheem, 아이오나 티가든Iona Teegarden, 캐서린 와일더Catherine Wilder, 로렐 울프Laurel Wolf, 로이 예츠Roy Yates. 당신들의 가르침 덕분에 이 책을 쓸 수 있었답니다.

누구보다도 제 가족들에게 감사함을 전합니다. 이 책을 집필할 수 있는 환경을 만들어 준 남편 제프Jeff, 유머스러운 말로 늘 웃게 해준 아담Adam, 따뜻한 마음으로 나를 위로해준 메간Megan, 그리고 관대함으로 늘 사랑과 우정을 상기시켜준 릴리Lily. 모두 모두 감사해요.

이 책을 처음 썼을 때 난 에밀리에 콘라드Emilie Conrad가 개발한 컨티늄무브먼트Continuum Movement에 대해 듣게 되었습니다. 그녀를 만나 함께 작업할 기회를 갖게 되었고 또 에밀리에의 두 스승인 베스 페팅일-릴레이Beth Pettingill-Riley와 보니 진티스Bonnie Gintis와도 함께 할 수 있었습니다. '움직이는 것'과 '움직여지는 것'에 대한 내 깊은 열망을 지지해준 그녀에게 개인적으로 감사한 마음을 전합니다. 컨티늄무브먼트는 내가 생명의 흐름flow of life 속에 온전히 참여할 수 있게 해주었습니다.

컨티늄Continuum 강사이자 움직임 교육가인 발 레오플러Val Leoffler, 대학생인 릴리 오버도퍼Lily Oberdorfer, 메간 오버도퍼Megan Oberdorfer MWS, 미국 레인저 특공대 출신인 브랜돈 올리어리Brandon O'Leary, 바벨 전문가이자 엘리트 트레이너인 데릭 스톡턴Deric Stockton. 이 책의 모델이 되어준 이들에게 특별한 감사의 마음을 전합니다.

역자 서문
Prologue

행하여 내가 기대한 것이 바르게 얻어지지 않을 때는
항상 그 원인을 나에게 구하라.
나의 몸이 바르게 되면
*천하 사람들이 모두 나에게 돌아온다.**
– 맹자孟子 –

기대했던 건강이 얻어지지 않았을 때 '항상 그 원인을 나에게서 구하는 것'은 참으로 쉬운 게 아니다. 내가 살아온 방식, 내가 먹은 음식, 내가 방치해 온 몸, 마음, 정신. 이 모든 것들이 나의 현재 건강을 만든다. 사실 '건강'이라는 실체는 없다. 건강이란 '건강하지 않음'에 대한 인식이 있고난 이후에나 자각하게 되는 특정한 '상태'이며 상대적 개념이다. 그러므로 건강할 때 건강을 챙겨야 한다는 마음을 먹기가 그토록 어려운 것이며, '건강하지 않음'을 겪고 나서 '건강전문가'를 찾아가는 것은 이미 '남 탓 할 준비'가 되었다는 반증이기도 하다.

"저 의료전문가는 왜 나를 '완치' 시키지 못할까? 저 운동전문가는 왜 내 몸을 바르게 만들지 못할까? 나의 골반, 나의 척추, 나의 근육과 근막, 그리고 나의 신경을 왜 그들은 제대로 '건강'하게 만들지 못할까?"

그들은 당신을 '건강'하게 해줄 수 없다. 지식이 부족한 것도 아니요, 실력이 부족한 것도 아니다. 최종적으로 자신의 건강을 달성하는 것은 '3자'가 아니라 '1자'이기 때문이다. '건강하지 않음'을 겪을 때까지 수없이 보상과 적응을 통해 '긴장패턴'이 '조건화'된 몸을 지닌 '아픈 자신'을 건강하게 해줄 수 있는 사람은 오직 자신뿐이다. 소위 건강전문가들이 하는 일이란 지금 감지되는 '아픔'을 인지하지 못하도록 '감각차단' 해주는 것이 대부분이다. 몸이 보내는 통증 신호를 차단하는 것은 국민의 알 권리를 빼앗는 독재정권과 그 모습이 닮았다. 통증이란 제발 '인지'의 힘을 내면으로 돌려달라고 외치는, 몸이라는 국민이 보내는 아우성이다. 이미 참을 수 없을 정도의 통증이라면 현대 의학의 힘을 빌려야 하겠지만, 신호가 참을 수 있을 때는 '항상 그 원인을 자신에게서' 구해야 한다.

소마틱스를 한 마디로 정의하면 '내 안에서 답 찾기'이다. 내가 건강하지 않은 원인이 내 안에 있다는 사실을 자각하고 스스로 인정하는 것이 소마틱스로의 입문이라면, 그 문제를 해결할 수 있는 열쇠를 쥐고 있고 또 '건강한 상태'를 만들어나가는 주체도 자신임을 온몸과 마음으로 깨닫는 것이 그 전부이다. 토마스 한나의 소마운동(somatic exercise), 리사 카파로의 소마학습(somatic learning), 그리고 이 책에 소개되어 있는 리즈 코치의 코어인지(core awareness)는 닫힌 건강의 문을 잘 열수 있도록 도와주는 가이드라인일 뿐이다.

이 책을 쓴 리즈 코치도 자신의 척추측만증을 극복하는 과정에서 내면으로의 '탐험'을 떠나 '코어인지'라는 멋진 선물을 발견한 모험가이다. 추천사를 쓴 밥 쿨리 또한 자동차 사고로 온몸이 망가진 상태에서 소마인지를 높여 자신에게 닥친 어려움을 극복하고 '저항유연성트레이닝(RFT, Resistance Flexibility Training)'이라는 방법을 개발해 냈다.

이들처럼 누구나 밖이 아니라 안으로 탐험을 떠나는 사람은 무언가 '선물'을 얻게 된다. 적어도 남 탓 하는 삶의 방식 정도는 개선될 것이다. 자신의 몸과 마음, 그리고 정신을 늘 깨어있는 마음으로 '감지'하고 '인지'하여 '지금-여기'에 '현존'할 수 있도록 노력한다면, 몸이라는 유기체는 반사시스템에서 학습시스템으로 변해간다. 반사적으로 자극에 반응하는 게 아니라, 내 몸에 가해지는 안과 밖의 모든 자극들에서 '메시지'를 발견하는 '학습의 장'으로 진입하게 된다는 말이다.

코어인지는 인체의 물리적 코어인 '장요근복합체'에서부터 탐험이 시작된다. 아는 것보다는 좋아하고, 좋아하는 것보다는 즐기라는 말이 있다. 모든 탐험은 흥미진진하다. 어린이처럼 순수하고 호기심 어린 태도로 접근한다면 상상 이상의 것을 발견하게 될 것이다.

탐험을 즐겨라.

---

* 맹자, 『맹자 사람의 길上』, 도올 김용옥, 통나무, 2012, p.390

목차

감사의 글 • VI
역자 서문 • VII
추천사1 • XIII
추천사2 • XV
서론_코어인지와 새로운 패러다임 • XVII

PART 1. 코어인지란 무엇인가?

1장 코어인지를 깨워라 • 3
서론 • 3
온전한 움직임 • 4
움직임 패러다임 • 4
강화 vs 인지 • 6
반복 • 7
중립신체 • 8
포지셔닝 • 9
닻내리기 • 10
호흡 • 11
구동 • 12
코어움직임 • 12
대칭성 • 14
타이밍 • 14
부상 예방 • 15
보상 • 15
저항 • 16
요약 • 18

2장 요근 인지하기 • 19
서론 • 19
위치 • 20
기능 • 20
횡격막 • 22
상호균형 • 23
복근 • 24
장골근 • 25
광배근 • 26
고관절 소켓 • 26
두려움 • 27
에너지 • 28
제한 • 31
보행 • 31
협응 • 32
안정위 • 33
요약 • 33
서론 • 35
골반 중심 • 35

3장 골반 중심화 • 35
골반–턱 연결성 • 37
두개천골계 • 37
골반의 관절 • 38
골반 트라우마 • 39
출산과 산후관리 • 40
골반 스트레스 • 41
과유연성과 과운동성 • 42
골반 포지셔닝 • 43
골반 운동 • 44
골반 손상 치유 • 45
요약 • 47

4장 뼈 인지 높이기 • 49
서론 • 49
지지력 • 50
빨기 • 50
펴기 • 51
뿌리내리기 • 52
중력 • 53
기기 • 54
연속성 • 55
과신전 • 55
불균형 • 56
자기교정 • 58
시각 우세 • 60
바른 자세 • 61
요약 • 62

5장 코어인지 높이기 • 63
서론 • 63
감각 • 63
지구 에너지 • 64
문화적 착각 • 65
생명을 이루는 원소 • 65
코어지성 • 66
코어에서 시작하기 • 67
바다와 생명 • 68
어린 시절의 조건화 • 68
조건화 되돌리기 • 69
코어손상 • 70
리듬 • 70
생명의 나선 • 71
조화 • 71
요약 • 72

PART 2. 코어인지 탐험

6장 코어인지 탐험을 위한 초석 • 75
탐험을 시작하라 • 75

7장 코어인지를 깨우는 탐험 • 79
탐험1 : 거울 • 79
탐험2 : 코어의 색상과 형태 • 80
탐험3 : 안정위 • 80
탐험4 : 감각 따라가기 • 81
탐험5 : 태아-C 자세, 컬링 • 84
탐험6 : 주의 집중 • 86
탐험7 : 놀람반사, 아킹 • 86
탐험8 : 지면에 안착하기 • 89

8장 요근 탐험 • 93
탐험1 : 안정위 • 94
탐험2 : 하부 요근 이완 • 97
탐험3 : 상부 요근 이완 • 99
탐험4 : 선 자세에서 요근 이완 • 102
탐험5 : 유연한 요근으로 걷기 • 105
탐험6 : 장골근 이완 • 106
탐험7 : 장요근 이완 • 107
탐험8 : 요근의 톤 확보하기 • 109
탐험9 : 요근 신장 • 111
탐험10 : 요근 스트레칭 • 113
탐험11 : 런지 자세에서 장요근 스트레칭 • 115
탐험12 : 선 자세에서 런지 • 115
탐험13 : 무릎 꿇은 자세에서 런지 • 116
탐험14 : 바닥에서 하는 진보된 런지 • 118

9장 골반중심화 탐험 • 121
탐험1 : 안정위 • 121
탐험2 : 앉은 자세에서 균형 잡기 • 124
탐험3 : 골반 안정성 재구축 • 127
탐험4 : 엎드려 기도하는 자세에서 골반 균형 재구축 • 128
탐험5 : 고관절 소켓 연결성 살리기 • 129
탐험6 : 다리 근육의 연결성 살리기 • 131
탐험7 : 골반과 고관절 중심화 만들기 • 134
탐험8 : 골반 안쪽 인대 톤 확보 • 136
탐험9 : 고관절 외회전근 이완 • 138
탐험10 : 네발기기 자세에서 골반 균형 유지 • 141
탐험11 : 코어 박스 스쾃 • 142
탐험12 : 골반-두개골 연결성 • 144
탐험13 : 균형 잡힌 골반 주변 구조화 • 146

탐험14 : 유양돌기와 천장관절 균형 • 147
탐험15 : 코어 골반 요동 • 148
탐험16 : 팔과 골반의 연결성 • 150
탐험17 : 앉은 자세에서 광배근 이완 • 153
탐험18 : 선 자세에서 광배근 스트레칭 • 155

10장 뼈 인지 높이기 • 157
탐험1 : 살아있는 뼈 감지하기 • 157
탐험2 : 관절 연결하기 • 158
탐험3 : 안정위 • 159
탐험4 : 척추 컬링 • 161
탐험5 : 척추 컬링과 아킹 • 162
탐험6 : 공을 활용해 중심선 탐험하기 • 163
탐험7 : 네발기기 자세에서 척추 아킹 • 166
탐험8 : 앉은 자세에서 척추 아킹 • 167
탐험9 : 볼 위에서 스쾃 자세로 리바운딩 • 169
탐험10 : 코어로 기기 • 169
탐험11 : 페이싱을 통해 머리 위치 확보 • 171
탐험12 : 요근을 보호하는 신발 고르기 • 174
탐험13 : 그라운딩 • 174
탐험14 : 리바운딩 • 177
탐험15 : 상부 척추를 깨우는 나선형 회전 • 178
탐험16 : 뼈 명상 • 181
탐험17 : 코어 리칭 • 182
탐험18 : 코어 워킹 • 183

11장 코어인지 높이기 • 185
탐험1 : 안정위 • 185
탐험2 : 등 열기 • 186
탐험3 : 수분 확보하기 • 188
탐험4 : 코어 풀기 • 191
탐험5 : 측면-C자 표현하기 • 192
코어인지 요약 • 194
참고문헌 • 195
역자 후기 • 196

추천사 1

에밀리에 콘라드Emilie Conrad
세계적인 명성의 자기발견/움직임 요법인
컨티늄Continuum 창시자
[땅에서의 삶Life on Land] 저자

이 책을 읽어가다 보면 페이지 마다 소마틱스SOMATICS 영역의 혁명적인 통찰을 만나게 될 것이다. 리즈 코치는 문화적인 편견에 의해 잠들어 있던 지혜를 깨우고, 아무 생각 말고 받아들이기만 해야 한다는 사회적 고정관념을 혁파하는 데 기여하고 있다. 그녀가 제시하는 소마를 깨우는 여행을 따라가다 보면 의식을 분열시키는 생각들을 넘어 존재를 통합하는 과정에 참여하게 될 것이다.

매일 우리들이 맞닥뜨리는 도전 상황을 헤쳐 나갔을 때 진정으로 자기주장self-claiming이라는 것을 할 수 있다. 하지만 이러한 주장을 하는 주체인 나를 담는 몸이 무감각한 상태로 문화적 편견에 경도되어 있다면 어떻게 '올바른 선택'을 할 수 있겠는가?

리즈 코치는 소마지성somatic intelligence을 깨우는 다양한 사례와 탐험을 흥미롭게 제시하고 있다. 이 소마지성을 깨우는 일이야말로 사회적 조건화social conditioning를 넘어, 수십억 년의 지구 진화과정을 통해 형성된 '몸'을 '포용'하는 핵심이다.

소마틱스 영역의 선구자로 활동한다는 것은 참으로 엄청난 용기가 필요하다. 진정한 '자기주장'을 방해하는 다양한 세력들이 소마지성을 깨우는 일을 미신이라고 매도하거나 위협하기 때문이다. 같은 동작을 반복적으로 많이 해야 건강해진다는 주장, 그리고 이를 뒷받침 해주는 그럴듯한 이론과 생각들. 이러한 사회적 편견을 뛰어넘을 수 있는 방법이 여기에 제시되어 있다.

그녀는 정말 '옳다.' 나는 그녀의 말을 '마법사의 주문'이라고 부른다. 사람의 몸, 관계, 또는 정부와 사회는 그게 닫힌 시스템closed system을 취하고 있다면 반드시 쇠퇴 할 것이라는 게 나의 믿음이다.

인간 뇌의 신피질은 개념을 처리하고, 기술을 진보시키며, 우주를 탐사하는 프로그램을 개발하는 것과 같은, 현대인들이 지금 향유하고 있는 다양한 선물들을 창조해내는 능력을 지녔다. 우리가 살고 있는 이 시대의 혁신은 이렇게 대부분 거시적macrocosmic이다. 하지만 뇌의 고차원적 기능이 낳는 진정한 혁신은 생명을 지닌 몸을 직접적인 감지를 통해 이해하는 미시적microcosmic 수준에서 결정된다. 미래의 진보는 말 그대로 '우리 손'에 달려있다. 하지만 이 진보는 오직 소마지성을 성숙시켜 몸과의 역동적 관계를 계발시켰을 때에만 달성될 수 있다.

리즈 코치가 코어인지core awareness라고 부르는, 자기인지self-awareness 탐험을 할 때, 언제나 내면 깊은 곳에서부터 움직임이 일어나게 하라. 그래야 자신의 세계가 온전하고 창조적인 광채를 발하게 될 것이다.

이 놀라운 책에서 제시된 방법들에 나는 '자유'라는 이름을 붙이고 싶다.

추천사 2

밥 쿨리Bob Cooley
저항유연성트레이닝RFT 창시자
[The Genius of Flexibility] 저자

리즈 코치는 25년 이상의 시간을 인체 코어에 있는 근육인 요근 탐험에 헌신해 왔다. 이 책에서는 오래 전부터 발레 스튜디오, 웨이트 트레이닝, 에어로빅 센터, 요가와 유연성 강습에서 중요하게 다뤄오던 요근을 인체 다른 구조들과의 관계에서 설명하고 있다. 여기서 선보이는 내용은 그녀 스스로가 몸으로 체득한 결과이다.

그런데 왜 많은 사람들이 이 '요근'에 그토록 열광하는 걸까? 답을 하자면 이 요근이야 말로 몸의 움직임에 있어서 최상의 결과를 이끌어내는 단일하고도 중요한 근육이기 때문이다.

척추측만증을 지닌 리즈 코치에게 요근이 어떻게 작동하고 또 이 근육이야말로 그녀의 몸에서 가장 중요한 역할을 한다는 사실을 처음 알려준 사람이 나이다. 그때 나는 요근이 본래의 건강함, 최적의 길이를 되찾게 된다면 그녀의 척추측만증이 감소할 뿐만 아니라 측만증과 관련된 모든 안 좋은 기능들에 혁명적인 변화가 올 것이라고 확신하며 이야기 해주었다.

이 책에서 리즈 코치는 자신이 오랜 시간 탐험해 온 소마인지 기법을 활용해 독자들이 어떻게 스스로를 바르게 할 수 있는지 제대로 알려주고 있다. 또 물리적인 몸의 변형뿐만 아니라 정신적인 변혁까지 선사하고 있다.

코치는 '인지'야말로 자기성숙self-growth을 이루는 첫걸음이라는 사실을 오래 전부터 알고 있는 사람이다. 제대로 '인지' 할 수 있어야 문제를 수용하고, 해결 전략을 짠 다음 행동으로 옮기는 과정이 이루어지는 것이다.

요근은 감정과 연계된 근육emotional muscle이며, 인체에서 몇 안 되는 불수의적 골격근 involuntary skeletal muscle 중 하나이다. 그렇기 때문에 오직 감정인지emotional awareness를 통해서만 이 근육에 대한 접근이 가능하다. 척추측만증을 변형시킨 자신의 체험을 통해 리즈 코치는 이미 요근이 인체 건강에 얼마나 중요한 역할을 하는지 증명하였다. 그러므로

[코어인지]는 요근이라는 주제에 대해 알고자 하는 사람이 읽어야 할 첫 번째 책이라고 할 수 있다.

이 책을 읽어가면서 여러분은 요근에 대한 인지를 높일 수 있을 것이다. 그 과정에서 점점 요근뿐만 아니라 코어에 있는 다른 요소들의 기능도 증진시키며, 우아하고, 편안한 상태에서 몸의 움직임을 마스터 할 수 있기를 기원한다.

서론 *Introduction*

코어인지와 새로운 패러다임

[코어인지]는 댄스, 요가, 필라테스, 헬스, 그리고 정신과 신체를 일깨우는 움직임 교육 분야에서 활동하는 학생, 강사, 그리고 전문가들을 위한 책이다. 이 책은 소마인지somatic awareness가 움직임의 모든 측면을 향상시키는 데 기여하며, 모든 댄스, 요가, 필라테스, 그리고 스포츠의 핵심을 이룬다는 생각을 기반으로 하고 있다.

이 책은 스스로 '자기학습'을 할 수 있도록 구성되었으며 전문 트레이닝 프로그램의 참고도서로 활용 가능하다. 이 책을 통해 내가 바라는 목표는 다음과 같다.

1. 자기계발 분야에서 소마인지 기법의 타당성을 제공한다.
2. 삶에 대한 열린 태도를 방해하는 사회적 조건화social conditioning를 탐구하고, "중력과 싸워 이겨야만 한다"는 개념을 바탕으로 하는 트레이닝법이 잘못임을 밝힌다.
3. 운동 영역에서 인간을 바라보는 새로운 패러다임을 구축한다.
4. 코어인지를 증진시키는 단순하고 강력한 움직임 탐험을 제시한다.

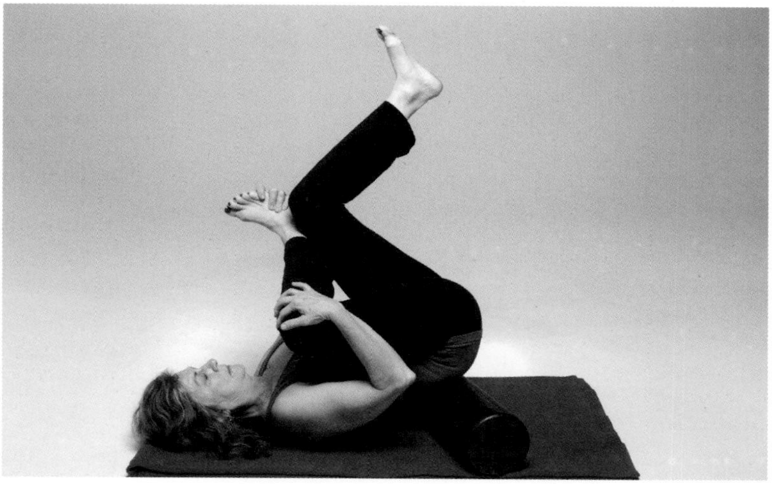

이 책은 '진정한 움직임'을 추구하는 사람들을 위해 썼다. 또한 지구의 리듬Earth's rhythms과 조화를 이루는 것이 참으로 멋진 삶임을 인지하는 그런 사람들을 위해 썼다. 어떤 움직임이 옳고 그른지 판단하는 것이 아닌, 어떻게 '진정한 움직임'이 이루어질 수 있는지에 관심 있는 사람들, 자신이 댄서, 요가 지도자, 운동선수, 또는 특정한 분야의 퍼포먼서라는 자기 정체성을 내려놓고, 움직임에 스며있는 모든 인간의 공통적인 경험을 포용하고 싶은 사람들을 위해 쓴 책이다.

새로운 패러다임

산업혁명으로 인해 인체를 기계로 바라보는 관점이 생겨났다. 인간을 기계로 바라보게 되면 몸을 기계처럼 '교정' 해야 한다는 생각을 하지 않을 수 없다. 하지만 지난 100여 년 동안 마벨 토드Mabel Todd, 룰루 스웨이가드Lulu Sweigard, 아이다 롤프Ida Rolf, 알렉산더 F.M.Alexander, 엘자 진들러Elsa Gindler, 모세 펠덴크라이스Moshe Feldenkrais, 안나 할프린Anna Halprin, 밥 쿨리Bob Cooley, 쥬디스 애스톤Judith Aston, 토마스 한나Thomas Hanna, 에밀리에 콘라드Emilie Conrad, 그리고 수많은 선구자들에 의해 인체를 기계가 아니라 움직임motion으로 바라보는 관점이 발전되어 왔다. 인체를 대상object으로 바라보는 기계론적 관점은 이제 인체를 과정process으로 바라보는 관점에 자리를 내주었다. 더 이상 사람의 몸을 딱딱하고, 고정되어 있으며, 분리된 부분들의 집합으로 보지 않고 안과 밖이 서로 역동적으로 상호작용 한다는 것을 많은 사람들이 인지해 가고 있다.

인체를 과정으로 바라보는 생각은 물리학적 진보의 첨단을 이야기 하는 프리쵸프 카프라 Fritjof Capra의 [생명의 그물망Web of Life]이라는 책에 잘 소개되어 있다. 또한 신경생물학 분야에서 활동하는 캔다스 퍼트Candace Pert의 [감정의 분자Molecules of Emotions], 최근에는 세포생물학자인 브루스 립톤Bruce Lipton의 [믿음의 생물학The Biology of Belief], 그리고 진화생물학자인 엘리자베트 사토리스Elizabet Sahtouris의 [지구댄스EarthDance]란 책들을 통해 인체가 더 이상 살과 뼈로 이루어진 것만은 아니라는 사실이 과학적으로 증명되었다. 인간은 80퍼센트 이상의 물로 이루어져 진동하는 분자이며, 지속적으로 변화하는 생각에 의해 구조적 영향을 받는다. 인간은 액체-에너지장field of fluid energy, 다시 말해 생명의 그물망web of life에 의해 내적으로 얽혀있는 몸을 지니고 있다.

생명의 그물망으로 '상호의존' 하고, '상호연결' 되어있는 인간은 '상호피드백' 하는 존재이다. 그리고 환경에 적응하고 반응하며 심오한 자기치유self-healing를 할 수 있는 자기교정self-correcting 시스템을 지닌 놀라운 생명체다. 그러므로 새로운 패러다임 전환을 하기 위해서는 인간을 바라보는 태도뿐만 아니라 운동 교육 방법에 있어서도 새로운 변화가 필요하다. 사실 몸에게 서는 법, 움직이는 법, 또는 호흡하는 법을 가르칠 필요가 없다. 단지 몸이 지닌 가능성을 방해하지만 않으면 된다. 그러므로 인지야말로 패러다임 전환에 있어서 핵심 요소이다.

이러한 이해를 체화embody 하는 것은 또 다른 도전 과제이다. 몸이 지닌 자기교정 시스템을 활성화시키는 핵심인 '인지' 능력을 높이려고, 뭔가 '옳다'고 여기는 것에 의식을 집중하는 것도 버려야 할 태도이다. 틀어진 곳을 교정하거나 트레이닝으로 근육을 멋있게 만드는 기계론적 패러다임이 아닌 새로운 패러다임에서는 다차원적 측면에서 구조와 기능의 온전한 '체화'가 중요하다. 체화란 '인지'가 충만한 상태라고 할 수 있다.

잘못된 부위를 고치거나 조각하듯 몸을 다듬는 것이 아닌, 지속적인 움직임 가운데 유연성과 강함을 지닌, 중심화 되고 자기교정 가능한 몸을 만들기 위해서는 내부의 소마인지를 깨워야 한다. 인간은 이미 성숙한 신경계를 가지고 태어났다. 또한 조화로운 에너지 흐름을 가능케 하는 소마지성을 지니고 있다.

하지만 여전히 대부분의 필라테스와 요가 클레스, 그리고 댄스와 운동 레슨에선 오래되고 기계적인 포맷의 강습이 이루어지고 있다. 소마인지를 활용한 운동감각성 신호를 감지하는 수련이 아닌 시각과 음성을 자극하는 신호가 활용되고 있으며, 대부분의 강사들은 신경계를 꽃피우는 소마인지를 깨우는 교육을 하고 있지 않다. 배우는 사람들 또한 선생이 하는 동작을 그대로 모방하느라 정신이 없다. 눈에 보이는 모습, 즉 3자 관점의 접근에 경도되어 있는 것이다. 새로운 패러다임 전환을 가능케 하기 위해서는 단지 몸에 대한 우리의 생각을 바꾸는 것뿐만 아니라 체험을 통해 '몸 자체가 되는' 것이 필요하다.

역동적인 몸

특정한 동작을 반복적으로 수행하고 또 그런 것만을 가르치는 것은 인간의 '개성'을 무시하는 행위이며 발전 가능성을 제한하는 일이다. 댄스, 수영, 요가, 그 무엇을 하든 '안에서 밖으로' 움직임이 구동되어야 조금 더 유동적이고 에너지 효율이 높은 표현이 이루어진다. '코어인지'를 함으로써 우리의 모든 시선과 느낌이 변화할 수 있다.

유연한 코어에서 팔이 뻗어 나와야 역동적이고 창조적인 움직임이 발생한다. 만일 코어가 긴장되고 제한되면 나오는 동작 또한 마찬가지로 딱딱해진다. 허리를 뒤로 젖히는 동작도 그 움직임이 코어에서부터 구동된다면 몸 전체를 '신장' 시키지만, 단순히 몸을 뒤로 과신전 overextension 시키면 허리에 압박을 가중시킬 뿐이다. 몸을 회전하는 동작이 고관절 소켓을 축으로 구르듯이 일어난다면 모든 관절을 부드럽게 비벼주고 마사지 해주는 움직임이 발생한다. 하지만 회전이 무릎이나 허리에서부터 시작된다면 관절과 인대를 손상시키게 된다.

코어를 감지하는 능력과 인지를 풍부하게 만드는 집중의 질을 높여야 중심이 잡히고 자기치유를 하는 몸을 계발할 수 있다. 코어에 해당하는 단전(하복부 코어)은 옛 지혜 문헌에도 나와 있으며, 운동감각인지kinesthetic awareness가 발생하는 센터이다. 이곳은 인체의 중력중심이 있는 부위이기도 하다. 그렇기 때문에 코어에서는 인체의 물리적 정렬뿐만 아니라 에너지 정렬도 동시에 이루어진다. 인체에는 정위반응Righting Reflexes이라는 가이드가 있기 때문에 자기교정이 가능하다. 안에서 밖으로Inside out 이루어지는 강력한 인지의 힘에 의해 움직임이 발생할 수 있는 '탐험'을 하라. 생명이 지닌 지혜에 접속할 수 있는 부위가 바로 우리의 '코어'이기 때문에, 코어인지를 깨우는 것은 생명력을 높이는 데 다른 무엇보다도 중요하다고 할 수 있다.

요약

소마인지Somatic Awareness야 말로 최상의 움직임을 만드는 핵심이며 이를 통해 내적 자유가 높아진다. 그러므로 코어인지Core Awareness를 계발하면 할수록 유연성, 힘, 안정성이 몸에 자리 잡게 된다. 코어인지 수련을 통해 그대의 유동적인 생명 에너지가 지속적으로 증가하게 될 것이다.

Part 1

코어인지란 무엇인가?

1장

코어인지를 깨워라

서론

삶과 움직임은 분리될 수 없다. 인간은 수영하고, 춤추고, 산책하고, 뛰어다닐 때 몸 전체를 활용한다. 춤을 춘다는 것은 몸을 스트레칭 하는 것과 다르지 않으며, 달리기 할 때도 춤출 때와 같은 움직임이 이루어진다. 요가를 하는 것과 무거운 역기를 들어 올리며 헬스 하는 것도 본질은 다르지 않다. 춤을 추거나 킥복싱 할 때 유연하고 역동적인 코어core에서부터 다리 들어올리기가 시작된다. 마찬가지로 인간의 모든 움직임은 하나로 이어져 있다. 소마인지somatic awareness, 감정적 표현, 그리고 의도가 하나로 융합해 의미 있는 움직임을 만들어내는 것이다.

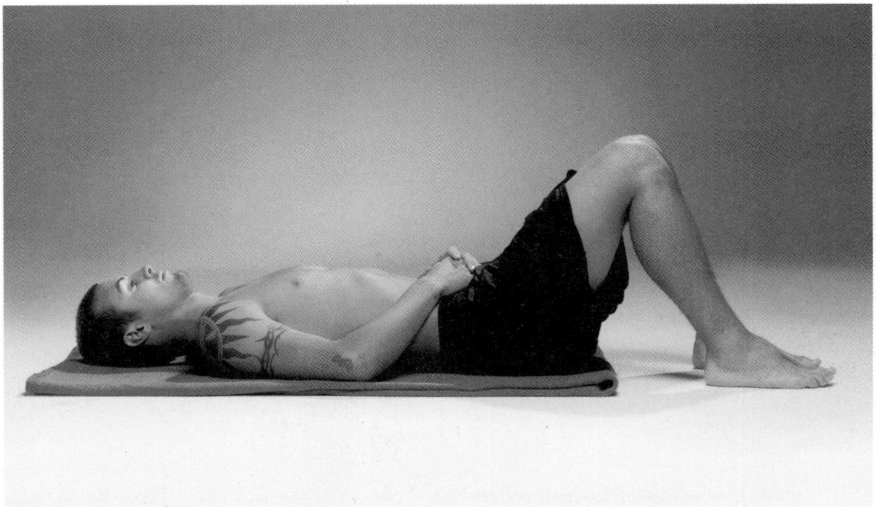

온전한 움직임

춤, 요가, 필라테스, 헬스 등 모든 운동에는 자신만의 독특한 원리가 있고, 역사적 과정을 통해 발전한 체계와 교수법, 그리고 인체의 움직임을 바라보는 관점이 존재한다. 또한 단일한 운동 안에도 다양한 갈래가 있으며, 각각의 운동은 자신만의 스타일과 원칙에 따라 다른 운동과 심리적, 사회적인 장벽을 만들어 차별성을 유지하려 한다.

최근에 와서야 이들 사이에 놓여있던 장벽이 허물어지기 시작했다. '움직임'이라는 주제로 인간을 바라보고자 하는 의식이 전 세계적으로 깨어나고 있으며, 운동을 하는 주체가 '온전한 인간'이라는 자각이 생겨난 것이다. 댄서들은 춤에 다른 장르의 운동법을 결합시키고 있고, 필라테스 트레이너들도 소마틱스 원리를 도입하기 시작했다. 요가와 다양한 치료법들이 결합하고 있으며, 서양에서 발생한 피트니스 기법들이 동양 전통의 움직임 요법들과 융합하고 있다.

인간에 대한 이해가 커지고 인식이 높아질수록 운동의 신체적, 감정적, 그리고 영적인 측면을 명확히 분리해서 정의하는 것이 점점 어려워지고 있다. 이들은 각기 다양한 형태로 표현을 달리하지만 내적으로 상호작용하는 더 큰 '전체'의 부분이다. 그러므로 이 모든 측면을 아우르면서 운동의 형태와 원리들이 성장하며, 재생과 혁신을 거치며 성숙해나간다. 결국에 우주의 흐름과 인간의 움직임을 하나로 정렬시키며, 개인과 사회가 서로 상호창조cocreation하는 과정에서 집단적으로 인간의 움직임이 진보한다.

캘리포니아에서 판매되는 자동차 범퍼에 다음과 같은 글이 종종 보인다. "저는 영적인 경험을 하는 인간이 아닙니다. 인간적 경험을 하는 영적인 존재입니다." 이 말을 의식을 지닌 인간에게 적용해 다르게 표현하면 다음과 같다. "우리는 에너지 경험을 지닌 존재가 아니라, 존재 경험을 지닌 에너지입니다." 낡은 패러다임을 넘어 새로운 패러다임을 껴안아야 할 때이다. 인간의 움직임에 대해 '전체적'인 접근을 해야 할 시기가 도래했다.

움직임 패러다임

산업혁명 이후로 인간은 기계로 여겨졌다. 인체를 기계로 본다는 것은 기계처럼 기능하기를 바란다는 것과 같다. 하지만 인간은 부분으로 나누어 재조립 할 수 있는 기계가 아니다. 그런데도 의료 전문가들은 비대칭적이고 근긴장 가득한 몸을 복잡한 기계적 접근법으로 당기고, 늘리고, 정렬해 조화롭게 만들려고 한다. 인체를 물리적인 부분의 집합으로 보며, 각

부분을 전체와 분리해서 바라보게 되면, 무릎 문제는 무릎 수술로 고관절 통증은 고관절 치환술로 접근하게 될 수밖에 없다. 무지외반증Bunion은 무지외반증 제거술로, 족궁 문제는 깔창으로, 단족은 신발 높이를 높이는 방법으로 그리고 척추측만증은 척추 마디를 융합시키는 단편적이고 기계적인 방법으로 접근하는 것이다.

이 오래되고 뿌리 깊은 패러다임은 환원주의에서 기인한다. 환원주의 관점에서 바라보는 사람들은 인체를 부분의 집합으로 보고 각 부분을 다시 더 작은 부분으로 나누어가며 해부하고 검사한다. 이들은 인간과 주변 환경과의 관계를 분리해서 바라보고, 인체가 환경과 상호작용하는 관계의 장을 분리시킨다. 즉, 인체를 대상화 한다. 이 환원주의 철학에서 비롯된 패러다임은 대부분의 운동 교육에 스며들어있다. 그리고 생명을 바라보는 모든 관점에 흘러들어 산업혁명 시대가 지나 정보혁명 시대에 접어 들었는데도 여전히 우리를 사로잡고 있다. 인체를 '대상'으로 바라보는 이 기계적 관점은 서양에서 가르치는 동양철학에까지 흘러들어가 있다.

인간이라는 유기체를 역동적이며, 전체적인 관점에서 바라보며 교육하는 운동 단체는 현대에도 그리 많지 않다. 정규 교육과정에서 조차도 인간을 사회라는 커다란 바퀴의 일부분으로 간주한다. 다시 말해 '마음으로 물질적인 몸을 통제'하고, "고통이 없으면 얻는 게 없다"는 생각을 기반으로 운동 교육을 하는 것이다. 학생들은 움직임을 증진시키려면 자신의 몸이 보내는 신호를 단순히 극복하고 통제해야 한다는 생각을 주입받고, 안에서 전해지는 소마메시지somatic messages(소마soma란 '1자'가 '안에서 밖으로' 인지한 '살아있는 몸'을 의미한다. – 옮긴이)는 애써 무시하거나 억눌러야 할 무언가로 배운다. 이렇게 반소마적anti-somatic인 상태에서 약해진 몸은 단지 정신적인 강함으로 극복해야 할 대상이 된다. 따라서 자기치유self-heal, 자기순환self-regulate 하는 능력을 지닌 본래의 살아있는 몸은 그 가치가 폄하되고 약해지며, 상처 입은 조직은 '의도적으로' 또는 '어쩔 수 없이' 물리적이고 기계적인 방법으로 고쳐야만 한다는 태도가 형성되는 것이다.

사회가 만들어내는 이런 조건화conditioning로 인해 우리는 아주 어린 시절부터 자신의 몸 안에서 전해지는 신호를 지나치거나 무시하는 습관이 들었다. 산업혁명 이래로 만연한 기계론적 교육에 어쩔 수 없이 길들여진 것이다. 초등교육을 받기 이전, 즉 아이 때부터 사회화라는 미명 하에 자신의 내적 신호를 무시하다 보니, 자신에 대한 신뢰는 떨어질 수밖에 없었다. 사회의 필요에 자신을 끼워 맞추게 된 것이다.

내적인 신호를 감지하는 능력은 살아가는 내내 신체 손상과 부상을 예방시켜준다. 그런데도 에너지 넘치고 재기발랄한 아이 때부터 사회적 조건화의 희생양이 되도록 하는 게 우리네 교육이다. 내적인 신호를 무시하는 것은 자기치유를 일으키는 메커니즘을 막는 것과 같다. 결국 이러한 교육은 스스로의 몸을 바르게 정렬하는 것도 어렵게 만들고 유기체의 통합 능력도 떨어지게 한다. 비록 이러한 조건화가 사회에서 성공하는 데 필수불가결 하다고 할지라도, 인간이라는 존재의 기능을 저하시키거나 망가뜨리는 것임에는 틀림이 없다. 아이들 뿐 아니라 어른들도 자신의 생명력을 고양시킬 수 있는 새로운 형식의 운동 패러다임이 필요한 시점이다. 이는 우리가 속한 사회를 진정으로 발전시키는 데 기여할 것이다.

자신을 통제하는 법을 배우는 것이 아니다. 시간과 공간 안에서 자기구조화self-organize하는 신체의 능력을 방해하지 않는 법을 배우는 것이다. 이러한 패러다임 이동을 가능케 하려면 '조화를 만드는 내적인 흐름'을 방해하는 것이 무엇인지 경험해 볼 필요가 있다. 생명의 흐름 안에 존재하며, 내적으로 상호연결 된 요소를 인지하고 존중하라. 그리고 진정으로 인간 존재의 의미에 대해 탐구하고자 하는 열망을 일으키기 바란다.

강화 vs 인지

나이가 들어 어린 시절에 조건화된 신체 패턴을 되돌리는 것(재학습unlearning이라고 한다. – 옮긴이)은 정말 힘들고 벅찬 일이다. 현대인들 대부분이 인체 코어에서 생기는 힘을 잘못 이해하고 있다. 그 결과 근육이 '약화'되어서 신체 문제가 발생한다는 생각으로 근육의 힘을 키워 코어를 '강화'해야 한다는 결론을 이끌어낸다. 그러다 보니 소마지성somatic intelligence을 탐구하기 보다는 근육 조직의 크기를 늘려 몸의 외형을 멋지게 하고, 갑옷을 입은 것처럼 자신을 꾸미는 프로그램이 성행하게 되었다. 소마지성을 계발하는 것과 근육의 양을 늘리는 것은 전혀 무관하다. 소마지성을 깨우는 것은 근육량을 늘리는 것이 아닌 내적인 통합 과정을 통해 달성되기 때문이다.

의식적 통제를 통해 코어의 근육(특히 요근)을 활성화시키고, 소마인지를 깨우며 발전시키는 시스템적인 접근법을 처음 접하게 되면, 그 형태가 매우 미묘해서 명확한 느낌을 찾기 쉽지 않다. 하지만 코어에 대한 감각인지를 지속적으로 높여가며 중력장 안에서 신체 배열을 바르게 해나가게 되면 내적인 통합을 통해 나타나는 힘, 즉 '진정한 힘'을 얻을 수 있다.

소마지성을 통해 발생하는 신체 움직임을 이해하기 위해서는 우선 다음과 같은 질문을 멈추어야 한다.

"이런 운동법이 좋은 건가요? 아니면 나쁜 건가요? 이 운동법으로 내가 강해질 수 있나요?"

오히려 다음과 같이 질문하라.

"특정한 자세, 움직임, 활동에 얼마만큼의 소마인지를 지속해야 하나요? 지금 이 시간과 장소에서 어떤 감각을 느껴야 하나요?"

지나친 운동으로 현재 내 몸이 보내는 감각 신호를 포착하지 못한다면 부상을 입을 수 있다. 하지만 내 안에서 발생하는 신호를 따라갈 수 있다면, 소마지성의 작용을 통해 더 큰 변화가 가능해지고 진보의 발걸음을 내디딜 수 있다. 또한 조금 더 근원적인 형태의 신체 지지 기반을 확보할 수 있게 될 것이다. 내면의 가이드인 소마가 보내는 정보에 '현존' 하는 능력은 인간이라면 누구나 타고난다. 현존은 결과적으로 소마지성을 성숙시킨다. 이러한 과정은 자기순환self-regulating하며 피드백을 이룬다. 내면에서 올라오는 신호에 주의를 기울일수록 내적 통합은 깊어지고, 이러한 통합에 가까이 갈수록 더 큰 삶의 힘을 얻을 수 있다.

산업혁명 시대를 지나 정보혁명 시대에 접어들었지만, 우리 사회에는 여전히 인체를 생체역학적으로 바라보는 기계론적 접근법이 대세를 이루고 있다. 신체를 대상object이 아닌 과정process로 바라보는 패러다임 전환을 해야 할 때이다. 살아있는 생명체는 움직인다. 움직임이야말로 생명이다. 따라서 우리가 알고 있는 물리학 법칙, 발생학 지식, 그리고 시스템적 사고를 총동원하여 살아서 움직이는 인체를 이해하고 성숙시키는 과정에 적용해보자.

반복

"연습이 완벽함을 만든다"는 표현은 운동을 하는 사람들 사이에서는 황금율이다. 하지만 똑같은 동작을 수없이 반복하는 경우, 때론 그 움직임을 다시는 못하게 되거나, 소마경험을 제한하기도 한다. 또는 잘못된 움직임 패턴만이 몸에 각인되기도 한다.

지나친 반복운동이 관절가동범위를 높이거나 동작을 정교하게 해주지는 않는다. 단순히 특정 동작을 반복하는 것은 움직임을 '조건화' 할 뿐이다. 결국 움직임 자체를 제한하게 된다. 하지만 의도intention를 가지고 코어인지를 개발하면 움직이는 매 순간이 탐험(여기서 말하는 탐험exploration은 '감각운동피드백을 하며 몸에 대한 소마인지를 높이는 과정'으로 정의할 수 있다. – 옮긴이)이 된다. 신체의 정합성을 계발시키고 증진시키는 열린 태도를 지니고 움직이게 되면 새로운 형태의 '체험'이 이루어진다.

하나의 운동 또는 스포츠를 반복적으로 오래하면 특정한 근육 또는 신경회로가 개발되어 신체 시스템에 제한이 발생할 수 있다. 이런 제한으로 시스템에 부하가 걸리면 몸은 일정한 형태로 고착된다. 결국 손상이 발생할 확률이 높아진다.

워크샵에 한 재능 있는 발레 강사가 참가했는데, 그녀는 수년간 발레에 특화된 근육만을 개발해서 아주 단순한 요가 동작도 하기 힘들어했다. 종아리 근육이 지나치게 발달되어 정상 관절가동범위 내에서 하는 단순하고 자연스러운 동작도 할 수가 없었던 것이다.

인체를 대상으로 보고 그 외형을 좋게 하는 것보다는 고유수용감각(위치와 방향을 감지하는 내재감각)을 계발해야 더 나은 움직임이 가능해지며, '움직임을 따라가는 것' 보다 '고유수용감각을 키우는 것'이 시간과 공간 속에서 신체를 적응시키고 구조화 하는 능력을 증진시킨다. 아무리 단순한 운동, 춤 또는 요가 아사나 동작이라 해도 감각인지가 동원되지 않으면 부상의 위험이 있다. 움직임을 다양하게 할수록 새로운 신경회로가 개발되며 고유수용감각이 예리해지는 것이다.

소마인지를 높이는 것과 근육의 힘을 키우는 것은 다르다. 소마인지란 내면과 대화를 나누는 일이며, 리스닝listening의 또 다른 형태이다. 내면에서 전해지는 소마메시지에 귀를 기울일수록 더 깊은 지지력, 균형, 그리고 통합 능력이 계발된다. 지구상의 그 어떤 동물도 특정한 단일 근육만을 발달시켜 자신의 움직임을 제한시키지 않는다. 포유류 중에 복근운동을 하는 유일한 동물이 인간이다. 모든 생명체는 상처를 입지 않는 한 스스로 최상의 통합을 이루며 온전한 움직임을 표현한다.

중립신체

건강하다는 것은 "옵션이 있다"는 말과 동의어이다. 옵션이 많을수록 가능성도 높고, 가능성이 높을수록 더 건강하다는 말이다. 코어인지를 계발하면 인체의 표현력을 확장시킬 수 있다. 예술품 감정사가 작품을 감별하는 기술을 정교하게 계발시키는 것처럼, 우리도 소마 움직임 탐험을 통해 이러한 감별 능력을 높일 수 있다.

앞에서 이야기한 발레 강사는 워크샵 이후 자신의 학생들에게 다양한 소마옵션somatic option을 가르쳤다. 예전에 하던 대로 신체의 특정한 부분을 계발하는 게 아니라, 중립신체neutral body를 발견하고 유지함으로써 발레의 가능성을 높인 것이다. 중립신체가 계발되면 움직임의 가능성을 제한하던 요소가 풀려나간다.

중립신체라는 개념은 패터닝Pattering™ 기법의 창시자인 쥬디스 애스톤Judith Aston에 의해 최초로 소개되었다. 이 기법은 신체의 특정 부위를 '조각' 하듯이 계발하는 것과는 완전히 다른 개념을 소개한다. 다른 이에게 댄서 또는 사이클과 수영하는 사람처럼 보이도록 몸을 만드는 것이 아니라, 역동적이고 유연한 코어에서부터 움직임을 시작해 형상과 표현이 하나로 체화된 후 다시 처음의 중립 상태로 되돌아 올 수 있는 몸이 중립신체이다. 이런 몸은 움직이는 동안 결코 '자신'을 잃지 않는다. 특정한 패턴에 고착되지 않으면서 움직임을 시작하고 끝맺는 것이 중립신체이다. 변화하는 자극에 방해받지 않고 고유수용감각이 지속적으로 성숙해가며, 자기교정, 자기구조화를 이루어나가는 신체를 말한다. 중립신체는 자기교정 반사에 의해 촉발되며 탄성과 정합성, 그리고 협응 능력을 동시에 지닌다. 우리 몸의 코어가 이러한 '중립' 상태로 변해갈수록 더 큰 순발력, 힘, 그리고 스피드를 낼 수 있는 가능성이 높아질 것이다.

코어스트렝스Core Strength RX의 소유자인 데릭 스탁슨Deric Stockson은 바벨 들어올리기 전문가이자 엘리트 트레이너이다. 그는 신체 근육을 '조각'처럼 다듬는 근력운동이 극심한 신경근막통neurofascial pain을 야기할 수 있다는 것을 알아냈다. 강한 힘을 원했지만 전혀 원하는 힘을 갖지 못했던 것이다. 데릭은 자신의 운동 패러다임을 바꿨다. 고유수용감각을 계발해 소마인지를 높이기 시작했다. 인지를 계발해 좀 더 유연하고 탄력 있는 코어를 만드는 데 집중하자, 신경계가 점차 정교하게 조직화되어 근력, 순발력 등 모든 기능이 최대로 개선되었다. 나이 40, 키는 1미터 80센티미터, 몸무게 82kg인 데릭은 365kg의 바벨을 들어 올릴 수 있게 되었다. 데릭은 코어의 힘이 단지 근육의 양을 늘려 복부와 골반을 가득 채우는 것으로 확보되지는 않는다고 여겼다. 그는 정합성, 통합성, 그리고 탄성을 계발시키는 것에 중점을 두었다. 그가 운영하는 운동 센터에는 다음과 같은 글이 쓰여 있다.

"자세 – 위치 – 고유수용감각"

포지셔닝

지구가 끊임없이 우리를 잡아당기는 힘에 반대되는 힘을 느끼면서 운동을 하면 생명력이 깊어진다. 이러한 항중력anti-gravity의 힘, 또는 튀어 오르는 느낌(이 느낌을 리바운드rebound라고 한다)을 뼈, 관절, 그리고 결합조직에서 느낄 수 있다. 그러면 연결성, 지지력, 그리고 자유로움을 느끼게 될 것이다.

동작을 할 때 적절한 포지셔닝을 확보하기 위해서는 고유수용감각의 유연한 수용성이 필요하다. 인체의 축을 중심으로 모든 관절이 '중심화'를 이루면 에너지 흐름이 자유로워지며 동작의 연속성과 정합성이 느껴진다. 바벨 들어올리기 전문가들은 서퍼가 파도 위에서 서핑을 하는 것처럼, 파동을 타듯이 고유수용감각을 활용한다.

좋은 포지셔닝을 위해서는 다음과 같은 요소들이 갖추어져야 한다.

- **안정적인 골반(3장, '골반 중심화')**
- **중심화 된 관절(4장, '뼈에 연결하기')**
- **이완되고 유연한 요근(2장, '요근 깨우기')**

닻내리기

닻내리기Anchoring를 할 때 내적인 지지력을 확보하기 위해 근육을 긴장시키고, 관절을 과신전 시키는 방법은 좋지 않은 신체 통제법이다. 이 방법은 지지력을 높이기보다는 신체의 다양한 표현력을 무너뜨릴 수 있다. 닻내리기를 제대로 한다면 에너지가 유동적으로 흘러 몸 곳곳으로 흘러간다. 결과적으로 고긴장과 저긴장 사이에서 몸의 요동이 발생한다.

배꼽을 척추에 의식의 핀으로 고정시키는 종류의 닻내리기, 골반을 뒤로 젖히며 골반 움직임을 제한하는 강압적인 닻내리기는 장부에 긴장을 유도해 감지력을 떨어뜨릴 뿐만 아니라 척추를 딱딱하게 만들 수도 있다. 반면 뼈의 긴장통합구조tensegrity와 연부조직의 긴장이 떨어지며 생기는 부양감 때문에 몸무게가 분산되는 느낌을 감지하며 하는 닻내리기는 코어를 부드럽게 만들며 긴장을 이완시킨다.

기계적인 닻내리기, 골반 젖히기, 그리고 발로 지면밀기 같은 기법들은 몸무게와 지면반발력ground force reaction을 고유수용감각으로 감지하며 중력과의 관계를 바르게 하는 것과는 매우 다르다. 코어의 힘은 근골격계를 강화시키거나 특정한 근육을 크게 만드는 것하고는 별로 관계가 없다. 코어의 탄성을 개발해야 한다. 근육을 과도하게 발달시키면 장부를 압박하고 코어의 유동성을 제한하며, 내적인 정합성을 방해한다. 인체의 다양한 표현력이 내적인 연결성을 통해 조화를 이룰 때 진정한 코어의 힘이 생긴다.

한 젊은 여인이 내가 주관하는 워크샵에 참여했는데, 지나친 업무로 인해 복부 근육이 과긴장 된 상태였다. 그녀는 이틀간 진행되는 워크샵 코어 탐험을 통해 보통은 거의 감지하기 힘든 신체 깊은 층의 미묘한 상태를 알아챌 수 있었다. 점차 깊은 내면을 감지해 가는 중에, 그녀는 자신이 마치 어두운 지하실로 내려가며 강력한 두려움의 감정이 올라오는 것을 느낄 수 있었다. 내면 깊은 곳에서 올라오는 감정에 대한 공포 때문에 자기표현을 두려워하고 있음을 깨닫게 된 것이다.

약해지고 상처받기 쉬운 코어를 강압적인 닻내리기 기법으로 교정하려 하거나, 특정한 근육을 과도하게 개발해 강화시키려는 것은 모두 코어의 힘에 대해 잘못 이해했기 때문이다.

요통은 코어 근육이 약화되었기 때문에 발생하는 것이 아니다. 오히려 지나치게 근육 긴장이 많이 쌓여서 요통이 발생한다. 우리 몸 가장 깊은 곳에 있는 연부조직, 특히 요근의 긴장이 이완되면 코어의 힘이 확보되기 시작한다. 이 과정에서 근골격계의 통합 능력 또한 증진된다.

호흡

호흡을 억지로 통제하는 것은 '존재' 보다는 '행위'가 중요하다는 믿음에서 나온 일종의 기계적인 '닻내리기'라고 할 수 있다. 생명 시스템은 기계적인 호흡을 하지 않는다. 호흡이란 저절로 '되어지는' 것이다. 자연스러운 호흡은 날숨 때 호흡이 제대로 비워지면 들숨에서는 진공인 공간으로 공기가 이동해 채워지듯 절로 들이쉬어진다. 무의식적으로 호흡을 고정시키는 것은 생명이 탄생하기 이전 상태로 역행하는 일일 뿐이다.

정신적으로 호흡을 통제하려는 태도 또한 문제가 될 수 있다. 이는 이미 존재하는 기존의 잘못된 호흡패턴 위에 새로운 패턴을 덧씌우는 것과 같다. 자신이 생각하는 '이상적인' 호흡을 하려고 호흡을 억지로 통제하지 말라. 호흡을 자연스럽게 개방시켜놓으면 절로 '호흡하는 신체'가 만들어진다.

호흡을 억지로 참으면 횡격막과 요근이 매 호흡마다 복부의 장부를 부드럽게 마사지 하는 기능을 잃게 된다. 코어가 딱딱하고 긴장되어 있으면 횡격막의 움직임 폭이 줄어들고, 폐의 기능이 떨어지며, 내적인 정합성이 줄어든다. 유연하고 역동적인 코어에서부터 움직임이 구동되면 수영, 달리기, 그리고 걷기 등과 같은 유산소 운동의 효과 또한 좋아진다. 예를 들어, 수영은 몸 전체를 아치로 만들며 움직이는 일종의 전신운동이다. 그런데 산책할 때와 마찬가지로 수영할 때도 유연한 코어를 중심으로 동작하면 횡격막을 활성화시킬 수 있는 강력한 유산소 운동으로 변한다. 반면 수영할 때 유연한 코어에서부터 움직이지 않고 흉곽을 제한시키거나 턱을 바짝 당기면서 하면 팔과 다리의 움직임이 제한될 수밖에 없다. 유연하고 능동적인 코어를 확보해야 좋은 움직임이 발생한다.

호흡을 강압적으로 통제하게 되면 유기체의 자기조절self-regulate 능력이 제한된다. 호흡을 바르게 하려고 억지로 힘을 쓰면 조건화된 호흡패턴conditioned breathing pattern이 생긴다. 이것이 바로 유연한 코어, 자연스러운 호흡을 확보해야만 하는 이유이다.

구동

신체 내부 어디에선가 펄스pulse가 발생하면 움직임이 점화된다. 생각, 감정, 또는 특정한 감각이 이 펄스에 해당된다. 그러므로 움직인다는 것은 의도하는 것이다. 움직임의 목적만큼 움직임의 시작, 즉 구동initiating도 중요하다. 움직임의 시작이 고관절 또는 무릎관절 그 어디에서 발생하든 그러한 구동은 소마통합somatic integration과 밀접한 관련을 맺는다. 따라서 동작을 할 때 우리가 움직임을 인지하면 할수록 고유수용감각이 계발된다. 숙련된 전문가라면 동작의 구동을 외부에서 포착할 수 있다. 하지만 내부에서부터 구동되는 움직임이 몸 전체의 움직임의 질을 결정한다.

의도적으로 코어인지를 계발하게 되면 어디에서, 그리고 어떻게 움직임이 구동되는지 알아챌 수 있다. 행동을 촉발시키는 펄스가 구동되는 것을 인지하는 것은 매우 중요하다. 우리의 생각, 감정, 느낌, 다른 사람과의 연결성, 그리고 생명력 자체가 이러한 구동의 정도와 연관되어 있다.

안나 할프린Anna Halprin은 댄스를 삶의 움직임과 직접적으로 연계시킨다. 그녀는 자신의 내적인 자아, 그리고 그 자아가 속한 커뮤니티, 더 나아가 지구의 움직임을 탐험하는 수단으로 움직임을 활용한다. 댄스라는 도구를 활용해 사회적 관습과 인간의 움직임을 탐구하고 마침내 진정한 삶의 문제를 맞닥뜨리는 것이 그녀의 접근법이다. 움직임은 개인적, 사회적, 환경적, 그리고 예술적인 표현을 통합하는 강력한 도구이다. 권위적이며 형식적인 움직임이 아니라 내면에서부터 올라오는 움직임을 추구하라. 특정한 기술에 집착하면 코어인지는 잘 계발되지 않는다.

코어움직임

부드럽고 유연한 코어가 갖추어지면 인체 시스템 전체가 자율성autonomy을 확보하게 된다. 저명한 소마교육자인 에밀리에 콘라드Emilie Conrad가 제창한 컨티늄무브먼트Continuum Movement에서는 소마인지를 '우주의 조화를 이루는 공명하는 유동 시스템'으로 바라본다.

발생학적인 과정에서 본다면 인간은 지구라는 커다란 장 안에서 공명을 이루는 유동 시스템이며, 이 지구는 더욱 커다란 우주적 과정 안에 존재한다고 볼 수 있다. 소리, 감각, 그리고 동작을 통해 유동적인 파동을 이끌어내고 이를 통해 내면 깊숙한 곳에서 우리를 성숙시키고, 일깨우는 원초적인 코어움직임을 구동시킬 수 있다. 유동적인 움직임이야말로 코어의 건강을 확보하는 기반이며, 자기근거적self-referential인 존재가 되는 하나의 방법이다.

생명이 탄생한 초기의 움직임을 되살리는 것은 신체에 조건화된 패턴을 녹여내고 내적인 통합을 재구축하는 강력한 방법이다. 탄생 전후의 신체반사는 살아가면서 복잡한 형태로 나타났다 사라지고, 또 다시 나타난다. 인간의 움직임을 생물학적인 렌즈로 관찰하고 이해하면 새로운 해석이 가능해진다. 소마에 대한 공부는 기능적이고 생물학적인 움직임 양 측면을 모두 포괄하여야 살아있는 복잡한 유기체를 전체적으로 바라볼 수 있다.

생물학적인 움직임에 대한 이해 또한 코어인지를 높이는 실질적인 방법이다. 살아있는 모든 생명체는 코어에서부터 움직임을 시작한다. 인간은 '척추-기반 유기체'이다. 태초의 바다에서 멍게 같은 동물에서부터 초기 척추가 발전했다. 세포가 분열하여 인간 구조가 형성되는데 그 시작은 중심선mindline에서부터이다. 척삭notochord 또는 인체의 원시 축이 발달하여 척추로 발전하고, 그 안에 척수와 뇌가 위치했다. 인체의 중심은 이 중심선에서 발전하였고, 팔과 다리가 나뭇가지처럼 뻗어나왔다. 인체의 구조가 갖추어지는 발생 초기 과정을 되돌아보면 인간의 모든 움직임은 중심선, 바로 코어에서부터 구동됨을 알 수 있다. 그러므로 코어를 긴장시켜 통제하고 기계적인 닻내리기로 제한하면 생명체의 역동적인 움직임이 제한될 수밖에 없다. 여기서 이야기한 개념을 쉽게 정리하면 다음과 같다.

"모든 움직임은 척추-기반으로 이루어진다."

관절은 유연하고 역동적인 코어와 이어져있다. 따라서 코어의 움직임이 제한되지 않으면 손끝과 발끝까지 이어지는 움직임도 부드러워진다. 팔과 다리는 절구관절ball-and-socket joint로 되어 있으며 삼차원적인 움직임이 가능하도록 '구조화' 되어있다. 그러므로 코어인지를 통해 특정한 움직임이 구동된다면 최소의 근긴장으로 최대의 관절가동범위에서 신체표현이 가능해진다.

정합성 있는 코어에서부터 움직임이 구동되는 것은 딱딱하고 뻣뻣한 코어에서 팔다리 움직임이 뻗어나가는 것과 다르다. 최적의 움직임을 보이는 팔은 과도한 신전과도 구별된다. 과도한 신전이 일어나면 근육의 피로가 증가한다. 반면 유연하고 역동적인 코어에서부터 팔이 뻗어 나온다면 신체 깊은 곳에서부터 올라오는 에너지의 자유로운 교환이 일어난다.

유동적이고 유연하며 역동적인 코어는 경계boundary를 명료하게 만든다. 시공간 안에서 중심이 명료해진 인간, 즉 코어에서부터 움직임이 시작되는 인간은 자신뿐만 아니라 다른 사람의 경계 또한 관찰하고 감사하며 존중하게 된다. 따라서 코어움직임을 제한하지 않는 법을 배우는 것은 매우 고상하고도 심오한 경험이라고 할 수 있다.

대칭성

대칭과 비대칭은 인체 구조에 모두 갖추어져 있다. 겉에서 보면 인간은 양팔, 양다리, 귀 둘, 눈 둘을 지니고 있지만, 내적으로 하나의 위, 하나의 심장, 그리고 하나의 간을 가지고 있다. 또 다른 차원에서 대칭성을 살펴보면, 인간은 두 개의 요근, 두 개의 콩팥, 그리고 두 개의 난소 또는 정소를 지니고 있다. 하지만 코어 관점에서 보면 하나의 척추를 지니고 있을 뿐이다. 그러나 인간은 기계와 달리 대칭적이지 않다. 오히려 양측성bilateral을 지녔다. 각 부위는 자신만의 고유한 특성을 지니며 생명 에너지의 흐름을 드러낸다. 인체의 모든 부분은 전체를 표현한다. 부분의 문제는 전체와의 연결선에서 접근할 수 있고, 각 부분으로 흐르는 에너지를 감지하게 되면 치유력은 극대화된다.

모든 사람들은 고유한 방식으로 자신을 표현한다. 결국 대칭성이란 표층 또는 긴장으로 점철된 외적인 노력으로 달성되는 것이 아니다. 신체의 고유한 표현 방식은 내적인 균형으로부터 비롯된다.

타이밍

자연스러운 프로세스를 지니는 것들은 각자 자신만의 경계boundaries를 지닌다. 이러한 경계 중 하나가 바로 시간이다. 시간은 네 번째 차원이다. 마음이 비록 빛의 속도로 작용하지만, 인간은 시간 속에서만 지구 안에서 진행되는 다채롭고 미묘한 리듬과 사이클을 감지할 수 있다. 코어를 느끼는 처음 순간엔 움직임이 느려지는 것처럼 보인다.

감지Sensing는 느끼는 속도 또는 양과 관련된 게 아니다. 연인들 사이의 사랑처럼 감지력도 시간을 투자했을 때 더 깊어진다. 하지만 인지가 깊어져 움직임이 섬세해지면 알파수용기alpha-receptors의 신호전달력도 증가하고 그에 따라 근육의 반응 속도도 올라간다. 움직이는 가운데 인지를 유지한다는 것은 마치 빙글빙글 돌아가는 군무 한가운데 위치해 있는 것과 같다. 움직임 가운데 그 움직임에 방해받지 않고 현존해 있어야 속도가 확보된다. 그러므로 인지가 속도를 만드는 것이다.

부상 예방

부모는 자식의 부상을 예방하려고 "늘 조심해"라는 말을 한다. 경계하고 주의하라는 염려의 표현이다. 하지만 몸의 중심이 잘 잡히지 않아서 발생하는 부상이라면 오히려 "너 자신을 감지하라"고 충고하는 게 더 나을 것이다.

부상이란 인체 시스템에 과도한 부하가 가해지고 있음을 보여주는 징표로 볼 수 있다. 코어의 통합성이 부족해서 부상이 발생하기도 한다. 예를 들어 절구관절로 이루어진 고관절에서 비틀림과 회전이 일어나는 것은 정상이다. 하지만 무릎, 발목, 또는 허리 같은 관절에 이런 비틀림이 발생하면 문제가 생길 수 있다. 또한 고관절에서 일어나야 할 움직임이 제대로 일어나지 않으면 요추에 토션torsion(비틀리며 받는 힘 – 옮긴이)이 걸릴 수 있다. 고관절이 이 토션을 감당하지 못하면 회전, 굽히기, 좌우 이동 등과 같은 움직임이 요추에서 발생할 수 있다. 결국 고관절이 감당하지 못하는 관절가동범위를 확보하기 위해 요추 주변의 신전근이 짧아지며 척추를 압박하게 된다. 이러한 압박으로 요추가 닳고 결국 추간판탈출증(디스크)으로 이어지게 된다.

사실 정말 부족한 것은 관절가동범위가 아니라 고유수용감각 인지이다. 목의 부상도 고유수용감각의 부족과 관계가 있다. 요근 상부가 짧아지고 긴장되면 팔의 회전, 호흡, 그리고 상체의 신전이 제한된다. 팔은 광배근을 통해 골반과 연결되어 있다. 따라서 팔의 움직임은 코어 움직임의 외적 표현이라고 할 수 있다. 이 광배근이 긴장되고 절구관절로 이루어진 고관절과 견관절에 대한 고유수용감각 인지가 부족해지면 팔은 경추와 흉추 쪽으로 끌려오게 된다. 하지만 의식을 코어로 이동시켜 고유수용감각 인지를 높이게 된다면 부상을 예방하고 치유할 수 있다.

관절가동범위의 제한 때문이든, 근육의 긴장 때문이든, 코어인지 부족으로 인한 불균형이 원인이 되어 부상이 발생할 확률이 높다. 그러므로 어떠한 움직임 훈련을 하든 코어인지를 높이는 것은 부상을 방지하고 치유하는 데 핵심적인 요소이다.

보상

살아있는 유기체는 단순하게 움직이지 않는다. 이들은 다양한 방식으로 적응하는 과정에서 발생하는 '움직임' 그 자체이다. 인체는 특정 부위에 제한이 생기면 자연적으로 다른 종류의 움직임으로 보상compensate 한다. 나무가 바윗돌 주변에서 자라듯, 막힌 강물이 틈을 내고 흐르듯, 생명의 파동은 자신의 길을 따라 스스로를 표현하거나 사라진다.

인간의 움직임을 보면 다리를 드는 동작은 허리를 압박하거나 요근을 이완하는 과정에서 달성된다. 몸을 돌리는 동작은 무릎과 요추를 비틀고 또는 절구관절의 움직임을 통해 이루어진다. 하지만 코어가 통합되어 있다면 근육 보상으로 인한 관절 움직임 제한이 발생하지 않는다.

모든 근육 내의 섬유는 이완, 수축, 그리고 스트레칭이라는 복잡한 움직임을 통해 균형을 이끌어낸다. 힘이란 근육의 양에서 나오는 것이 아니라 근육을 지배하는 신경의 성숙에서 비롯된다. 근섬유와 결합조직을 지배하는 신경 신호이다. 이 신호를 받아 근육이 움직이며 인체의 외적 표현expression이 효율적으로 이루어진다. 다시 말해 근육과 뼈에 의해서만 동작의 협응이 이루어지는 게 아니라 의식적인 감지와 신경 연결성을 풍부하게 해야 효율성이 살아난다.

골격계를 지지하기 위해 과도하게 사용되어왔던 근육을 일깨우기 위해서는 올바른 자세를 유지하는 법과 관절 지지 방법을 알아야 한다. 하지만 무엇보다도 코어인지가 중요하다.

결합조직의 상태가 근육의 탄성을 높이는 데 기여한다. 따라서 마사지, 근막이완요법, 두개천골요법, 침술과 지압 등은 모두 딱딱해진 근육을 깨어나게 하는데 효과가 있다.

저항

올바른 자세와 충분한 지지력을 확보하지 않고 근육을 늘리면 과신전, 과신장이 일어난다. 근육을 스트레칭 할 때 저항resistance을 주는 것은 인체를 정렬 시키고 관절을 통합시키는 데 도움이 된다. 자세를 바르게 하고 고유수용감각을 증진시키면서 저항 기법을 활용하면 관절의 통합을 유지할 수 있을 뿐만 아니라 근육을 최대로 늘릴 수 있다.

저항이라는 개념은 그다지 새로운 것이 아니다. 등척성운동, 고유수용성신경근촉진PNF, 그리고 필라테스 등 다양한 형태의 스트레칭 기법들이 이 저항 개념을 활용한다. 하지만 보스턴Boston에 있는 'The Genius of Flexibility' 센터의 운영자인 밥 쿨리Bob Cooley가 개발한 저항유연성트레이닝RFT, Resistance Flexibility Training은, 현재까지 개발된 스트레칭 기법 중 가장 합리적이고 심오한 저항 요법이다. RFT는 스트레칭이라는 행위 안에 감정적, 신체적, 정신적, 영적인 측면을 전체적으로 결합시킨다. 그리고 삼차원 평면 안에서 중력을 활용한다.

근육이 방어적으로 변하고 보상 메커니즘을 작동시키면 지속적인 긴장을 만들어 내며 움직임을 방해한다. 근조직이 긴장되면 스트레칭뿐만 아니라 근수축 또한 제한된다. 근육의 스트레칭과 수축은 둘 다 중요하다. 한쪽 근육이 긴장하면 그 반대편에서 있는 근육도 긴장된다. 그리되면 유연하고 강력한, 그리고 역동적인 근기능이 이루어지기 힘들다.

저항 기법을 제대로 적용하면 근막의 유착을 제거할 수 있다. 저항 기법은 근섬유를 모으며 운동 반사를 일으킨다. 저항을 멈추면 유동성을 증가시키며 고유수용감각을 촉진시켜 관절의 정합성을 깨뜨리지 않고도 근육의 길이를 늘일 수 있다.

스트레칭을 하면서 적절한 자세를 유지하는 것은 근육 보상을 억제하는 효과가 있다. 적절한 자세란 줄에 진주알을 꿰는 것과 같다. 관절을 관통해 흐르는 축을 중심으로 신체 정렬을 이루게 하는 것이 적절한 자세이다. 바른 자세는 골반 중립성을 확보하고 유연하고 역동적인 요근에서 움직임을 만들 수 있게 해준다. 여기에 저항 기법을 활용하면 스트레칭 되고 있는 특정 근육에 독립성을 주어 골격 통합을 증진시킨다. 이 과정에서 결합조직의 유착을 깨뜨리고 수분공급을 원활하게 할 수 있다.

내부에서 전해지는 신호를 간과하거나 무시하며 인체 시스템이 감당하기 힘든 부하를 지나치게 가하면 몸에 부담이 쌓인다. 지나친 압박으로 통증을 일으키거나 감각 신호를 무시하는 대신 코어인지에 집중하면 시스템 전체의 통합성을 유지할 수 있다. 예를 들어 어떤 사람이 요가 동작을 할 때 특정한 근육군에 강력한 자극을 받는다고 하자. 이때 주의력을 요하는 특정 근육에 의식을 집중함으로써 하나의 자세에서 다른 자세로 동작을 연결시킬 때 큰 도움을 받을 수 있다. 동작은 현재 자신이 할 수 있는 수준 이상인데 억지로 하려 한다면 코어의 통합을 해칠 수 있다. 몸에 위험이 될 수 있는 동작 또는 자세를 하면 보상 작용이 생긴다. 이를 피하기 위해 고유수용감각 인지를 높여 자세를 변화시키면 골격계의 지지력을 높일 뿐만 아니라 관절의 통합성과 코어인지를 모두 증진시킬 수 있다. 고유수용감각을 일깨우면 다음과 같은 일이 일어난다.

- **자세를 단순화시킬 수 있다.**
- **관절가동범위를 섬세하게 다듬을 수 있다.**
- **지지력을 높일 수 있다.**
- **다른 자세로 변화가 용이해진다.**

저항 기법을 활용하면 동작을 시작할 때도 도움을 받을 수 있지만, 지속적으로 골격계의 포지셔닝을 적절히 유지하면서 접촉면과의 연결성을 확보할 수 있다. 땅, 벽, 또는 다른 사람과 접촉을 하는 중에 근육을 수축하는 것이 저항기법이다. 골격계 정렬을 변화시키지 않은 상태에서 이 저항 기법을 활용하면 코어로 에너지를 되돌릴 수 있다. 따라서 특정한 근육에 신장반사를 일으키는 자극을 가하면서도 관절의 통합성을 높이는 데 기여한다.

밥 쿨리가 제창하는 RFT는 관절 지렛대를 활용해 굴곡/신전, 내전/외전, 내회전/외회전 모든 방향에서 정확한 포지셔닝을 만드는 합리적인 기법이다. 근육 보상을 최소화 시키면서도 다차원적인 평면에서 신체의 안정성을 최대화 시킬 수 있는 유용한 기법이다.

코어통합을 이루려면 중심화가 된 상태에서 정확한 포지셔닝을 유지해야 한다. 세상과의 접촉, 그리고 페이싱facing(시선과 머리, 즉 얼굴의 움직임을 전체적으로 표현해 페이싱이라 한다. 이 페이싱은 소마고정somatic fixation을 이해하는 중요한 요소이다. – 옮긴이)과 핸들링handling(손을 활용하는 모든 동작을 핸들링으로 개념화 했다. – 옮긴이)을 하며, 우리는 자신의 한계를 감지할 수 있다. 저항 기법은 의식을 코어로 향하게 만드는 잠재력이 있는 기법이다. 그리고 신체에 힘과 편안함을 제공한다. 저항은 생명을 지닌 인간의 모든 차원을 성숙으로 이끄는 재료라고 할 수 있다.

요약

자유로운 움직임을 확보하기 위해서는 에너지가 정체되지 않고 흘러가야 한다. 자연스러운 흐름을 만드는 것이 에너지의 본래 속성이기 때문이다.

코어인지를 체화하게 되면 다차원적인 가능성이 열린다. 또 자신의 몸 안에서 일어나는 일들에 늘 깨어있게 되면 우리는 심장–중심heart-centered의 존재가 될 수 있다. 코어인지를 통해 당신은 열정을 지닌 채 어머니 지구의 포용Mother Earth's embrace 안에서 번영의 여정을 같이 함께 할 수 있게 될 것이다.

2장

요근 인지하기

서론

요근은 몸과 마음, 감정과 정신을 통합시키는 말 그대로 홀리스틱holistic한 근육이다. 그래서 이 독특하고도 복잡한 요근을 정의 내리기란 쉽지 않다. 맛있는 안심살같은 요근은 다양한 기능을 수행하며 인간의 몸에서 일어나는 경험에 막대한 영향을 미친다.

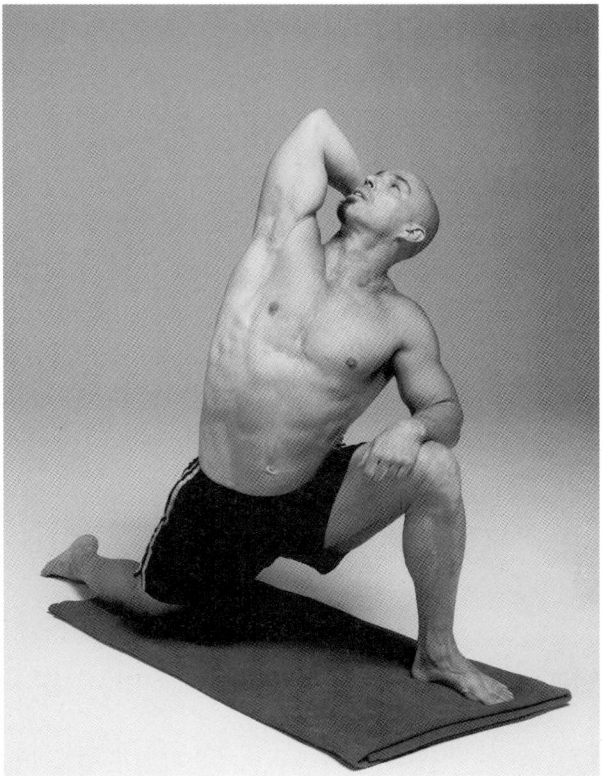

장요근복합체iliopsoas complex는 두 부분으로 이루어져 있다. 바로 요골근(이하 요근)과 장골근이 그것이다. 요근은 태양신경총 부위에서 뻗어 나와 다리로 이어진다. 장골근은 골반의 장골 안쪽에서 부챗살처럼 뻗어 나와 요근과 만난 후 다리에 연결된다. 이 두 근육은 아주 깊은 연계성을 지니고 있다. 다시 말해 요근은 장골근 내부에서 움직이고, 장골근은 요근의 움직임을 반영한다.

위치

요근은 코어 근육 중 가장 크다. 몸의 중심을 지나는 척추 양 측면에서 뻗어 나오는 근육이며, 흉추 12번에서 비롯되어 요추 다섯 마디를 지나고, 골반과 고관절을 지나 대퇴골의 소전자에 달라붙는다.

양손을 마지막 늑골, 즉 12번 늑골에 대고 뒤쪽으로 따라가면 흉추 12번을 찾을 수 있다. 요근은 흉추 12번과 요추 다섯 마디의 전외측면에서 기시하여 우리 몸의 코어를 사선으로 지난다. 흉추 12번 근처의 태양신경총solar plexus 위로 손을 가져가면 그 가장 깊은 층에서 요근의 최상단을 만질 수 있다. 요근은 인체 중심선midline 깊은 곳에 위치해 있기 때문에, 고관절 방향으로 늘어날 때만(요근이 '고관절 방향으로 늘어난다'는 표현을 한 이유는 요근을 구심성 근육이 아니라 원심성 근육으로 보고 있기 때문이다. – 옮긴이) 요근이 살짝 위로 올라온다.

손가락으로 치골 앞쪽을 만진 후 바깥쪽으로(서혜인대 방향) 약 5센티미터 정도 부근에 움푹 들어간 구멍이 만져지는데 그곳이 바로 고관절소켓hip sockets(대퇴골두와 장골이 만나는 곳 – 옮긴이)이 있는 장소이다. 이 고관절소켓을 지난 요근은 마치 바이올린 줄이 브릿지 위를 지나듯 꺾여 내려간 후 허벅지 안쪽으로 들어가 대퇴골과 만난다.

대퇴골 내측 상단에는 소전자라고 하는 우둘투둘하고 툭 튀어나온 뼈가 있다. 몸 외측면에서 대퇴골이 시작되는 부근을 만져보면 툭 튀어나온 부위가 있는데 이 뼈가 대전자이다. 소전자는 대전자 반대편에 위치해있다. 대전자는 대퇴골의 둥그런 머리 부위가 아니라 대퇴골두 아래 부분의 돌출부이다. 대퇴골두는 컵처럼 움푹 들어간 장골 구멍에 안착되어 있다. 이 고관절소켓(골반소켓으로도 부른다. – 옮긴이) 관절이야말로 몸통이 끝나고 다리가 시작되는 부위이다. 하체에서 일어나는 모든 굴곡, 신전, 내전, 외전, 내회전, 외회전 같은 움직임이 이 관절을 중심으로 일어난다. 그러므로 다리에서 생기는 모든 역학적 움직임은 바로 이 고관절소켓의 상태에 영향을 받는다. 이제 대전자에서 서혜부 안쪽으로 가상의 선을 그려보라. 이 선과 서혜인대가 만나는 바로 그 아래 부분 뒤쪽으로 요근과 장골근이 만나서 지나간다. 장요근의 건이 소전자로 들어가고 동시에 나가는 지점이 바로 이 부위이다.

기능

요근은 척추와 다리를 이어주며 인체 결합조직 중 가장 깊은 층(요추와 신장이 만나는 주변 부위를 자율신경-코어sympathetic neuro-core라 한다)에 존재한다. 요근은 척추를 지지해주어 안정성을 유지해주는 근육으로 알고 있지만, 사실 요근의 주된 기능은 몸의 무게이동, 위치, 그리고 안전성을 알려주는 것이다. 요근은 미묘한 신체변화 정보를 전해주는 역할을 한다. 기능적인 관점에서 보면 요근은 모든 척추 움직임에 내적으로 관여하며, 걸을 때 다리의 자유로운 움직임을 확보하기 위해 진자pendulum처럼 작용한다. 요근이 중력 안에서 360도의 움직임을 가능케 하기 때문에 상체와 하체, 신체 전면과 후면, 그리고 좌우측이 전체적으로 정합성을 이루게 된다.

요근의 위치가 이렇게 전략적으로 되어 있기 때문에 인체 시스템의 다채로운 작용과 리듬을 전달하기 용이해진다. 인체 중심선 깊은 곳에서부터 기시하는 요근은 복부의 장부와도 밀접한 관련을 맺고 있다. 또한 골격계, 혈관계, 림프계, 등과 장부 사이를 연계해주는 다리 역할을 하기도 한다. 구조적인 측면에서 인체를 지지해주고, 장부의 리듬을 전해주며, 신경학적, 화학적, 에너지적인 정보 변화를 전해주는 것도 요근이다.

요근은 복부에서 뇌뿐만 아니라 자율신경계와 중추신경계를 이어주는 근육이다. 복부 안쪽 코어 깊숙한 곳에 위치한 자율신경절은 요근 위쪽으로, 때로는 요근에 묻히거나 관통해서 지나가 소화기계와 생식기계로 신경 신호를 전달한다. 이렇게 인체 중심부에서 신호를 전달하는 역할을 하는 요근을 일종의 '메신저'로 정의할 수 있다. 몸의 안전성, 조화와 통합 정도, 또는 중심이 잘 잡혀 적절한 균형을 이루고 있는지 아니면 균형이 깨져 충격에 취약한 상태인지를 해석하고 전달하는 역할을 하는 것이 요근이다.

요근은 복부 위아래에 있는 장부를 떠받치는 역할을 하며 사선으로 되어있다. 그러므로 복부 안쪽이 얼마나 유동적이냐에 따라 장부와 척추의 관계가 달라진다. 즉, 걸을 때마다 요근이 진자처럼 움직여 복강의 장부를 내적으로 마사지 하게 되는데, 이는 유연하고 말랑말랑한 요근이 지속적으로 코어부위를 부드럽게 해주기 때문에 가능한 일이다.

요근의 건강은 인체 전체의 건강에 막대한 영향을 미친다. 균형이 깨어진 몸을 지탱하느라 요근이 과도하게 긴장하게 되면 시간이 가면서 점점 그 섬유의 탄성이 떨어질 수밖에 없다. 이 상태에서 계속 구조적, 감정적인 충격을 받게 되면, 요근의 '표현력'은 점차 퇴보하게 된다.

요근을 지배하는 신경은 두 가지이다. 하나는 요추1번과 2번에서 나와 대요근과 소요근을 지배하고, 다른 하나는 요추 3번과 4번에서 나와 대요근과 장골근을 지배한다. 하부의 요근은 고관절소켓을 지나 다리에 연결되며, 성적 기능과 골반의 움직임에 관여한다. 상부의 요근은 횡격막과 연결되어 있으며 장부의 통합성, 그리고 감정적으로는 용기, 정신적으로는 자기표현과 관련을 맺는다. 건강한 요근은 개별적인 관절 움직임에 맞게 분화된 것이 아니라 하나로 통합되어 전체적인 정합성을 유지하며 그 기능을 다 한다.

생체역학적인 측면에서 보면 요근은 고관절 굴곡근이다. 하지만 요근은 계속 진화하고 있는 조직이며 시간의 흐름에 따라 구조와 기능이 점점 변해왔다. 탄력 있는 줄처럼 되어있는 요근은 주로 굴곡근으로 작용한다고 할 수 있지만, 건강한 요근은 단지 굴곡근 기능만 하는 것은 아니다.

요근은 중립적이며 다차원적인 신호전달자이다. 대부분의 영장류에게서 요근은 매우 굵고 크며 강력한 근육이다. 하지만 인간에게서 요근은 더 이상 근육으로만 기능하지 않으며, 오히려 중심선의 감시병sentinel for the midline이라고 할 수 있다. 요근은 보통 원심성수축 eccenric-contraction을 하는 근육으로 정의된다.

요근은 오직 상체를 굽히고 있는 자세에서만 짧아진다. 똑바로 서서 걸을 때 요근은 복부의 코어에 통합성을 제공하고 자유로운 움직임을 가능하게 하는 중립적인 조직이다. 걸을 때 요근은 진자운동을 하며 척추를 따라 늘어난다. 요근이 건강하다면 발차기, 다리를 굽히고 펴고 돌리고 내전/외전 시키는 동작에서 코어 부위가 당겨지지 않을 것이다.

횡격막

상부 요근과 횡격막(해파리처럼 되어있다)은 흉추 12번 부근에서 연결되어 있다. 횡격막은 요추 3번과 4번, 즉 코어 깊숙한 곳에까지 연결되어 있으며 호흡에 따라 위아래로 오르내리면서 상하 요동undulation 운동을 한다. 이 과정에서 유연하고 탄력 있는 요근의 영향을 받는다.

흉강의 바닥이며 동시에 복강의 천장이라고 할 수 있는 횡격막은 위로는 심장과 폐, 아래로는 위장, 비장, 간, 신장에 영향을 미친다. 요동 운동이 제대로 일어나는 횡격막과 유연한 요근이 갖추어진다면 코어는 그 깊이와 부피를 확보할 수 있다. 호흡에 따라 서로 열정적인 춤을 추는 요근과 횡격막은 상호의존적이다.

만일 상부 요근에 제한이 생기면 필연적으로 횡격막을 활용한 호흡에도 문제가 발생한다. 횡격막은 긴장된 요근에 의해 아래쪽 그리고 안쪽으로 당겨지며 요추를 과신전 시키게 된다. 이렇게 요근의 문제에 따라 횡격막의 가동범위도 제한되며, 삼차원적인 움직임에도 문제가 생긴다.

식도는 횡격막을 뚫고 위로 연결되며, 대동맥은 횡격막 뒤쪽을 지나 복강으로 혈액을 공급한다. 이 모두가 요근의 상태에 영향을 받는다. 만일 지나치거나 잘못 사용되어 요근이 단축되거나 유연성이 떨어지게 되면 복부 코어 부위의 공간이 줄어들게 된다. 상부 요근의 문제로 인해 식도가 눌리면 식도 역류나 소화를 담당하는 장부에 문제가 생길 수 있다. 또한 골반과 다리, 발로 가는 혈류의 순환이 떨어질 수도 있다. 그러므로 횡격막과 요근이 서로 조화롭게 상호작용 해야만 건강한 코어를 확보할 수 있는 것이다.

상호균형

고관절 외회전 근육들은 장요근 복합체와 상호균형을 이룬다. 이러한 균형이 갖추어져야 골반의 요동 운동과 다리의 자유로운 스윙swing 동작이 가능해진다. 심장 리듬과 호흡 운동에서부터 전해지는 진동에서부터 요근 움직임이 촉발된다. 걸을 때 요근과 요추 주변 신경총은 서로 자극을 받는다. 따라서 요근의 움직임과 고관절 외회전 근육의 상호균형counterbalance은 다리와 항문, 그리고 성기능을 원활하게 하는 촉매라고 할 수 있다.

부채 모양으로 되어있는 장골근과 대응하는 6개의 고관절 외회전 근육들은 골반의 통합을 이루는 중요한 요소이다. 이 외회전 근육들은 작지만 매우 강력해서 고관절과 천장관절에 통합성을 유지시킨다. 장요근 복합체가 잘못된 자세나 보행 또는 감정적 억압에 의해 긴장되면, 고관절 외회전 근육들도 자신의 톤tone(톤은 긴장tension과 다르다. 톤은 건강한 근육이 갖추고 있는 기본요소이지만 긴장은 이 톤 위에 스트레스와 같은 자극이 가해졌을 때 생기는 불필요한 요소라고 할 수 있다)을 잃게 되어 코어의 통합성을 방해하게 된다.

척추기립근도 요근과 상호균형을 이룬다. 요근이 충분히 이완되어 있고, 장골근이 열려있으면(건강한 장골근은 부채 모양으로 '열린' 상태에서 장골 안쪽에서 다리로 이어지지만, 만약 이 근육이 긴장하면 이러한 '열림'이 줄어들어 골반과 다리에 안 좋은 영향을 미칠 수 있다. – 옮긴이) 척추기립근도 건강한 톤을 유지한다. 원심성수축을 하는 요근이 아래쪽으로 움직이며 늘어나면, 척추기립근도 척추 뒤쪽을 따라 위쪽으로 지지하는 힘을 만들어내며 척추와 머리를 떠받친다.

만일 척추기립근에 긴장이 없고 정상적인 톤이 확보되어 있다면 장요근 복합체도 수축과 이완을 제대로 하게 된다. 뿐만 아니라 장골근과 흉쇄유돌근의 움직임에도 긍정적인 영향을 준다.

흉쇄유돌근은 목 양쪽에 위치해 있는데 흉골과 쇄골에서 사선으로 위로 올라가 귀 바로 아래쪽의 유양돌기에 부착된다. 이 근육은 기능적으로 두 번째 요근secondary psoas이라고 할 수 있으며 목을 여는 데 관여한다. 두려움에 자율신경계가 반응할 때, 예를 들면 놀람반사startle reflex나 전신 오르가즘이 발생할 때에도 흉쇄유돌근이 작동한다. 이 두 번째 요근은 미주신경vagus nerve과 경정맥신경jugular nerve의 지배를 받아 위쪽으로 움직이며 몸통

위에 있는 머리의 배열을 맞추고, 목에서 항문까지 인체의 중심선을 여는 데 관여한다.

다열근multifidus muscles도 요근과 비슷하지만 충분한 관심을 받지 못한 근육이다. 다열근과 요근은 둘 다 척추의 움직임과 밀접한 관련이 있다. 다열근은 중심선 뒤쪽에 위치해 있고, 요근은 중심선 앞쪽에 위치해서 함께 작용하며 역동적인 척추 움직임을 만든다.

천골에서 경추 2번(축추axis)까지 연결된 다열근은 척추를 지지하는 역할을 하며 척추의 퇴행을 예방하는 데에도 큰 역할을 한다. 작고 둥그런 모양을 하고 있으며 그 길이가 짧은 근육이 모여서 이루어진 다열근은 척추를 앞으로 굽혀 몸을 아이처럼 말 때 늘어나며, 똑바로 선 중립자세로 될 때 힘을 발휘한다(자연스러운 본래의 아킹arcing과 컬링curling을 프라이멀무브먼트primal movement라고 한다). 요근과 다열근은 둘 다 내재근intrinsic muscles이며 몸을 앞뒤로 굽히는 동작을 할 때 필수적인 근육이다. 이 두 근육이 과도하게 발달되거나 긴장이 쌓이게 되면 척추 마디에 압박을 가하게 되어 코어와 척추 건강에 해를 끼치게 된다.

복근

코어의 힘과 균형을 유지하는데 있어 복근은 장요근 복합체 다음으로 중요한 역할을 한다. 장요근이 긴장해서 짧아지면 골반을 앞쪽/아래쪽으로 잡아당기는데 이때 복근은 자신의 건강한 톤을 잃게 된다.

출산, 안 좋은 자세와 동작, 장부의 건강 상태 또한 복근의 톤에 영향을 미친다. 요근과 장골근이 비록 기능적으로 복근의 건강에 양향을 미치지만, 복근의 톤이 확보되어야만 장요근 복합체가 이완되는 것은 아니다. 복근을 단련해 지나치게 계발하거나 수술로 긴장을 높인다면 요근의 기능에 제한을 줄 수 있다.

복근의 톤을 건강하게 하는 가장 좋은 방법은 인지를 높여 신경을 깨우는 것이다. 복근 조직에 신경이 제대로 전달된다면 코어의 중립성을 높이고 신체 후면과 측면이 부드럽게 변한다.

햄스트링hamstring은 좌골결절에서부터 시작하는데 복근의 건강과 골반의 톤을 유지하는데 중요한 역할을 한다. 이 햄스트링과 복근은 상호균형을 이룬다.

요근이 코어에서부터 지면으로 지속적으로 흘러내리는 근육이라면, 장골근과 복근은 위쪽으로의 흐름을 만들며 튀어 오르는 느낌을 만드는 근육이다. 아코디언이 연주되듯 코어에서 복근과 장요근 복합체가 상호작용을 하며, 프라이멀무브먼트primal movement에 따라 요동 운동을 할 때 진정한 코어의 힘이 발휘된다. 단지 복근만을 지나치게 강화시키는 것은 코어의 건강에 악영향을 미친다. 이렇게 코어에서 일어나는 다양한 움직임들이 어떻게 상호작용 하는지 이해하는 것이 중요하다. 특정한 단일 근육만을 분리해서 강화시키는 것은 코어의 힘을 떨어뜨리는 요소로 작용할 수 있기 때문이다.

장골근

장골근은 요근의 파트너이다. 고관절소켓의 가동성과 안정성에 영향을 주며 골반 그릇의 통합성을 유지하고 다리를 최대로 회전시키는 데 관여한다. 요근이 긴장되어 짧아지면 골반 그릇은 앞쪽으로 기울게 된다. 이로 인해 골반 안쪽의 공간이 좁아지며 장골근의 기능에도 제한을 주게 된다.

장골 안쪽에서 부챗살 모양으로 내려오는 장골근은 골반강의 장부 균형을 지지하고 감싸 안아주는 근육이다. 장골근은 천장관절을 안정화시키며 대둔근(엉덩이 근육)과 상호균형을 이루면서 골반의 통합성을 유지시켜준다.

남자와 여자의 방광, 그리고 성적인 건강 상태는 이 장골근이 떠받치는 힘에 영향을 받는다. 그러므로 장골근이 만들어내는 깊이와 장부를 떠올리는 힘이 모여 골반강에 있는 장부들의 유동성이 확보된다. 남성에게서는 전립선, 여성에게서는 자궁의 건강과도 밀접한 관련이 있는 것이 이 장골근이다. 하지만 장골근이 긴장되어 제 기능을 잃게 되면 골반에 당기는 힘을 가해 골반 그릇의 가로 폭을 좁히고 천골 양쪽의 균형을 무너뜨린다. 그 결과 고관절소켓과 골반 장부에 압력을 가하고 천장관절의 안정성을 떨어뜨린다.

장골근이 부드러워지고 부챗살처럼 열리며 이완된 경험을 한 어떤 여인의 이야기이다. 그녀는 자신의 경험을 고양이에 비유했다. 그녀는 평소에 긴장된 상태로 마치 고양이가 꼬리를 말아 올리고 몸의 털 전체를 바짝 세우고 있는 느낌이었다. 하지만 장골근이 이완되면서 골반 중심이 잡히고, 천장관절이 안정화 되면서 마치 장골근이 꽃봉오리가 피어나듯 살아나며 온 몸의 신경계가 고요해지는 느낌을 받았다고 이야기 했다.

"하늘에서 이루어진 것과 같이, 땅에서도 이루어지리라"는 말이 있다. 장골근에 비유하자면, 이 근육이 긴장하며 골반 그릇의 폭을 좁히면 허리, 목, 그리고 견갑대에도 문제가 발생한다. 좁아지고 앞으로 기울어진 골반 움직임을 위쪽에 있는 구조물들이 균형을 유지하려고 보상하는 현상이다. 견갑골 아래쪽에서 부챗살처럼 뻗어 나오는 견갑하근 subscapularis도 장골근을 닮아있다.

광배근

광배근은 '등에 넓게 펼쳐진 근육'이라는 뜻의 라틴어에서 유래된 단어이다. 이 근육은 요근과 밀접한 관련이 있다. 요근과 광배근은 마치 연인처럼 작동한다. 하지만 많은 연인들이 그러듯, 이들 커플도 서로 다르고 매우 독특하다. 요근은 코어 중앙에 있다. 반면 광배근은 코어에서 점점 바깥으로 뻗어나간다. 요근은 우리 몸의 가장 깊은 층에 위치해 있으나, 광배근은 체표면에 분포해 있다. 요근은 척추를 다리에 연결시키지만, 광배근은 척추와 골반을 팔에 연결시킨다. 요근이 우리를 코어로 안내하는 길잡이라면, 광배근은 우리를 바깥세상으로 데려간다. 요근의 기능은 대부분 코어 통합에 관련되어 있지만, 광배근은 세상으로 손을 뻗으며 반대로 세상을 코어로 데려온다. 이들이 추는 탱고 춤은 매우 아름다운 음양 균형을 이룬다. 남성과 여성, 개인과 집단의 에너지가 이러한 역동적인 균형 속에 녹아 있다.

나의 자유는 타인의 자유와 밀접한 관련이 있다. 음양이 서로 조화를 이루며 흐르듯, 요근과 광배근도 조화를 이루어야 전체적이고 적절한 움직임이 가능해진다.

고관절 소켓

장요근 복합체는 절구관절ball-and-socket joint로 이루어진 고관절을 지나며 고관절의 회전에 영향을 미친다. 장요근의 길이와 유연성 상태에 따라 고관절 소켓에서 자연스러운 움직임이 일어날 수도 있고, 제한이나 부종 그리고 고유수용감각의 결핍이 발생할 수 있다.

요즈음 고관절 소켓hip sockets 문제를 가진 사람이 많다. 안 좋은 보행으로 고관절이 닳고 찢기면 시멘트처럼 딱딱해진 관절에서는 관절활액이 말라가며 다양한 문제들이 발생하게 된다. 제대로 기능하는 고관절 소켓을 유지하려면 고유수용감각을 계발해야 한다.

"사용하지 않으면 잃게 될 것이다"라는 명제를 기억하기 바란다. 요근의 긴장 때문이든, 아니면 다리 근육 때문이든 상관없이, 관절 움직임이 부족해지면 고관절 소켓 건강에 위험이 생기며 천장관절의 안정성을 떨어뜨린다. 그리고 척추 건강도 위협받게 된다. 그러므로 고관절 소켓을 재구축하고 올바른 기능을 유지하기 위해 가장 먼저 해야 할 일이 바로 유연한 장요근 복합체를 회복하는 것이다.

두려움

인간은 원래 '투쟁/도피 또는 동결 반응'을 타고 났다. 그렇기 때문에 무언가를 두려워하는 것은 위험을 감지하고 적절한 반응을 하는 데 있어 바람직한 일이다. 위험한 상황에 처했을 때 요근은 이를 알아채서 주의집중을 유지하게 해준다. 뿐만 아니라 빠르게 도피하거나, 똑바로 서서 대처하거나, 또는 몸을 보호하는 기전을 발동시킨다.

요근은 등 뒤쪽에 있는 척추기립근 같은 커다란 근육과 함께 작용하여 도망가고 발로 차는 동작을 만들며, 몸 앞쪽의 굴곡근들과 함께 작용해서는 몸을 앞으로 굽히거나 구르게 만들어 위험에서 보호해준다.

이러한 원시반사를 소마 관점에서 의식적으로 활용한다면 일상적인 상황에서 맞부딪치는 문제들에 효율적으로 대처할 수 있다. 생명의 위협을 받지 않는 상황에서도 인간은 땅 위에 견고하게 바로 서고, 몸이 원하는 목소리를 들을 줄 알아야 한다. 그렇기 때문에 원시반사를 이해하면 살아가면서 만나게 되는 결정 상황을 조금 더 현명하게 헤쳐 나가는 데 도움이 된다.

요근은 본능적인 신체반응을 일으켜 우리 몸을 위협에 대비하게 해준다. 사랑에 빠지는 것, 그리고 공간 속을 걸어가는 일, 바닥에 넘어지는 사고는 모두 코어의 굴복surrender(붕괴collapse와는 다르다) 과정의 한 측면이다.

사람은 지붕이나 나무에서 떨어져 바닥을 구르게 되면 보통 몸을 크게 C자로 말게 되는데(이를 태아-C자 굽히기fetal-C curl 자세라고 한다) 이는 민감한 장부와 부드러운 연부조직을 보호하기 위한 원시반사이다. 이 반사 때문에 척추의 탄성이 유지되고 몸에 가해지는 충격이 줄어든다.

요근이 하는 것과 비슷한 작용을 하는 또 다른 원시반사가 있다. 바로 내이inner ear에 위치한 수용기들이 고유수용감각 자극을 받아 작동하는 놀람반사startle reflex(또는 모로반사More reflex)가 바로 그것이다. 이 반사는 갑자기 큰 소리를 듣거나, 공간 속에서 빠르게 이동할 때, 또는 막 태어난 아이가 등을 둥글게 말고 무언가를 잡으려고 손을 꽉 잡는 행동 등을 할 때 발동한다. 누군가에게 도움을 요청하고 손을 뻗었는데 아무런 소용이 없을 때 가슴을 무너뜨리고 아이처럼 몸을 마는 것도 놀람반사의 일종이다.

'두려움'과 연관된 반응을 의도적으로 다룰 수 있게 되면 요근의 건강을 확보하는 데 도움이 된다. 그러므로 요근의 건강이야말로 인체의 내적인 통합성과 조화를 이루는 핵심적인 요소이다. 7장에서 태아-C 굽히기Fetal-C Curl 자세와 놀람반사를 탐험(원저자가 '수련'이나 '동작'이라는 말보다 '탐험'이라는 표현을 쓰는 이유는 코어인지를 하는 자체가 감각피드백에 의해 이루어지는 '자기 탐험'이기 때문이다. - 옮긴이)하며, 이러한 원시반사가 얼마나 강력하게 인체 중심선에 영향을 미치는지 이해하게 될 것이다. 이런 본능적 기전이 있기 때문에 인간은 달려오는 차를 피해 몸을 뒤로 점프하거나, 생명을 위협하는 상황에서 도피하기 위한 아드레날린을 분비하며, 트럭에 깔린 생명을 구하려고 상상 이상의 힘을 발휘할 수도 있다.

코어인지를 계발하게 되면 위험 상황에서 단지 반사적으로 대응하지 않고도 늘 깨어있을 수 있는 능력을 높일 수 있다. 원하는 반응을 의식적으로 선택할 수 있는 능력을 발전시킬 수 있다는 말이다. 특히 유연한 요근을 만드는 것이야말로 본능적인 반응 대신, 열린 마음으로 의식적인 선택을 할 수 있는 삶의 비옥한 토양이 된다.

에너지

어떤 도교 치유사가 요근을 '영혼이 담긴 근육'이라고 표현했다. 요근에는 우리 몸의 미묘한 에너지를 중심선을 따라 흐르게 해주는 '지지력'이 있다. 그리고 요근은 깊은 감정 상태와도 연관이 있다.

동양에서는 생명을 에너지(기) 관점에서 바라본다. 에너지가 흙, 물, 나무, 불, 쇠(오행을 말한다. - 옮긴이) 등의 요소로 이루어졌다고 간주하는 것이다.

나무 에너지(木氣)는 고관절 소켓을 지나 엄지발가락으로 흐르는 간 경락과 연관되어 있다. 요근은 이 나무 에너지의 흐름을 따라 몸통에서 고관절로 이어진다. 하부 요근을 의식적으로 감지하여 이완하게 되면 두려움뿐만 아니라 분노의 감정이 자극되곤 한다. 분노와 창조성은 나무 에너지와 연관된 주된 감정이다. 나무 에너지가 작용하게 되면 삶에서 중요한 변화를 겪는다. 이는 마치 초록색 나무가 자라는 것과 유사하다. 나무 에너지와 연관되어 있는 간은 창조력과 힘을 담당한다.

사람들은 하부 요근, 특히 고관절 소켓 주변으로 이러한 나무 에너지가 흐르면 발차기, 뛰어오르기, 다리 흔들기와 같은 동작을 하고 싶어 한다. 집에 혼자 있거나 편안함을 느낄 때, 사람들은 아이처럼 발끈 성질을 내거나, 절구관절을 움직여 팔다리를 흔들고, 손과 발로 바닥을 치거나, 발로 빈 공간을 차올리는 것과 같은 행동을 하곤 한다. 이러한 행동은 기분을 풀어줄 뿐만 아니라 억눌린 에너지를 재순환 시켜준다. 생식기와 항문, 그리고 다리와 발을 지나 땅으로 흐르는 에너지의 움직임을 풀어놓고 느껴보려는 행위 자체가 매우 값진 것이다. 다음은 워크샵에 참석한 어떤 신사의 이야기이다.

상체가 엄청나게 뻣뻣한 남자가 워크샵에 참석했다. 그의 흉곽과 견갑대는 마치 본드로 붙여놓은 바위처럼 보였다. 그런데 하체는 상대적으로 부드럽고 느슨했다. 그는 자신이 만난 어느 누구도 상체의 긴장을 빼주지 못했다고 하소연 했다. 교정도 하고 마사지도 받았지만 상체의 긴장은 바로 되돌아오곤 했다는 것이다. 나는 그에게 아이처럼 화를 내본 적이 있느냐고 물었다. 그는 "그럴리가 없죠!"라고 대답했다. 아이처럼 성질을 부려보라는 말을 한 번도 들은 적이 없는 그에게 나는 발을 쿵쿵거리며 걸어보라는 주문까지 했다. 등을 바닥에 대고 누운 자세로 그는 자신의 손과 발을 움켜쥐고 얼굴을 잔뜩 찌푸렸다. 이렇게 얼마간 감정을 발산하고 난 후 일어나서는 자신의 쇄골과 견갑대가 부드러워진 것을 발견하고는 깜짝 놀랐다. 더불어 그는 자신의 하체가 지면에 이전보다 더 안착된 느낌을 받게 되었다.

담경락은 간경락과 짝을 이루며 상호작용 하는 경락이다. 둘 다 요근과 관련을 맺고 있다. 담경락은 다리에서부터 고관절 소켓 바깥쪽의 고관절 회전근을 지나 머리까지 이어져 있다. 담경락은 올바른 결정을 내리는 것에 관여한다. 부러워하고 샘을 내는 감정 또한 담경, 또는 나무 에너지와 관련이 있다. 간경과 담경은 건과 인대를 지배한다. 폐는 잠재적으로 요근을 늘리는 데 관여하고, 간과 담 에너지에 영향을 준다.

또 다른 워크샵에 대전자 부위 통증을 지닌 사람이 참여했다. 성격 좋은 그 사람은 왜 자신의 고관절 주변에 강한 통증이 생겼는지 의아해 했다. 요근 이완을 하면서 그는 자신의 고관절 회전근육이 매우 약해져서 느슨해져 있다는 사실을 알아챘을 뿐만 아니라 특정한 기억을 떠올릴 수 있었다. 그가 태어난 지 6개월 되던 때부터 어머니가 자신을 유아용 변기통 위에 앉히고 항문 좌약을 썼다는 사실을 기억해낸 것이다. 코어인지 기법 중 고관절 굴곡근 탐험을 하면서 그는 원래 자신의 신체 느낌을 되찾기 시작했다. 요골근이 확장되고 고관절 외회전 근육의 톤을 다시 찾게 되면서 개인적인 경계boundaries를 재구축 할 수 있게 되었다.

고집, 자기실현, 용기, 생존 그리고 두려움 등은 모두 물 에너지(水氣)와 관련되어 있다. 물 에너지는 또 신장kidney과 관련되어 있으며, 요근과 신장이 위치한 곳 주변에는 태양신경총solar plexus이 존재한다. 물 에너지는 뼈와 혈액을 통제하는 것으로 알려져 있고 인간의 가장 원초적인 에너지, 즉 자기실현을 하려는 가장 강렬한 욕망과 관계를 맺고 있다.

이러한 관점에서 보면 상부 요근을 잘못 사용하는 것과 의지력과의 관계를 이해할 수 있다. 고도로 세련된 발차기, 강한 신체, 또는 좀 더 유연한 관절가동성을 확보하려고 상부 요근을 긴장하는 행위는 마치 우리의 존재성을 드러내려는 욕망에서 비롯되는 것 같다. 하지만 신체 어느 한 부위가 긴장되어 고정되면 다른 부위가 대가를 치러야 한다. 상부 요근을 긴장시키면 근처에 있는 장부인 신장에 좋지 않은 영향이 가기 때문에 부신의 기능을 저하시킬 수도 있다.

'투쟁/도피 또는 동결' 반응의 일부를 담당하는 요근은 부신의 호르몬 방출과 고갈에 관여하며, 부신의 기능이 떨어지면 면역력도 약화된다. 부신 기능이 살아나면 상처받고 기능이 떨어진 요근을 치유하게 되며, 반대로 요근의 유연성이 살아나면 장부를 마사지 하는 움직임을 통해 부신 기능을 좋게 한다.

상부 요근이 긴장되면 호흡뿐만 아니라 심장과 폐에 연관된 감정에도 악영향을 준다. 상부 요근에 제한이 생김으로써 사랑과 연민의 감정을 개방하고 표현하는 데 어려움을 겪게 되는 것이다.

충동적인 감정을 통제할 수 있게 되면 복부 안쪽 코어에 있는 요근 긴장을 풀어낼 수 있다. 다시 말해 우리가 느끼는 감정에 '정신을 바짝 차리고' 있으면 복근과 상부 요근의 긴장이 떨어져 나간다. 근긴장이 발생하면 횡격막의 가동성을 떨어뜨리고 감정의 흐름을 차단하며 감각인지 능력을 제한한다. 이러한 긴장으로 인해 요근의 유동성이 전체적으로 떨어지며, 그 기능이 단순해진다. 그러므로 인체의 움직임이 성숙해지려면 상부와 하부 요근이 전체적으로 온전한 통합을 이루며 기능해야 한다.

신장 경락은 에너지 관점에서 발과 상부 요근을 연결한다. 발바닥 아치가 있는 부위에 용천이라는 혈이 있는데 여기서부터 신장 경락이 시작된다. 용천은 땅의 기운을 끌어들이는 혈자리다. 신장 경락과 몸 뒤쪽을 흐르는 방광 경락은 서로 대응관계에 있으며 보호와 방어 기능을 담당한다. 신장과 방광은 물 에너지를 표현하는 장부이며, 성기와 항문 같은 인체의 구멍과 관련을 맺고 있다. 그렇기 때문에 신장 경락은 성 기능, 방광의 건강, 월경, 그리고 오르가즘 등과도 연관되어 있다.

인체 내부의 중심선 양옆을 지나는 요근은 기공이나 동양의학에서 이야기 하는 임독맥과 밀접한 관련이 있다. 임맥과 독맥은 정신적이며 신비한 경락으로 알려져 있다. 독맥은 내적인 불 에너지, 즉 양기와 관련이 있고, 임맥은 영양을 담당하며 음기와 관련이 있다고 한다. 이 두 경락은 에너지와 감정의 자기순환을 가능케 하는데 핵심적인 역할을 담당한다. 또한 임독맥은 성적인 에너지와도 연관되어 있다. 전신 오르가즘을 경험할 때 요동하는 것이 요근이다. 요근은 원시반사와 관계가 있다. 임독맥과 요근 같이 우리 몸 중심선을 지나는 구조물들은 몸 전체에 기쁨이 넘쳐흐를 때 일어나는 파동을 전달하는 역할을 한다.

제한

감정으로 인해 근긴장이 발생하는 것도 요근의 잠재력을 떨어뜨리는 요소이다. 인대가 늘어나고, 건염이 생기며, 좌골신경통, 탈구, 디스크 압박, 요통, 무릎과 발목 통증, 그리고 고관절 문제가 발생하는 것들은 모두 지나치게 피로해지거나 과용/오용된 요근과 직간접적인 연관성이 있다.

신체 내부에서 전해지는 신호를 무시한 채 과용/오용된 요근은 결국 유연성이 떨어져 마르고 위축된다. 골반이 구조적으로 몸무게를 감당하기 어려운 상황이 되면 이 요근이 무게 지지를 대신하게 된다(과용overused). 반면, 만성적인 두려움 때문에 요근이 긴장되면(오용misused) 골반의 안정성에 문제가 생길 수 있다. 과용되고 오용된 요근으로 인해 골반 그릇이 비틀리는데, 이 과정에서 감정적 에너지가 정체되어 근육과 에너지 흐름을 막을 수 있다. 이렇게 두려움과 분노가 정화되지 못하고 정체되면 소마인지를 떨어뜨리게 된다.

인체 구조를 지지하는 역할을 하는 요근은 항상 일정한 수준의 '분노' 신호를 내보낸다. 빠르게 흘러가는 현대의 삶 속에서 생존을 감당하기 위해 요근은 늘 어느 정도의 자율신경 신호를 내보내는 것이다. 하지만 스트레스가 심해지면 요근은 긴장되며 부신 기능과 면역력을 떨어뜨리는 요소로 작용한다. 요근이 항상 방어와 보호 모드로 있게 되면 보상으로 인한 긴장이 몸에 쌓이게 된다. 결국 골격계가 불안해지면서 생존을 위해 점점 더 근육을 많이 동원해야 하는 상황에 처하게 된다. 하지만 요근을 유연하게 하고 골반의 중심을 잡게 되면 코어의 조화를 다시 찾을 수 있다. 이렇게 코어의 균형이 잡히면 긴장된 바깥쪽 근육에 움직임이 살아난다. 이는 마치 더 이상 자신을 보호해 줄 바깥 껍질을 필요로 하지 않는 씨앗과 같다. 마침내 생명 에너지가 외피를 뚫고 나와 넘쳐흐르게 되는 것이다.

보행

걸을 때 원시반사는 나타났다 사라지고, 또 다시 나타나는 패턴을 반복한다. 예를 들어 아이가 자라서 막 걷게 되면 원시반사 중 특정한 것이 사라졌다, 몇 달 후 제대로 걷기 시작하면 다시 나타난다. 척추 중심선의 역동성, 심장의 박동, 그리고 유연한 요근이 확보되어야 공간 속에서 부드러운 보행이 이루어진다.

아이가 걸음마를 배우는 초기에는 대칭적으로 앞으로 넘어지는 것이 반복된다. 그리고 무언가를 잡는 동작도 발전한다. 그러다가 시간이 지나면 요근을 비대칭적으로 움직이며 팔을 진자처럼 활용하게 된다. 척추 중심선의 역동적인 움직임에 따라 요동하는 힘이 생기면 몸무게가 앞으로 이동하게 되고, 지면반발력과 몸을 위로 끌어올리는 탄력에 의해 넘어지지 않고 균형 잡힌 보행이 가능해진다.

요근이 유연하면 척추에서 다리로 진자 운동이 전달된다. 그러다 자칫 넘어지려고 하면 반대 지점에서 신체 정렬을 이루는 힘이 작용하며 지면과 공간에서의 균형을 재설정 한다. 이렇게 땅과 다리를 통해 위로 올라오는 리바운드rebound 힘을 감지해보면 마치 에너지가 뼈 전체를 통해 위로 올라와 흉골을 띄우고 두개골로 들어가는 것처럼 느껴진다.

걷는 패턴이 점점 복잡해질수록 척추와 요근은 서로 상호작용 하면서 역동적인 나선형 움직임과 진자 운동을 일으켜, 팔과 다리를 반대로 흔들어 몸을 앞으로 이동하게 한다. 움직임이 고도화 될수록 요근은 기능적으로 분리되어 있지만 겉으로 보기엔 통합된 형태의 교차패턴을 발전시킨다.

협응

요근은 필레미뇽filet mignon(안심이나 등심 부위를 나타내는 프랑스 조리용어 – 옮긴이)처럼 부드럽고 선별된 근육이다. 필레미뇽을 특별하게 만드는 요소는 섬세하고 부드러운 식감에 있다.

인체에 있어서 상부 요근은 독립적인 기능을 수행하며, 하부 요근 또한 고관절 소켓을 지나는 과정에서 다른 근육과의 관계성이 별로 없다. 요근은 심부마사지 테크닉이나 강한 근막이완요법 같은 수기요법으로 풀기 쉽지 않은 근육이다. 인체의 심부에 위치한 요근을 접촉해 강압적으로 이완하려고 하면 동맥파열, 탈장, 근육과 신경 손상 등이 발생할 수 있다.

수기요법으로 요근을 이완시키려고 하는 것은 요근이 지니고 있는 본성에 반하는 결과를 가져올 수도 있다. 이유가 어찌 되었든 강압적인 수기요법은 안전이 확보된 상황에서도 원시적인 두려움 반사를 촉발시킬 수 있기 때문이다.

수기요법을 하는 전문가나 그것을 받는 클라이언트가 안전함이 확보된 상태에서 요근 촉진을 하려고 하면 코어는 원시반사를 일으킨다. 원시반사에 문제가 생기면 코어의 정합성이 떨어진다. 하지만 수기요법으로 요근을 다루는 것보다 더 효과적인 방법이 있다. 인체 시스템에 내재한 근본적인 원시반응을 계발하고 진정한 인체 변화 정보를 감지하고 이해하는 접근법이 그것이다.

아무리 숙련된 전문가라 할지라도 다른 이의 요근을 제대로 이완시키는 것은 쉬운 일이 아니다. 최고의 전문가라면 다양한 기법을 활용해 인체의 자연치유를 촉진시키고, 특정한 교육을 통해 요근 이완에 도움을 줄 수는 있다. 하지만 코어인지를 통해 요근과 자신을 연결시킬 수 있다면 두려움 반사, 트라우마, 그리고 고유수용감각 상실 상태를 되돌릴 수 있다. 견고한 안정위CRP, Constructive Rest Position를 확보하는 것이 바로 그 시작점이다.

안정위

견고한 안정위CRP, Constructive Rest Position(이하 안정위)는 중력장 안에서 장요근 복합체가 자연적으로 이완될 수 있게 해주는 자세이다. 안정위를 통해 두려움뿐만 아니라 다양한 형태의 감정을 탐험exploration 할 수 있다. 안정위 수련을 하면서도 불안과 두려움이 느껴진다면 자세 그 자체 보다는, 현재 하고 있는 자세가 '위험'한 느낌을 어떻게 촉발시키는지 확인해봐야 한다. 코어탐험 과정에서 신체 조직이 이완되면서 오래된 조건화의 속박을 풀고 의식의 표면으로 두려움의 감정이 풀려나오는 것일 수도 있기 때문이다.

소마인지를 높이면 인체가 생존하는 능력뿐만 아니라 번영하는 능력도 계발시킬 수 있다. 빛, 소리, 냄새, 맛, 그리고 접촉 감각을 느끼며 '현존' 하면서 자신의 감각, 느낌, 그리고 사고를 되새겨 보면 새로운 신경회로를 개척하고, 명료하고 새로운 소마인지를 높이는 데 큰 도움이 된다.

요약

요근은 그 다양한 속성 때문에 쉽게 정의하기 어려운 근육이다. 이 요근을 제대로 다루어 깨어나게 하면 코어의 탄성, 힘, 그리고 미묘한 균형을 유지하며 몸의 전체성wholeness을 깨우는 데 도움을 줄 것이다. 인체 중심선에서 메신저 역할을 하는 요근은 우리의 감정을 통합시켜 실재하는 세상에서 살아가는 데 중요한 기여를 한다.

3장

골반 중심화

서론

골반은 인체 구조의 중심축이다. 단란하고 화목한 가정이 그러하듯 중심화된 골반은 몸이 받는 중력을 떠받치고 지지하는 역할을 제대로 한다.

골반은 몸을 역동적이고 지속적으로 움직이게 하면서도 지지력, 균형, 그리고 정합성 coherence을 만들어낸다. 또 균형 잡힌 골반은 척추, 늑골, 견갑대, 그리고 머리를 지지하는 기반이 된다.

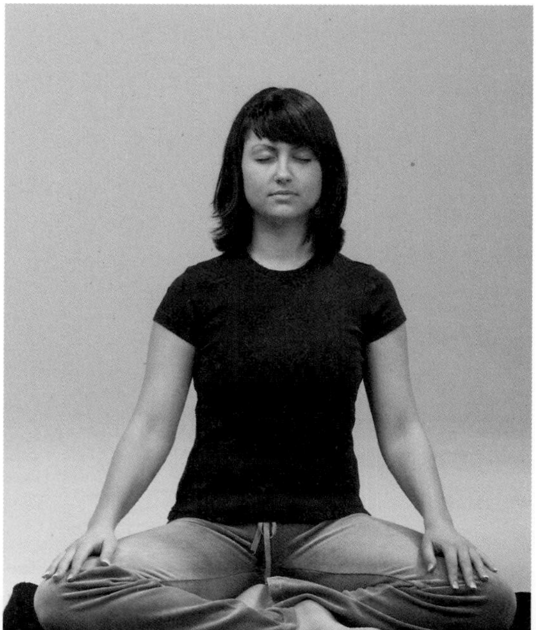

발과 다리라는 행성이 바라보는 북극성과 같은 역할을 하는 것이 골반이다. 골반 중심화가 이루어지면 골격 구조의 지지력이 커지고, 고유수용감각의 반응성이 높아지며, 건강한 근육 동기화 synchronization가 발생한다.

골반 중심

건강한 골반은 무게를 분산시키며 척추에서 다리로 힘을 전달하는 중심점이다. 고관절 소켓에 연결된 골반은 코어의 일부분으로 기능한다. 따라서 골반 균형이 잡혀야 요추에 지지력을 제공하고 척추 전체에 가해지는 압박과 스트레스를 분산시킬 수 있다.

골격계를 아이들이 가지고 노는 장난감 블록에 비유해보면 골반 균형의 중요성을 이해하는 데 도움이 될 것이다. 골반, 흉곽, 목, 그리고 머리를 네 개의 블록이라고 생각해 보자. 이 네 부분은 블록이 층층이 쌓여서 영향을 주듯 서로 연계되어 있다. 하나의 블록 위에 또 다른 블록이 놓여 그 균형을 유지하려면 가장 밑에 있는 블록(골반에 해당)이 안정성을 확보해야 한다. 가장 밑에 있는 블록이 기울게 되면 그 위에 있는 것들도 균형을 잃고 위치 변화가 생기게 된다. 골반 블록이 앞으로 기울게 되면 그 위의 블록은 불안정한 기저부의 변화에 맞추어 균형을 잡으려 할 것이다.

이 단순한 비유를 통해 불안정하고, 정합성이 떨어진 골반 때문에 일어나는 보상 작용에 대해 어느 정도 그림을 그려볼 수 있다. 하지만 블록과는 달리 골반의 불균형은 위쪽에 있는 몸통과 머리에만 영향을 주는 것이 아니라, 아래에 있는 다리와 발에도 영향을 준다. 정적인 블록 비유만으로는 역동적이고 지속적으로 일어나는 실제 움직임을 제대로 설명할 수 없다. 골반이 불안정해지면 죽어있는 블록과는 달리 살아있는 인간에게서는 감정적, 에너지적, 그리고 성적인 측면에서 악영향도 일어날 수 있기 때문이다.

골반 그릇이 기울어져 중력 중심이 무너지면 다양한 보상 작용이 일어난다. 골반이 불안정해지면 단지 몸무게만 앞뒤로 이동하는 것은 아니다. 굴곡과 신전(상하로 힘을 전달), 내전과 외전(중심선으로 가까워지고 멀어짐), 그리고 다양한 형태의 회전(나선형으로 비틀리는 힘이 생김)이 다방향에서 일어난다. 불안전한 골반 때문에 일어나는 다양한 보상의 악영향은 삶의 모든 측면에 퍼져나가며 전체적으로 인체의 균형감을 깨뜨린다. 그러므로 골반 중심을 확보해야 끊임없이 변화하는 세상에서 안정성을 유지할 수 있다.

불안전한 골반 때문에 발생할 수 있는 문제들은 다음과 같다. 흉추통, 요추통, 고관절 긴장, 무릎과 발목 문제, 턱관절 장애와 통증, 골반과 서혜부 통증, 호흡곤란, 어깨 통증, 성기능 장애, 보행 장애, 양발로 몸무게를 제대로 지탱하고 서기 힘듦, 그리고 두통과 어지럼증 등이 그것이다. 이렇게 다양하고 복잡한 증상이 나타나는 이유는 골반이 삼차원적 구조로 되어 있기 때문이다. 골반은 근골격계의 초석이 될 뿐만 아니라, 경막-두개골-천골시스템 meningeal-cranial-sacral system(이 시스템은 머리와 골반을 연결시켜준다)을 지지하는 구조물이다. 또한 공간속에서 신체의 위치와 움직임을 감지하는 고유수용감각계 그리고 전정계와도 밀접한 관련이 있다. 그렇기 때문에 골반이 불안정해지면 인간 존재 전체와 건강의 모든 측면에 파동이 전달되듯 안 좋은 영향이 퍼져나가게 된다.

골반-턱 연결성

좌우 장골 사이에 천골이라 불리는 뼈가 위치하며 골반 뒤쪽 면을 이룬다. 천골은 중심선 끝부분에 위치해 있으며 근골격계 뿐만 아니라 고유수용감각계와 두개천골계에서도 중요한 역할을 한다.

골반에 있는 고유수용감각 수용기들이 올바른 정보를 척추를 통해 뇌로, 그리고 중추신경계 전체로 제대로 전달하지 못하면, 턱 뿐만 아니라 두개골에 있는 감각수용기가 그 정보를 받기 힘들어진다. 두개골 감각수용기cranial receptors는 머리와 목에 위치해 있으며 골반의 고유수용감각 정보를 백업back up하는 기능을 한다. 무의식중에 이를 가는 행동은 중추신경계 주위를 흐르는 뇌척수액의 중요한 흐름을 유지하며 공간 속에서 균형, 자세, 위치를 재확보하기 위한 신체의 생존 전략이다.

골반은 턱뼈, 그리고 그 뼈를 움직이는 근육들과 밀접한 관련이 있다. 그러므로 턱(두개골)과 골반 그릇의 관계는 분리해서 이해하기 힘들다. 골반의 긴장이 턱에 영향을 주고, 그 반대도 마찬가지라는 말이다. 치과 수술을 받거나, 치아교정을 위해 다양한 도구를 착용하는 것, 또는 얼굴, 턱 그리고 머리 등에 사고를 당한 것도 골반에 영향을 준다. 턱-두개골 그릇jaw-cranium basin에 기능장애가 생기거나 불안정해지면 골반 그릇pelvic basin에도 문제가 발생한다.

두개천골계

천골은 중심선 최하단 기저부에 위치해 있으며 두개골은 중심선 최상단에 자리한다. 그러므로 두개골과 천골(머리와 골반)의 관계는 직접적으로 뇌척수액의 흐름과 신체 다른 부위에서 일어나는 일들에 영향을 미친다.

이들의 중요성은 삶과 죽음의 문제와도 연계된다. 골반에 있는 천장관절이 찢기거나 과도하게 스트레칭 되어 염증과 부종이 생기게 되면, 경막이라고 불리는 중추신경계를 싸고 있는 막fascia을 당기고, 비틀게 된다. 경막은 신체 가장 깊은 층에 존재하는 코어 중심선core midline이다. 이 경막이 특정한 힘을 받아 당겨지고 비틀리면 신경계와 고유수용계 전체에 문제를 일으킨다.

경막은 중추신경계를 싸고 있는 뇌수막meninges의 일부이다. 또한 경막은 혈액을 걸러 뇌척수액으로 변화시키는 기능을 한다. 뇌척수액은 중추신경계를 씻어주어 뇌와 척수가 최적의 환경에서 작동할 수 있도록 해준다. 뇌와 척수, 즉 중추신경계를 싸고 있는 경막은 척추와 두개골 뼈로 둘러싸인 치밀결합조직dense connective tissue이다. 경막이 중요한 이유는 그 부착 부위가 두개골과 목, 그리고 천골과 척추 내부에 있기 때문이다.

천골은 원시 코어 중심선primitive core midline의 일부이며 좌우 장골 사이에 위치해 있다. 전신 오르가즘이 생기면 중심선에 요동 운동undulating movement이 생겨, 코어에 있는 길다란 튜브의 양 끝점인 목과 항문을 열게 된다. 이 과정에서 몸을 굽히고 아치를 만드는 움직임이 발생한다. 이렇게 파동과 같은 흐름이 생기면 오르가즘은 더욱 풍부해지며 두개천골계Cranial-Sacral System에 에너지를 공급한다.

목과 머리에서 담당하는 정위반사righting reflex, 그리고 내이에 위치해 있는 전정계가 골반의 불안정성 때문에 영향을 받을 수 있다. 경막에 전해지는 비틀림은 두개골로 이어져, 내적 구조의 바른 배열 상태, 그리고 균형감과 협응 능력을 담당하는 정위반응을 방해한다. 이에 따라 신체의 자기교정self-correcting 능력이 감소하게 된다. 또 귀 아래쪽에 있는 유양돌기에 과도한 긴장이 가해져도 천골의 불안정성을 야기할 수 있다. 이 두개천골계의 조화를 확보하며 상하의 소통을 담당하는 역할을 하는 근육이 바로 요근이다.

골반의 관절

골반의 중심이 잡히고, 고관절 소켓이 건강하게 열려있으면 몸무게는 대퇴골을 통해 무릎, 발목, 발로 분산된다. 이러한 무게 전달은 천장관절을 통해 중심선에서 다리로 이어진다.

천골은 골반 그릇의 초석이다. 또한 천골은 무게를 지지하는 관절이 아니라 전달하는 관절이다. 역학적으로 봤을 때에도 천골에 무게가 가해지지 않을 때 중심선의 정합성이 확보되고, 골반은 균형을 이루며, 요근은 자신의 기능을 다하게 된다. 다음 세 가지 요소가 골반의 초석인 천골 문제를 일으킬 수 있다.

1) 잘못된 자세와 동작으로 천골에 압력이 가해지는 것
2) 고관절 소켓에 문제가 생겨 고유수용감각이 제대로 전해지지 않는 것
3) 천골 주변의 인대 손상

천장관절을 중심으로 촘촘한 인대의 그물이 장골과 천골을 잡아주고 있다. 이 강력한 인대 네트워크 때문에 천골의 유연하고도 역동적인 움직임이 확보된다고 할 수 있다. 어떻게 보면 천장관절은 물리적이고 감정적인 스트레스를 감지하는 고유수용감각 수용기이다. 천장관절 주변에 위치한 인대 안에는 전신의 협응, 정렬, 그리고 균형을 감지하는 주요 신경신호 감지기들이 존재한다. 스트레스를 받으면 이 감지기들에 물리적, 또는 화학적인 정보들이 흘러 넘치게 된다.

물리적, 감정적 트라우마에 의해 골반 인대에 지나친 압력이 가해지면 천장관절은 말 그대로 '파업'을 하게 된다. 강력한 충격으로 인해 천장관절의 고유수용감각 수용기들은 에너지 회로가 차단되며 결국 다양한 형태의 소마기억상실증somatic amnesia에 걸린다. 이렇게 부하가 잔뜩 걸린 고유수용감각 수용기는 제대로 된 정보 판독 기능을 잃게 되는 것이다.

반면, 절구관절로 이루어져 있는 고관절은 볼 모양으로 되어 있는 대퇴골과 컵 모양으로 된 장골이 만나는 관절이다. 이를 다른 말로 고관절 소켓이라 한다. 고관절 소켓은 160도 정도가 정상 회전각도이다(숙련된 발레 또는 댄스 전문가라면 180도까지 회전이 가능하다). 고관절과 비교해보면 천장관절은 정형화된 관절을 이루고 있지 않아서 대부부의 회전은 이 고관절 소켓에서 이루어질 수밖에 없다. 좌우의 천장관절은 늘 함께 움직이며 두융기관절bicondylar joints이라고도 부른다. 그러나 좌우 고관절은 각자 독립적으로 움직임이 가능하다. 이러한 관절 구조에 대한 정보가 골반 안정성을 이해하는 데 도움이 될 것이다. 인대는 본래 탄성이 거의 없다. 사실 인대의 역할은 '경계'를 설정하고 유지하는 것이다. 인대는 안정성을 확보하는 역할은 하지만 회전 범위를 제한한다. 그러므로 골반 주변에서 일어나는 모든 회전 동작은 천장관절 주변의 인대가 아니라, 고관절 소켓에서 담당한다고 말할 수 있다.

골반 트라우마

강렬한 경험 또는 쇼크를 받게 되면 감각피드백이 무너지는데 이는 중요한 인체 생존전략 중 하나이다. 벨기에Belgium에서 온 한 치료사가 나와 함께 일한 적이 있는데, 그녀는 자신이 치료한 2차 세계대전의 생존자들 이야기를 해주었다. 그녀는 치료 중에 환자들의 감각에 이상이 있다는 사실을 알아챘다. 그들은 대부분 신체 인지능력이 떨어져 있었다. '두려움으로 인해 동결'된 몸을 하고 있었던 것이다. 감각인지가 떨어져 통증이 감소하는 것은 인체 내에서 분비되는 천연 아편물질의 화학작용과도 관련이 있다. 환자들의 감각이 차단되어 있어서, 그 치료사는 환자들의 소마인지를 높이고 기억을 자극하기 위해 뼈를 두드리는 방법을 사용했다고 한다.

자동차 사고를 당해 이와 비슷한 감각 분리가 일어난 학생의 일화가 있다. 그녀가 탄 차는 다리 위를 지다다 사고가 나서 협곡으로 떨어졌다. 차가 협곡 바닥에 떨어졌을 때는 동승자들 중 그녀만이 유일하게 의식을 지니고 있었다. 그녀는 자신이 도움을 요청해야 한다는 사실을 깨닫고 차에서 빠져나와 협곡을 기어오른 후 도로까지 가서야 구조요청을 할 수 있었다. 나중에 병원에서 확인해보니 차에서 빠져나왔을 때 이미 그녀의 골반은 부러져 있었다. 놀라운 사실은 하이힐을 신은 상태에서 협곡을 기어 올라갔다는 점이다.

물리적인 힘이나 낙상, 또는 사고에 의해 천장관절 주변의 인대가 상처 입거나 늘어나면, 골반 안정성을 일정한 수준으로 유지하기 위해 장요근이 동원되어 골반 움직임을 제한한다. 인대 손상이 생겼을 때 천장관절의 제한된 기능을 보상하는 것이 바로 장요근이라는 말이다. 두려움, 트라우마, 그리고 쇼크도 골반의 초석인 천골에 직접적인 영향을 줄 수 있다. 두려움을 자극하는 상황에 빠지면 요근은 생존을 위한 준비를 한다. 다시 말해 트라우마와 쇼크가 해결되지 않은 채 몸에 쌓이면 골반을 통해 요근에 영향을 미치기 때문에 결과적으로 골반 그릇 전체에 혼란이 야기된다.

안정위는 골반 안정성을 감지해 해결되지 못하고 쌓인 긴장 패턴을 해소시키는 데 도움이 된다. CRP 자세를 취하면 중력이 요근 내의 긴장을 해소시키며 서 있는 자세가 안정적으로 변한다. 건강한 요근이라면 골반이 불안해질 때면 즉각적으로 골반 주변 인대가 하는 일을 보상하기 시작한다. 골반 그릇이 불안한 상태에서 바로 선 자세를 취하면 몸 전체의 균형에 문제가 생긴다. 그러므로 인대의 톤을 제구축하고 골반 중심성을 되찾는 것이 중요하다. 요근을 스트레칭 하는 것보다는 소마인지를 높이는 미세한 움직임으로 요근 기능을 되찾게 되면 인체 조직의 탄성이 되살아나게 될 것이다.

출산과 산후관리

임신한 여성의 혈액 속으로는 특정 호르몬이 분비된다. 이런 호르몬 작용 때문에 출산 시기가 되어야만 천장관절 주변 인대가 부드러워져 산도birth canal를 형성할 준비를 한다. 출산 시 인대가 부드러워지면 골반 그릇이 열리기 쉬워지며, 아이가 어머니 골반을 통해 나올 때 주변 근육에 의해 아이가 마사지 받는 효과가 있다. 아이가 어머니 골반에서 나선형으로 회전해서 나올 때 요근이 형성하는 '길'을 따라 나오게 된다는 점을 기억하라.

출산 이후 산후 관리를 위해 일정기간 누워서 쉬는 것은 골반 안정성을 재구축 하는데 중요하다. 출산과 관련된 호르몬 분비가 멈추면 천장관절 주변 인대는 다시 건강한 상태로 되돌아온다. 하지만 출산 직후에는 탄성을 다 회복하지 못한다. 출산 후 산모의 골반 톤을 원래대로 회복하고 인대의 통합성을 유지하기 위해 민간요법으로 활용하는 것이 쑥이다. 쑥뜸은 쑥의 열을 골반 심부까지 전달시켜 코어의 에너지를 조절해 준다.

임신한 여성의 자궁과 골반은 '성스러운 생명의 문'이기 때문에 에너지 균형을 잘 유지해주는 것이 중요하다. 또한 물리적으로 천장관절 인대의 톤을 좋게 해주어 근골격계 통합을 이루게 해주면 골반은 자율성을 찾아간다. 그런데 출산 후 골반에 과도한 무게가 바로 가해지게 되면 천장관절의 안정성이 확보되기 어렵다. 출산 이후에 자신의 골반이 이전과 다르게 느껴진다고 말하는 여성들이 많은 것이 바로 이런 이유 때문이다.

모유수유는 생물학적으로 출산 사이클을 안정화시켜 골반 통합을 돕는 중요한 행위이다. 그러므로 아이에게 젖을 먹이는 것은 자궁과 몸에 출산 사이클이 끝났음을 확인시켜주고 골반과 자궁의 탄성을 회복시키는 일이라고 할 수 있다.

골반 스트레스

수술이나 상처로 인해 생기는 반흔조직scar tissue, 제대로 움직이지 않아서 생기는 조직의 탄성 저하, 그리고 장부의 질병 등은 모두 골반 그릇의 건강과 균형에 영향을 준다. 또한 인체의 뼈들을 정상적인 움직임 축에서 멀어지게 하는 외력을 받아도 골반 불안정성이 야기된다.

지나친 힘, 열, 또는 어려운 동작으로 인대에 스트레스를 가해 신장시키는 기법이나 운동들도 골반 주변 관절에 불안정성을 만들어내며, 이미 균형 잡힌 골반을 불안하게 만든다. 정상적 인 움직임은 조직이 찢기거나 상처 나지 않는 범위에서 인대를 살짝 '달구어주는' 반면 강력한 힘으로 과신전 시키거나, 강한 스트레칭으로 인대를 피로하게 하면 '인대 손상'이 일어나거나 골격계의 통합이 떨어지게 된다. 지나친 힘을 가해 인대에 스트레스를 높이면 골반은 과유연성hyperflexibility 상태가 되므로 주의하라.

다음은 골반 불안정성이 생기는 원인들이다.

- **안 좋은 포지셔닝** : 골반 그릇의 올바른 포지셔닝Positioning은 정확하고 효과적인 스트레칭을 위해 반드시 필요하다. 골반이 중심선에서 벗어나면 근육이 이를 보상하며 인대와 건에 스트레스를 가한다. 그러므로 골반 균형이 확보되지 않게 되면, 골격계의 정렬이 깨지게 된다. 예를 들어 골반이 불안한데 앉거나 선 자세에서 햄스트링 근육 스트레칭을 하면, 목적하는 햄스트링 근육이 늘어나는 것이 아니라 장골근이나 대둔근이 움직여 천장관절 주변 인대를 잡아당기게 된다.
- **골반 바깥쪽 근육 긴장** : 지나치게 단련되어 긴장이 쌓인 골반 바깥쪽 근육들로 인해 골반 그릇이 잡아당겨지면 이 또한 골반 불안정성을 만드는 요소가 된다. 예를 들어 대퇴직근(대퇴사두근)은 장골을 당겨 앞으로 굽히는 역할을 하는데, 이 근육이 지나치게 긴장되어 단축되면 장골이 기울어지면서 천장관절에 스트레스가 가해진다. 중심화 되고 균형 잡힌 골반은 부챗살처럼 뻗어나가는 장골근과 고관절 소켓의 지지를 동시에 받는다. 그런데 바깥쪽에서 당기는 근육의 힘이 강해지면 이러한 지지력이 무너지게 되는 것이다.
- **관절가동범위의 제한** : 과도하게 반복적인 동작을 하는 것도 골반 안정성을 깨뜨린다. 신체 균형이 틀어진 상태에서 사이클처럼 굴곡근 주도형 운동flexor-dominant activities을 오래 하면 골반 그릇이 앞으로 당겨지면서 요추와 무릎 근육에도 무리가 간다. 허벅지에 있는 봉공근sartorius과 내측광근이 골반을 앞쪽/아래쪽으로 당기면 무릎관절도 그 배열이 틀어진다. 여기에 자전거 바퀴를 돌리며 몸을 회전하는 동작을 하면 천장관절에 비틀림이 생긴다. 그러므로 굴곡 주도형 운동을 할 때는 올바른 자세에서 시행해야 하며, 또한 반대쪽에 있는 근육들의 적절한 톤을 확보하면서 스트레칭에도 신경 써야 한다. 사이클을 많이 타는 사람들이라면 커다란 짐볼 위에서 뒤로 눕거나, 유사한 요가 또는 필라테스 동작으로 다리와 몸통 앞쪽 근육을 늘려주어야 대퇴사두근의 기능이 제대로 유지될 수 있다.

과유연성과 과운동성

인대가 지나치게 스트레칭 되면 과유연성hyperflexibility(과운동성hypermobility와는 다르다)이 발생한다. 이에 따라 관절 불안정성, 고유수용감각 혼란, 그리고 신경통 등이 동반된다.

몸을 과신전 시키거나, 안 좋은 자세에서 지나친 힘을 가하면, 인대는 본래의 톤을 상실하며 관절 안정성은 떨어지게 된다. 예를 들어 무릎이 자물쇠처럼 잠겨 있고(무릎잠김locked knee), 고관절 소켓의 움직임이 떨어진 상태에서 햄스트링 근육을 늘리려고 상체를 앞으로 숙이면 허리에 스트레스가 가해질 뿐만 아니라 천장관절 인대에도 악영향이 간다. 척추측만증, 골반에 생긴 반흔조직, 또는 다리길이 불균형 등 수많은 요인들이 인대에 스트레스를 가하는 요소로 작용한다. 골반에 있는 관절에 과유연성이 생기는 이유는 이처럼 다양하다.

과도한 스트레칭, 기능장애, 또는 상처 등이 원인이 되어 생기는 골반의 과유연성과 불안정성destabilization은 과운동성과는 다르다. 태양의 서커스Cirque du Soleil 같은 공연을 보면 엄청나게 유연한 사람들이 나와 과운동성을 문화적으로 좋게 포장해 보여주지만, 보통 지나치게 관절 운동성이 좋은 사람들은 극심한 신경통을 앓을 수 있다. 일반인들이 이런 동작을 하게 되면 충분히 통증을 느낄 수 있는데도, 과운동성이 있는 사람이라면 동작을 하는 중에 통증을 잘 못 느낀다.

동양의학에서는 과운동성이 있는 사람을 특이한 체질 불균형으로 인대의 에너지 균형이 깨져있는 것으로 간주한다. 과운동성이 있는 사람들에게 어떤 종류의 동작을 알려주어야 올바른 내적 균형을 재구축 할 수 있을지에 대해서는 적절한 검사가 필요하다. 영양공급, 약, 침, 그리고 적절한 자세 훈련 등으로 틀어진 균형을 다시 되찾을 수 있다. 동종요법, 아유르베다, 소마심리학, 그리고 에너지치유요법도 체질 불균형을 회복하는 좋은 방법들이다.

과유연성이 있든 과운동성이 있든 상관없이, 골격계의 전체적인 통합을 높이기 위해 코어의 균형을 재확립하고 골반을 안정화시키는 일은 아무리 강조해도 지나치지 않다. 중심이 잡힌 골반이야말로 코어 통합을 이루는 첫걸음이다. 뼈의 위치를 바르게 하고 고유수용감각 인지를 높이며 근육 균형을 유지하는 것도 지나치게 늘어나고 찢긴 인대를 치유하기 위해서 해야 할 중요한 작업이다.

골반 균형이 깨졌다는 신호가 내부에서 전해질 때, 그 미묘한 메시지에 의식을 집중하고 인지를 높이는 일은 골반 코어의 중심을 잡는 데 핵심이다. 코어인지를 지속적으로 계발시키면 통증은 감소하고, 신체를 지지해주는 '맛 좋은 감각'이 느껴질 것이다.

골반 포지셔닝

코어 포지셔닝Core Positioning은 중력중심COG, center of gravity과 관절들(그리고 뼈들) 사이의 관계를 내적으로 인지하는 것에서부터 시작된다. 골반은 바로 이 코어 포지셔닝이 갖추어져야 균형을 제공한다. 균형감을 지속적으로 유지시키고, 요근의 진자 운동을 자유롭게 해주는 것이 코어 포지셔닝이다. 정확한 코어 포지셔닝은 척추-기반 움직임spine-based motion이 코어에서 팔다리를 거쳐 손가락과 발가락으로 퍼져나가는 것에서 비롯된다. 유동성이 갖추어진 코어에서 움직임이 일어나야 골반 균형이 확보되기 때문이다. 그런데 균형 잡힌 골반balanced pelvis이란 도대체 어떤 걸까?

인체역학 관점에서 보면 올바른 골반 포지셔닝에 대해 다양한 이론들이 존재한다. 여기서 골반 포지셔닝이란 "지면–공간 연속체ground-space continuum 안에서 골반은 정확히 어디에 위치하고 어떻게 움직여야 하는가?"란 질문과 관련이 있다.

롤핑Rolfing 요법의 창시자인 아이다 롤프Ida Rolf는, 골반이 완전히 신전된 상태에서 중력중심선이 발목을 지나 발로 이어져야 좋은 자세를 갖고 안정적인 신체를 유지할 수 있다는 생각을 했다. 애스톤 패터닝Aston Patterning 기법의 창시자인 쥬디스 애스톤Judith Aston은 골반이 살짝 굴곡 된 상태에서 중력중심선이 족궁 중심 약간 앞쪽으로 지나가야 신체가 조금 더 역동적으로 되어, 자신만의 신체 표현을 할 수 있는 조건을 갖추게 된다고 믿었다.

중력중심선이라는 이미지 라인이 발목 약간 앞쪽으로 지나가며 골반이 살짝 앞으로 기울어져야 좋은 골반 포지셔닝이라는 주장은 우리 몸이 나선형으로 파동을 그리며 움직인다는 생각과 더 잘 어울린다. 아이다 롤프가 이야기 하는 '이상적인 신체 모형'을 머릿속에 그리고 있는 것보다는 쥬디스 애스톤의 관점이 오히려 인간 신체의 독특함을 잘 보여주는 것 같다. 하지만 두 이론은 모두 다리의 움직임 보다는 '균형 잡힌 골반'을 코어의 핵심으로 보고 있다.

[온전한 여성 구하기Saving the Whole Woman]의 작가인 크리스틴 켄트Christine Kent는 여성 골반 구조에 대해 도전적인 설명을 내놓는다. 그녀는 여성 골반을 연구하는 중에 일반인들이 잘못 생각하고 있는 치명적인 오류를 발견해냈다. 해부학 책에 그려져 있는 것처럼 골반은 밑에 구멍이 뚫린 그릇이 아니라, 오히려 모든 장부들이 치골에 의해 지지를 받고 있다는 점을 알아낸 것이다. 그녀의 말에 의하면 여성의 치골은 중력중심선 앞에 있는 것이 아니라 그 밑 또는 아래에 존재한다. 그녀는 또 문화적으로 동물 같은 자세라고 해서 혐오하는 자세, 즉 골반을 앞으로 숙이고 엉덩이를 뒤로 든 상태에서 목과 턱을 활짝 연 자세가 여성의 독특한 척추 구조를 지지해준다는 결론을 내린다. 여성 골반에 대한 이해는 실제로 여성들의 장부 또는 골반 수술을 할 때 큰 도움이 된다. 또한 수술이 아닌 자연적인 방법으로 골반과 장부를 치유해서, 더 안 좋은 문제로 발전하는 것을 피할 수 있는 유용한 정보가 되기도 한다.

골반 운동

움직일 때, 팔과 다리의 당기고 비트는 힘이 코어에 전해지지 않는다면 어떨까? 골반과 몸통이 하나로 붙어 팔다리와 코어가 분리되어 따로따로 독립적으로 움직일 때 이런 일이 일어난다. 몸통의 부속물인 팔과 다리가 절구관절을 통해 코어에 제대로 관절 연결이 되어 있을 때에만 골반의 균형이 유지될 수 있다. 그러므로 코어가 정적이라는 생각에서 동적이라는 생각으로 패러다임 전환을 해야 한다. 인체의 모든 움직임은 유동적인 중심선fluid midline에서부터 비롯되기 때문이다.

두툼한 다리 근육이 골반 최상단에서부터 무릎까지 싸고 있다는 생각은 다리의 시작이 허리에서부터라는 생각(바지를 생각해보라)을 불러일으킨다. 그러나 다리는 허리에서부터 시작되지 않는다. 골반과 고관절이 만나는 곳에서부터 다리가 시작된다. 그렇기 때문에 다리 근육을 자유롭게 통제하기 위해서는 고관절 소켓 인지를 계발시켜야 한다.

에너지 넘치는 보행을 하기 위해서 다리는 골반에서, 그리고 팔은 몸통에서 자유롭게 흔들리며 움직여야 한다. 인체의 골격계 정렬이 잘 이루어져 있다면 걸을 때 팔과 다리의 근육이 수축하고 늘어나기는 하지만 골반을 잡아당기지는 않는다. 중심화된 골반을 지니고 있다면 그 움직임이 유연하고, 또 역동적인 요근의 진자 운동과 조화를 이룬다.

광배근은 요근의 파트너이며 코어 움직임을 보완해준다. 골반과 엉덩이에서 시작해 팔로 연결되어 있는 이 커다란 근육은 매우 다재다능하다. 심장이 우주의 별들을 갈망하며 손을 뻗는 표현을 하는 조직이 광배근이다. 이 광배근이 긴장되어 두툼해지면 팔의 움직임을 제한하며, 팔의 움직임 제한은 골반 그릇을 당기는 힘으로 작용한다. 그러므로 광배근을 열어주는 것이 중심화된 골반centered pelvis을 유지하는데 필수적이다.

팔과 다리의 움직임이 자유로워야 적절한 몸통 회전과 발차기, 그리고 상체 신전이 가능하다. 압박, 긴장, 그리고 비틀리는 힘이 척추나 요근, 그리고 골반에 가해지면 안 되며, 모든 회전 운동은 팔과 다리의 절구관절을 중심으로 일어나야 한다. 그러므로 고관절과 견관절 소켓을 이완하고 열어주는 것이 인체의 가동성을 높이는 데 필수적이다. 팔다리와 골반이 하나로 붙어있는 것보다 각자 자신의 역할을 명료하게 할 때 움직임이 자유로워지며 골반의 통합이 확보되는 것이다.

골반 손상 치유

처음에 불안정성을 만든 요인이 무엇이냐에 따라 골반 통합을 재구축하는 방법이 달라질 수 있다. 맨 먼저 살펴봐야 할 것은 골반 불안정성이 장요근 복합체의 긴장 때문인지 아닌지를 파악하는 것이다. 안정위를 통해 장골근과 요근에 있는 불필요한 긴장을 이완 시키는 법을 배우면 상처 입은 골반을 안정시킬 수 있다. 하지만 "닭이 먼저냐 달걀이 먼저냐"는 말처럼 불안정한 골반이 문제가 되어 요근의 긴장이 발생할 수도 있다.

바깥쪽 근육들이 골반을 당겨 중심을 무너뜨리는지 또는 트라우마가 생겨 두려움 반응이 촉발되는지 평가하는 것도 중요하다. 골반의 관절들에서 문제가 발생하면 '저진폭-고속' 기법으로 관절을 교정하는 전문가인 카이로프랙터 또는 정골요법 전문가를 찾아가면 골반의 정렬과 균형을 맞추는 데 도움을 받을 수 있다. 골반 통합을 이루기 위해서는 닫힌 관절을 열어주고 비틀어진 부분을 바로 해주는 것이 좋다. 숙련된 두개천골요법 전문가라면 몸에 쌓인 긴장패턴을 제거하고 천골의 통합을 재구축 하는 데 도움을 줄 수 있다. 근막이완요법 또한 골반 주변의 막 긴장fascia tension을 이완시키는 데 도움을 준다. 이렇게 골반 안정성을 높이고 재구축 해주는 다양한 전문가들이 존재하고, 그들이 제공하는 프로그램으로 도움을 받을 수 있다.

대전자 벨트Trochanter belt도 천장관절 주변 인대 손상을 치유하는 데 특히 큰 도움이 된다. 천장관절 주변 인대가 찢겨졌을 때 이 벨트를 활용하면 천장관절에 안정성이 생겨 치유가 촉진된다. 벨트를 활용할 수 없는 상황이라면 숙련된 건강 전문가들을 통해 골반의 안정성을 확보하고, 균형을 유지하는 세션을 받을 필요가 있다. 찢긴 인대 문제를 보상하려고 요근이 긴장하는 패턴이 사라지게 되면 상처는 빠르게 치유된다.

인대가 지나치게 늘어나는 일은 골반 안정성을 유지하는 데 가장 심각한 문제이다. 따라서 우선순위로 인대 손상을 막아야 한다. 예방이 최선의 치유라고 할 수 있다. 인대의 톤을 재구축 하는 데 에너지 요법, 약물 요법, 또는 물리적 교정요법과 감정 안정화 기법들을 결합해서 사용할 수 있다. 하지만 어떤 상황에 있더라도 다음과 같은 방법을 통해 골반 통합을 하는 데 도움을 받을 수 있다.

- 요근을 이완해 유연성 유지
- 적절한 골반 포지셔닝 확보
- 골반 주변 관절의 가동범위를 좁혀 통증 예방
- 골반에 지나친 외력이 가해지는 것 예방
- 코어인지 높이기

요약

골반은 우리 몸의 물리적이고 감정적인 안정성stability을 표현하는 구조물이다. 물리적으로 그리고 감정적으로 안정된 골반을 지니고 있다면 신체 다른 부위의 뼈 배열도 좋고, 지구와 조화를 이루는 몸이 될 것이다. 골반의 균형을 이루고 요근을 자유롭게 하는 것이 코어 통합core integrity을 확보하는 첫걸음이다. 중심화된 골반centered pelvis을 지니게 된다면 자신의 두 발로 바르게 서 있다는 느낌이 들 것이다. 골반의 중심이 잡혀야만 요근이 자신의 잠재력을 최대로 발휘될 수 있고 척추를 통한 에너지 지지력을 얻을 수 있다.

4장

뼈 인지 높이기

서론

뼈와의 연결성을 찾는 것이 코어인지를 계발하여 인체를 통합시키는 데 매우 중요하다. "뼈 안에서 느낌을 찾는다"는 말은 코어 깊은 곳에서 일어나는 일을 감지하는 데 힌트가 된다. 그러므로 뼈의 느낌을 감지sensing 하게 되면 중력과의 관계가 변하며 지구와 더 깊은 교감을 할 수 있게 될 것이다.

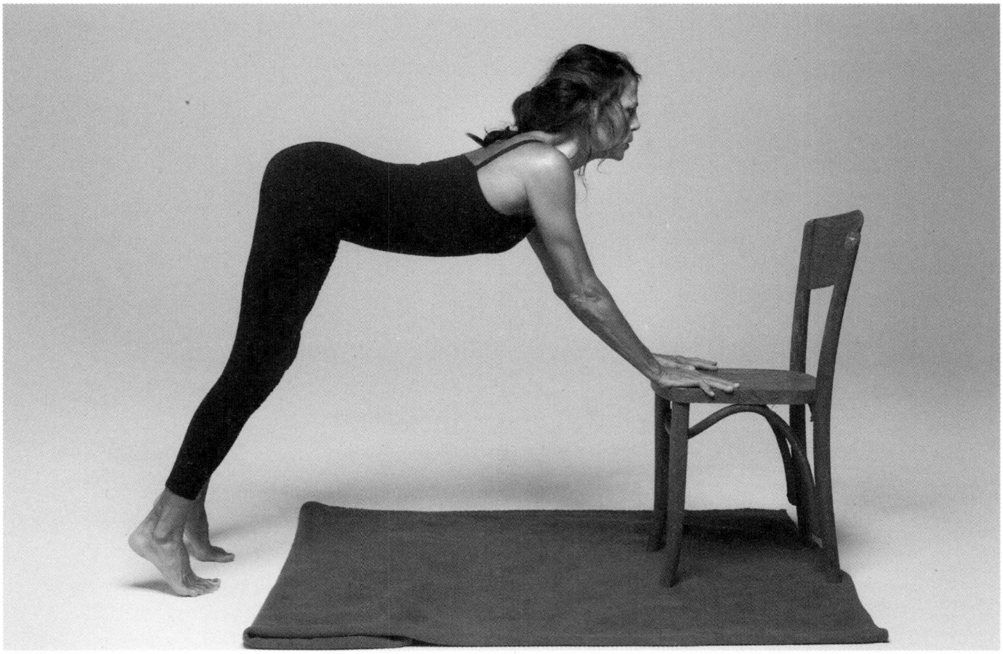

지지력

지구와의 연결성을 확보하게 되면 인간의 뼈는 자연스러운 성장이 촉진되고 골밀도도 증가해 건강해진다. 몸무게가 아래로 가해지면 바닥에서는 지면반발력ground reaction force가 올라오는데 뼈는 이 둘의 관계를 반영해 자신의 모양을 만들어나간다. 지구 밖에서 활동하는 우주비행사들의 골밀도가 감소한 것을 보면 중력과 건강한 뼈 사이에 특별한 관계가 있음을 알 수 있다. 뼈는 바로 흙(土) 원소(동양인들이 이야기 하는 목화토금수, 5대 원소 중 하나)와 연관성이 있다.

혈액을 생성하는 화학적인 과정도 살아있는 뼈 내부에서 일어나며, 인체에 필수적인 미네랄도 뼈에 저장되었다가 적재적소에 활용된다. 이는 나무가 지구 깊은 곳에서 양분을 빨아들여 위로 끌어올리는 것과 유사하다. 인간은 이 지구(흙)와 뗄 수 없는 관계로 이어져 있다. 생명에 필요한 양분을 흙에서 받을 뿐만 아니라, 똑바로 설 수 있는 지지력support도 지구로부터 받는다. 그리고 모든 세포에 생명력을 일깨우고, 모든 관절에 중심을 잡게 하며, 모든 뼈들을 살아 움직이게 하는 것도 지구다. 인체의 뼈와 지구가 하나로 정렬되었을 때에야 진정으로 힘과 탄성이 확보된다.

살아있는 느낌, 내적인 조화와 자유를 감지할 수 있는 것도 뼈가 바르게 되고 지면과 안착되는 과정과 관련이 있다. 새에게 날 수 있는 능력이 있다는 사실은 이러한 지구 지지력과 자유로움 사이의 관계를 잘 암시하고 있다. 새가 날아가기 위해서는 우선적으로 지면을 발로 밟아야 한다. 땅을 '터치'한 후 밀어내기를 한 후에야 '비상'이 이루어진다. 땅을 '밀어내는' 행위, 즉 터치야말로 우리를 성장시키고 꽃피우고 일깨우는 깊이가 있다. 만약 뼈를 감지하는 능력을 기를 수 있다면 내적인 자유를 찾고 자신을 혁신시키는 능력을 얻을 수 있게 될 것이다.

빨기

"골수를 빨아들인다(골수를 얻는다)"는 말은 삶이 제공하는 최상의 것을 획득한다는 표현이다. 실제로 개인적인 만족, 삶의 핵심은 '달콤한 뼈' 깊은 곳에 숨어 있다. 우리를 떠받쳐주는 진정한 지지력support을 얻기 위해서는 항상성과 혁신, 안정성과 흐름, 그리고 땅과 공간, 이들 사이의 영원한 춤 속으로 잠겨들어야 한다. 뼈에서 느껴지는 감각에 집중하게 되면 행위doing와 시도trying는 존재being와 연결성connecting으로 바뀌게 된다.

동양철학에서는 땅 에너지(土氣)를 '어머니'와 연결 짓는다. 어머니는 우리를 양육하고, 땅은 위대한 어머니Great Mother, 즉 가이아Gaia로써 모든 생명을 키운다. 태아는 뱃속에서부터 어머니의 혈관으로부터 배꼽을 통해 전해지는 양분을 받는다. 마찬가지로 인간은 지구(땅)에 의존해 살아간다. 그러므로 인간은 지구에 존재하는 공기, 물, 그리고 흙 원소들이 외적으로 표출된 존재로 볼 수 있다.

태어난 이후 아이들은 어머니의 달콤한 젖을 맛보는데 이렇게 입으로 무언가 빨기sucking를 하면 소화가 촉진된다. 입을 통해 빨아들인 젖이 배로 들어가면 췌장에서는 소화액이 분비되어 소화과정이 시작된다. 흙 원소는 경락 상으로 위경stomach meridian과 비경spleen meridian에 해당된다. 위경은 소화, 움직임, 근육 조절과 관련되어 있고, 비경은 흙 에너지(토기)의 전달, 양분의 흡수와 관련이 있다.

위경은 입 근처에서 시작해 몸 앞쪽을 타고 내려와 허벅지를 지난 후 두 번째 발가락에서 끝난다. 비경은 엄지발가락에서 시작해 다리 안쪽을 타고 올라가 가슴에서 끝난다. 이러한 경락의 흐름은 요근이 지나는 길 뿐만 아니라 몸 앞쪽의 표층 근육과도 연관성이 있다. 이 근육들이 짧아지면 흙 에너지의 불균형이 생기며, 지구와의 연결성, 영양 공급, 그리고 골격계 지지력이 감소하게 된다.

펴기

몸을 앞으로 굽히는 태아-C자 자세fetal-C를 취하던 아이가 점점 몸을 펴기unfolding 시작한다. '펴기'는 생명체에게 끊임없이 일어나는 과정 중 하나이다. 몸을 펴는 움직임은 아이가 하품을 하며 손을 뻗고, 척추를 살짝 뒤로 젖히며, 눈을 들어 어머니를 바라보면서 시작된다. 막 태어난 아이가 손을 꽉 말아 쥘 때 그 손 안에 담긴 힘을 느껴보면 참으로 놀랍다. 꽃봉오리가 피어나기 전 닫혀있는 것처럼, 가만히 말려있는 아이의 손을 억지로 펴 보라. 아직은 닫혀있지만 활짝 펼 준비를 하고 있는 꽃봉오리 같은 그 손을 망가뜨릴 것 같아 감히 쉽게 힘을 줄 수 없다. 아이가 자신의 손을 만지고, 키스하는 것은 친밀감, 믿음, 깨어있음, 그리고 중요한 신체 '펴기'의 시작점이다.

어머니의 사랑은 펴기 과정을 일깨우며 아이가 활짝 피어날 수 있도록 해준다. 아이는 점점 자신의 손가락을 이완시키며 손바닥을 편다. 그러다 기쁨이 넘치는 몸짓으로 어머니 가슴을 쓰다듬으려 손을 뻗게 된다.

마침내 아이는 팔을 활짝 펴 겨드랑이를 보이고, 얼굴을 들어 올려 목을 내보인다. 그리고 손을 발레리나처럼 뻗어 어머니 젖가슴을 감싸 안는다. 사랑과 온기 가득한 아이의 손짓은 어머니의 호흡을 느끼고, 그 친숙한 심장 리듬을 온몸으로 받아들이며, 자신의 세상이 편안하게 확장되는 것을 감지한다.

아이는 어머니의 목소리와 눈빛을 지지기반으로 삼아 다른 친밀한 소리를 찾으며 호기심 어린 눈빛을 세상으로 돌린다. 머리를 들어 올리는 동작은 아이의 모든 호기심을 일깨우며 성장을 자극한다. 복부 코어 깊숙한 곳에서 몸을 펴고 싶어 하는 갈망이 시작되면, 통합되고 유연한 코어로부터 유기체 전체가 꽃처럼 활짝 피어난다.

하지만 이러한 '펴기' 과정이 방해받아 자연스러운 굴곡과 신전이 제한되면 내적인 통합과 외적인 신체 표현력을 잃게 된다. 머리는 몸통과 따로 떨어져 고립된 채로 움직이고 중심선으로 흐르는 에너지는 정체되며, 코어는 제 기능을 잃고 내적인 조화도 깨진다. 결국 어머니 그리고 지구와 이루던 연결성과 신뢰감은 줄어들며, 꽃피우지 못하고 닫혀있는 봉오리처럼 생명력이 감소하게 된다.

자신의 생명과 직결된 요소와 연결성을 찾는 것은 새로 태어난 모든 생명체의 생존 전략이다. 그러므로 '터치'는 단순히 감정적으로 편안함을 주는 요소만은 아니다. 오히려 아이 몸의 코어에 뿌리내리기rooting를 해주는 것이 '터치'이다. 어머니가 행하는 소마인지는 아이의 에너지장에 직접적인 영향을 가한다. 그러므로 어머니가 지면과의 연결성이 좋고, 중심화 되어 있으며, 뿌리내리기가 견고할수록 아이 또한 지구와의 직접적인 연결성을 쉽게 감지할 수 있다.

팔에 안긴 아이에게 어머니 몸이 이리저리 흔들리고, 뱃속의 장부가 꿈틀대며, 심장이 뛰는 리듬이 전해지면, 아이는 생명의 율동에 접속된다. 플라스틱으로 제작된 유아용품들이 어머니 몸에서 전해지는 탄성, 그리고 지구에서 전해지는 연결성과 같은 리듬을 전하지 못하는 것은 당연한 일이다. 아이와 어머니 그리고 지구 사이에서 이루어지는 '주고-받는' 작용이 플라스틱 기구와 아이 사이에서는 제대로 일어나지 않기 때문이다. 플라스틱 캐리어는 자라나는 아이의 골격에 특정한 형태를 강압하고, 근육의 표현력을 제한하며, 고유수용감각의 발달을 저해한다. 결국 아이의 코어인지 능력을 억압하고 펴기 과정을 가로막는다.

뿌리내리기

태어나고 성장해가는 과정에서 중력은 끊임없이 인간에게 '터치'를 제공한다. 소마인지가 발달하고 동적인 육체가 성숙해가는 과정에서 땅과 공간은 인간과 지속적인 관계를 맺는다. 그러므로 중력을 '동맹군'으로 받아들일 수 있게 되면 소마잠재력somatic potential이 꽃피울 것이다. 유아기에 지구에 견고하게 뿌리내리는 신뢰의 과정이 방해받지 않는다면 공간 속으로 팔을 펴고 몸을 확장하려는 충동이 더욱 생동감 있게 발전하게 된다.

발이 땅에 안착되고 몸무게가 안정적으로 골반에 전해지면 척추는 견고한 지지기반을 확보하게 되는데, 이 과정에서 아이와 지구의 관계도 견고해진다. 하지만 아이의 코어 주변 근육이 동원되어(또는 긴장하여) 이러한 지지력을 대신한다면 내적인 움직임은 억압받게 된다. 그래서 앉고 서는 동작에 힘이 많이 들어가며 팔다리를 뻗는 것도 무겁게 느껴진다. 결국 몸과 지구 사이에 발생하는 '주고-받는' 연결성은 떨어지고, '뻗고-받는' 동작은 엄청나게 제한된다.

모든 아이들은 자신이 좋아하는 것을 향해 움직이려는 바람이 있다. 젖을 빨고, 무언가를 잡고, 넘어져 구르며, 잡고 놓는 동작들은 세상을 능동적으로 탐구해 좋아하는 것을 얻고자 하는 탐험의 일종이다. 이런 과정을 통해 인간은 지구와 '주고-받는' 관계를 형성하며 몸을 들어올리고, 얼굴을 돌리며, 손을 뻗는다. 자신의 코어에서부터 움직임을 구동하여 팔, 손, 손가락을 지나 세상을 포용하는 여정을 시작하는 것이다.

중력

중력은 뼈세포의 성장이 역동적으로 일어날 수 있게 하는 자극을 제공한다. 아이의 다리는 제대로 성장이 이루어지지 않아 활 모양으로 굽어있다. 하지만 시간이 가면 자연적으로 다리뼈는 길어지며 강해지고, 결국 바르게 성장한다.

뼈는 태어난 이후로 지속적으로 발달하지만, 18세를 전후로 성장이 멈춘다. 아이의 다리뼈가 아직 몸무게를 감당하기 전에 일어서게 한다면 고유수용감각의 발달과 뼈, 관절의 성장을 방해하게 된다. 그러므로 유아용 보행기, 플래이팬스playpens(유아나 어린 아이가 안전하게 놀 수 있도록 작은 구역에 빙 둘러 치는 아기 놀이 울 – 옮긴이) 등과 같은 플라스틱으로 된 도구들 속에서 아이들을 키우게 되면 뼈에 좋지 않은 자극이 가해진다. 결국 아이의 고관절 소켓과 대퇴골 골두 사이에 뼈와 관절 문제가 발생한다.

유아용 보행기를 이용해 조기 보행 연습을 시키면 아이의 뼈와 관절에는 감당하기 어려운 무게가 가해진다. 그리 되면 뼈 보다는 주변 근육이 긴장되며 근육 보상compensation이 발생한다. 이런 과정에서 골격계의 안정성이 떨어지며 서 있을 때나 걸을 때 지나친 근긴장이 몸에 '조건화' 된다. 결국 지구에서 뼈를 통해 위로 전달되는 지지력을 온전히 받지 못하고, 중력이 몸무게를 통해 육체를 아래로 끌어당기는 힘에 굴복하게 된다.

나이가 들어가면서 인간은 중력과의 관계를 통해 자신의 고유수용감각 능력과 뼈에 대한 인지력을 지속적으로 재설정한다. 다양한 각도, 다양한 방향에서 손발을 뻗고, 몸을 들어올리며, 몸무게를 떠받치는 동작은 우리 몸의 인지를 새롭게 깨어나게 한다. 예를 들어 누운 자세 또는 선 자세에서 팔과 다리의 절구관절을 이리저리 움직이는 것은 고유수용감각을 다른 형태로 계발시킨다. 아이들이 다양한 형태로 구르고, 흔들고, 뛰고, 매달리는 동작을 하는 것처럼, 나이가 든 어른이라 할지라도 이렇게 다차원적인 무게이동, 방향전환 운동을 통해 자신의 신체 인지력을 계발할 수 있다. 다양한 감각을 자극해 탐험을 즐기고 지구 위에서 살아가는 기쁨을 만끽하라.

기기

기기Crawling는 팔다리 관절의 성장과 걷기 발달에서 중요하다. 기기는 '펴기' 과정의 필수적인 요소이며, 팔다리에 있는 네 개의 절구관절을 자극하여 각 관절 안의 고유수용감각 인지를 높인다. 팔과 다리가 관절 안에 제대로 안착되어 있을 때에만 코어의 중심화가 이루어진다. 따라서 이 네 관절이 올바로 성장하고 배열되는 것이 몸 전체의 정합성을 높이는 데에도 영향을 미친다.

아이가 기기보다 서기를 좋아하면 어른들은 그 아이를 조숙하다고 여긴다. 하지만 이는 아이의 발달단계를 간과한 생각이다. 기기를 통해서 충분히 팔다리 관절을 교차해 움직이는 법을 익혀야 뇌가 성숙해지며 나중에 보행을 하는 데에도 도움이 된다. 그러므로 기기는 걷기뿐만 아니라 정신적인 성숙에도 관여하며 읽기 능력을 얻는 것까지도 이어진다고 볼 수 있다.

사실 모든 움직임 패턴 발달은 정신적이며 감정적인 성숙과 관련이 있다. 덴마크 바디나믹 Bodynamic 연구소에서 소마발달을 연구하는 리즈베쓰 마쳐Lisbeth Marcher는 인간의 모든 감정적, 지적, 발달 과정은 근골격계의 동작 패턴 발달과 연관성이 있다는 주장을 한다. 초기 발달 단계에서 아이의 감각인지sensory awareness 발달은 특정한 나이에서의 움직임 패턴뿐만 아니라 개인적 자율성autonomy과도 깊은 관계가 있다.

기기는 자율성 발달의 시작점이다. 어머니 무릎에서 내려온 아이는 넓은 시야로 자신의 세상을 탐험한다. 기기를 제대로 하면 좌우 뇌 반구가 자극 받는다. 중추신경계를 싸고 천골에 붙어있는 경막은 뇌의 전후, 상하를 나눈다. 그러므로 기어가며 팔다리를 교차해서 움직이는 동작은 천골(골반)에서 두개골(머리-뇌)까지 이어진 경막 연속체를 자극한다.

소위 조숙한 아이들은, 단지 아이 수준에서 조금 더 복잡한 수준의 움직임을 추구하려는 발달적 경향 때문에 기기 보다는 일어서기를 추구한다. 바닥에 엉덩이를 대고 앉고, 쭈그리고, 기어가고, 놀이를 하는 것은 아이를 지속적으로 지구와 접촉하게 해준다.

생존이 위협받는 문화권에서 태어난 아이들은 '기기'를 오래 할 수 없을 지도 모른다. 이런 경우 아이를 돌보는 어른들의 코어를 통해 전해지는 소마메시지를 통해 보호와 접촉이 이루어진다. 지구 에너지(흙 에너지)는 다른 사람들의 중심화 된 몸을 통해서도 아이에게 전해질 수 있는 것이다.

연속성

관절은 뼈에서 뼈로 무게를 전달하며, 동작이 가능한 범위를 창출하고, 중력이 주는 충격을 해소하며, 지면반발력을 위로 전한다. 에너지 관점에서 보면 관절은 줄에 연결된 진주알과 같다. 진주알이 한 줄에 꿰어져 있는 것처럼 신체의 모든 관절들도 자신의 축을 중심으로 이어져 있다. 그렇기 때문에 한 알의 진주알이 움직이면 다른 모든 진주알에 영향을 주는 것처럼, 하나의 관절 문제는 전체 관절과 골격계에 압박, 불안정, 스트레스를 전한다. 예를 들어 무릎 관절과 어깨 관절은 결코 동떨어져 있지 않다. 한 관절이 받는 스트레스는 다른 관절에 기능 이상을 야기한다. 또한 근육 보상을 통해 몸 전체 결합조직에도 영향을 준다.

모든 관절은 어느 정도 자체적으로 구부리고 회전하는 능력이 있다. 심지어 이빨 조차로 각자 자연적인 회전 움직임이 있다. 그리고 각 이빨에 연결된 신경은 연관된 원격지의 장부와 근육에도 영향을 미친다. 따라서 하나의 이빨에 움직임 제한이 발생하면 인체 다른 부위에서도 불균형이 생길 수 있다. 드럼을 치면 그 비트가 공간을 통해 전해지듯 연결된 뼈들은 서로서로 깊고도 넓게 메시지를 전달하는 것이다.

코어 통합을 바란다면 몸에 있는 모든 종류의 관절들 사이의 관계를 고려해야 한다. 진주 목걸이를 관통해 흐르는 힘처럼, 모든 관절을 통해 에너지 흐름이 이루어져야 한다. 그래야 뼈에서 지구로의 고유수용감각 연속성proprioceptive continuum이 확보된다. 줄이 끊어지면 목걸이를 구성하는 진주알들이 흩어지는 것처럼, 고유수용감각 연속성이 깨지거나 감소하면, 뼈와 관절을 공명하며 흐르는 진동 또한 줄어들게 된다.

과신전

과신전overextension 동작은 근육의 지나친 스트레칭보다 더 좋지 않은 결과를 가져와 골격계 정렬을 흐트러뜨린다. 적절한 스트레칭은 뼈의 움직임을 자유롭게 한다. 하지만 뻣뻣하고 건조한 조직을 과도하게 스트레칭 하면 인대손상 뿐만 아니라 관절 내의 고유수용감각 흐름도 방해한다. '뚜둑' 하는 소리가 난다거나, 통증과 뻣뻣함이 느껴지는 것은 모두 관절 불안정성이 있다는 신호이다. 이렇게 불안해진 무릎, 발목, 또는 허리 관절에 비틀림이 가해지면 인대 손상으로 이어질 수 있다. 결국 스트레스가 쌓인 관절엔 부종, 콜라겐 섬유 파열, 신경과 고유수용감각 손상 등이 생길 수 있다.

불안정한 관절을 지지하기 위해 신경계에 과부하가 걸리면 소마인지가 제한되며 관절의 움직임을 주변 근육에서 담당하게 된다. 관절 불안정성이 증가할수록 근긴장은 높아지며 억지로 신체를 지지하려는 경향이 발생한다. 이렇게 관절이 아닌 근육이 보상적 긴장을 통해 균형을 잡으려 하면 불안정성은 더욱 심해지고 이러한 기능부전의 악순환 사이클은 계속된다.

좋은 포지셔닝과 적절한 저항 기법을 활용하면 뼈의 건강과 관절 연속성joint continuity을 유지하는 데 큰 도움을 받을 수 있다. 천천히 움직임 속도를 줄여 관절가동범위를 제한하면 상처받은 조직이 치유되는 시간을 확보할 수 있다. 또한 근육 보상을 줄이고 골격계 지지력을 높여 소마인지를 증가시킬 수 있는 집중력이 생긴다. 따라서 신체를 과신전 시키는 위험을 줄이고 코어에서부터 움직임을 만들어내는 것이 가능해진다.

불균형

발과 발목에 있는 뼈의 움직임에 제한이 생기면 지면, 공간 그리고 몸의 관계가 흐트러진다. 예를 들어 아이에게 딱딱한 신발을 신게 하여 걷게 하면 발의 자유로운 움직임이 제한되며, 다른 관절들의 움직임도 방해받아 탄력 있는 보행이 어려워진다. 발목 관절은 무게분산을 담당할 뿐만 아니라 공간에서 방향을 설정하고 움직이는 데에도 관여한다. 이 관절에 문제가 생기면 '조건화된 움직임 패턴'이 발생한다.

한쪽이 높은 신발을 신고 오래 걸으면 몸무게를 한쪽으로 이동시켜 불필요한 근긴장을 만들어낸다. 또한 이상적인 모양으로 발을 압박하는 신발을 계속해서 신고 다니면 근육과 뼈 모두에 불균형imbalance이 발생할 수밖에 없다.

근육을 지나치게 계발하는 것도 골격계 정렬을 깨뜨리고, 관절에 스트레스를 가하며, 기능 제한을 가져와 불균형을 야기하는 주요인이다. 예를 들어 둔부의 근육들이 과도하게 계발되고, 요근과 장골근, 그리고 내전근이 짧아지면 장골을 앞으로 굽히거나 장골 사이를 좁힐 수 있다. 또한 고관절 소켓과 무릎 관절을 압박하게 된다. 대퇴골과 경골을 비트는 근육들이 짧아진다면 허벅지, 발목, 발에도 영향을 줄 수 있다.

정확하지 않은 자세에서 배열이 어긋난 뼈를 스트레칭 하는 것도 신체 불균형을 초래할 수 있다. 예를 들어 런지lunge 자세에서 무릎을 굽힐 때, 발목이 정확히 무릎 아래에 위치해 있지 않거나 대퇴골이 지면과 평형이 되지 않은 자세로 동작을 하게 되면 근육에 좋지 않은 보상이 발생할 수밖에 없다.

인체역학에 맞는 동작을 하게 되면 체형을 바르게 하는데 큰 도움이 되지만 그렇지 않으면 다양한 불균형이 발생한다. 예를 들어 아이들(또는 어른들)이 자전거를 탈 때 의자 높이가 무릎보다 낮게 위치해 있다면 골격계 불균형이 생길 수밖에 없고 다리를 움직이는 근육에 과도한 힘이 가해진다. 대퇴사두근이나 주변의 다른 근육들이 과도하게 계발되면 골반 그릇에 당기는 힘을 생긴다. 그 결과 골반이 앞으로 기울면서 허리의 신전근육은 골반 균형을 유지하려고 긴장하게 된다. 또한 요방형근과 햄스트링 근육이 짧아지면서 요추를 압박하며 요추전만증이 발생한다.

유연성이 떨어진 신발을 신거나 자세를 무너뜨리는 디자인을 하고 있는 책상과 의자에서 일하는 것 등, 인체역학을 무너뜨리는 이런 단순한 것에서부터 자주 근육 불균형이 발생한다. 또한 해소되지 못한 감정적 요인이 오래 쌓여도 근육 긴장패턴이 생긴다. 예를 들어 방광기능부전이 있어 소변 조절을 하려고 다리의 내전근육을 긴장시킨 게 원인이 되어 무릎 문제가 발생할 수도 있다. 아이들은 습관적으로 오줌을 참으려고 다리를 안으로 돌리며 허벅지를 압박한다.

어릴 때 하는 배변훈련은 어떤 면에서 내전근을 단축시켜 감정적 문제를 일으키는 요인으로 작용하기도 한다. 특정한 문화 전통이 지배하는 사회에서는 배변훈련을 너무 이른 시기에 한다. 이는 아이들의 내전근을 단축시켜 부끄러움, 분노, 두려움 등과 같은 감정에 노출되게 만드는 일이 되곤 한다. 어린 아이들에게 배변훈련을 시킬 때는 우선 다른 사람이 화장실를 사용하는 것을 보게 한다. 그리고 아이의 작은 엉덩이에 맞는 편안한 변기통을 마련한다. 그런 다음 단순히 아이의 몸에서 전해지는 배변 신호를 스스로 느끼게 하는 것만으로도 신체적, 감정적 트라우마 없이 배변 훈련을 충분히 시킬 수 있다.

온몸이 근육 덩어리인 여자 학생이 있었는데, 어릴 때 기저귀에 변을 볼 때마다 어머니가 자신을 때렸다는 이야기를 해주었다. 몸을 이완하려고 시도할 때마다 두렵고 괴로운 감정이 느껴졌는데, 되돌아보니 그녀에게 이완이란 두려움, 창피함, 그리고 화나는 경험과 연결되어 있었다. 어른이 되었는데도 근육을 이완하려고 하면 어릴 때 기억들이 다시 떠올랐다. 그래서 그녀는 이런 당혹스런 감정들을 극복하려고 엄청난 강도의 근육 훈련을 해왔다고 한다. 하지만 코어인지 훈련을 통해 천천

히 몸의 긴장을 내려놓고 처벌에 대한 두려움 없이도 이완된 느낌을 찾을 수 있게 되자, 두려운 감정을 느끼지 않고도 활동적인 움직임을 즐길 수 있게 되었다.

굴곡근과 신전근, 내전근과 외전근, 그리고 내회전근과 외회전근 사이의 불균형 때문에 자연스러운 '펴기' 과정이 방해받게 되면 내적인 '투쟁'이 발생한다. 근육들이 지속적으로 서로 밀고 당기는 힘겨루기를 하고 있으면 삶 자체가 '전쟁'으로 바뀌는 것이다. 결국 앉고 서는 것은 엄청난 노동이 되며 뼈 깊숙한 곳에서 느껴져야 할 지지력과 연결감은 점차 줄어들게 된다.

자기교정

관절에 있는 고유수용감각 덕분에 인체는 시공간 속에서 바르게 정렬되고 특정한 방향으로 움직임이 가능해진다. 이 고유수용감각은 자기교정self-correcting, 자기참조self-referring하는 속성이 있어서 자체적으로 적응, 변화, 진화하는 능력을 지녔다. 바른 자세를 감지하는 감각수용기는 인체의 방위, 위치, 방향에 대한 신호를 받아들이고, 근육에 있는 감각수용기들은 근육의 길이변화, 관절가동범위, 그리고 움직임 정보를 받아들인다. 발바닥과 손바닥, 천장관절 주변 인대, 그리고 머리-목-귀 복합체head-neck-ear complex에 있는 주요 정위반사right reflex(正位反射, 직립반사라고도 하며 공간에서 얼굴을 수직축으로, 입을 수평축으로 하여 머리의 올바른 위치를 찾고, 체간과 사지의 정상적인 자세반사를 유지시켜주는 기능을 한다 – 옮긴이) 수용기를 비롯해, 우리 몸에는 다양한 감각수용기들이 전신에 걸쳐 분포해 있다.

정위반사는 무게와 압력에 의해 구동된다. 무게가 관절에서 관절을 지나 지면으로 흐르면 뼈를 통해 위로 지면반발력이 전해진다. 땅에 떨어진 공이 위로 튀어 오르듯 생명 감각도 뼈를 통해 코어로 전해지는 지지력 느낌과 비슷하다.

진화론적 관점에서 보면 똑바로 선다는 것은 중력의 힘을 이기는 과정이라고 믿는 사람들이 있지만 이건 별로 근거 없는 생각이다. 무게가 뼈를 통해 지나가면 혈액 순환이 이루어지고 골반기저부pelvic floor 근육에 에너지 넘치는 감각이 발생한다. 근육만 잔뜩 있을 때와 비교해보면 뼈를 통해 전해지는 지지력은 가볍고 또 기분 좋은 느낌이다. 그러므로 인간이 똑바로 서는 과정을 발전시켜 온 것은 중력과 싸워 이겨온 혁명의 과정으로 볼 수만은 없다. 바로 서게 되면 손을 자유롭게 하고 생식기-항문 부위genital-anal region(골반기저부)의 기분 좋은 감각을 자극한다.

근육으로 신체를 지지하는 것보다는 뼈와 인체 내부에서 이루어지는 정위반사로 몸무게를 지지하게 되면 애쓰지 않고도 바로 서는 것이 가능해진다. 바른 자세에서 골격계의 에너지 흐름이 원활해지고 중심화가 제대로 이루어진다면 새로운 감각, 느낌, 사고, 인식이 깨어난다. 이는 '살아있음'에 대한 생생한 느낌의 증가로 이어진다.

우리 몸에는 머리-목 반사, 머리-몸통 반사, 눈-머리 반사라는 세 개의 자기교정 반사가 존재한다. 이들은 매우 쉽게 감지할 수 있다.

1) 머리-목 반사Head-Neck Reflex

머리-목 반사는 수평면과 머리-목의 관계를 통해 구동된다. 수평면이란 중력선LOG, line of gravity과 수직인 평면을 말한다. 페이싱Facing은 시선을 집중시키는 것과 관련이 있다. 수평면과의 관계에서 머리의 위치를 설정하는 과정에서 구동하는 머리-목 반사로 인해 평형equilibrium 감각을 느끼게 된다. 그러므로 머리를 수직으로 세울수록 머리-목 반사가 자극받아 바른 머리 위치를 만들게 된다.

책을 읽고, 지면 위를 걷고, 계단을 오르는 등, 모든 움직임은 이 머리-목 반사에 영향을 받는다. 하지만 다른 정위반사와 마찬가지로 붕괴된 몸은 내적인 신호를 무시하고 생존을 위해 다양한 형태의 보상과 대체 반사를 발동시킨다. 습관적인 긴장 패턴으로 인해 이러한 정위반사가 흐트러지면 몸에는 스트레스가 가해지며 정렬이 깨진다. 결국 눈의 피로, 목의 통증, 그리고 어깨의 긴장으로 이어진다.

2) 머리-몸통 반사Head-Body Reflex

머리-몸통 반사는 목에 위치해 있으면 '몸통 위에 머리' 또는 '머리 아래 몸통'이라는 관계를 유지해주는 반사이다. 얼굴을 아래로 향해 땅을 바라본 후, 얼마동안 몸통은 그대로 두고 고개만 한쪽으로 돌려보라. 이런 자세에서는 머리와 몸통의 관계를 설정하는 미묘한 반사가 흐트러진다.

타자를 칠 때 화면을 보지 않고 키보드를 본다던가, 몸통은 가만 놔두고 고개만 돌려 눈에 보이는 주변 정보를 살피거나, 전화통화를 할 때 습관적으로 고개를 한쪽으로 기울고 말을 하는 것도 머리-몸통 반사를 무시하는 행위이다. 머리를 앞으로 내밀고 구부정하게 하고 있으면 몸통도 따라서 붕괴되고 굽은 등round shoulder이 만들어진다. 이는 몸통이 머리를 따라서 움직이려는 반사 때문이다. 머리를 뻣뻣하게 고정한 상태, 또는 턱을 몸 쪽으로 바짝 끌어당긴 상태에서 팔을 움직이면 견갑대shoulder girdle 전체에 스트레스가 증가하게 된다.

3) 눈-머리 반사Eye-Head Reflex

눈-머리 반사는 공간 속에서 방향orientation을 감지하고 유지하는 반사이다. 이는 머리를 위아래로 반복해서 부드럽게 움직일 때 잘 관찰할 수 있다. 머리가 움직이면 눈은 항상 이 머리의 움직임에 따라 움직인다. 눈을 컴퓨터 화면에 고정 시켜놓고 글을 읽게 되면 이 반사가 흐트러진다. 눈-머리 반사가 제대로 작동하면 두통뿐만 아리나 목의 통증과 눈의 피로도 예방할 수 있다.

시각 우세

시각 자극은 코어인지를 방해하며 자신을 거울 속에 비친 모습으로 이해하게 한다. 신체 내부에서 실제로 일어나는 사건을 외부의 다른 대상을 투사해 입증하려 애쓰는 것이 시작 자극이다.

살아가면서 우리는 눈으로 보는 것만을 믿어야 한다는 말을 계속해서 듣는다. "보는 것이 믿는 것이다"는 격언이 이를 잘 반영해준다. 사람들은 아이가 어머니 자궁 속에서 자라나는 것을 믿기 위해서 그 모습을 담은 '그림'이 필요하고, 그 아이가 태어나는 과정도 시각적인 영상을 통해 이해한다. 또 아이가 탄생할 때 직접 손으로 잡고 느끼며 코어를 통해 전해지는 생생한 몸의 커뮤니케이션을 하지도 않는다. 그리고 세상 밖으로 나온 지 얼마 안 된 아이를 살아서 숨을 쉬지도 않고 특정한 반응도 하지 않는 고정된 요람에 넣고 '관찰' 한다. 소마접촉somatic contact을 통해 아이를 맞이하는 것이 아니라 시각을 통해 '평가' 하는 것이다.

시각화기법visualization technique을 활용하는 것은 소마인지를 높이는 것과 무관하다. 오히려 우리를 실재 세상에 대한 '직접적인 이해'에서 한 발 물러나게 만든다. 만일 내적인 인지를 탐구하고자 한다면 바로 이 점을 명확히 이해하는 것이 중요하다. 이미지, 심볼, 또는 은유는 현재 내 몸 안에서 느껴지는 직접적인 감각과의 연결성을 방해한다. 지도는 지도일 뿐 실재 세상 자체는 아니기 때문이다.

살아있는 감각을 인지하는 것은 상상하는 것과는 다르다. 비록 상상력에는 힘이 있고, 그래서 깊은 탐구를 유도하며 특정한 경험과 탐구를 이루는 데 도움이 되긴 하지만, 이미지 그 자체는 '생각'이라는 기능의 일부분이다. 다시 말해 상상력은 정신활동일 뿐이다. 감지Sensing라는 것은 이와는 다르다. 감지는 역동적이며, 머리와 몸통 모두를 아우르는 전신적인 기능이다.

무의식적 사고와 시각 이미지는 자연적인 움직임 패턴을 방해한다. 몸에서 느껴지는 감각에 주의집중을 유지하면 이러한 움직임 방해요소를 극복하는 데 도움이 된다. 몸에서 긴장된 부위를 감지하고 있으면 오래전에 조건화되었던 내적 이미지가 자극받는다. 시각화기법을 통해 이러한 이미지를 강화하는 것보다는 감지를 통해 인지를 높이는 것이 더 유용하다. 이 과정에서 조건화conditioning 되어 있던 요소가 표면으로 드러난다. 마치 어두운 공간으로 빛이 뻗어나가듯 고정된 이미지가 만들어 내는 긴장이 녹아내리며 내부 세계를 변형시켜주는 것과 같다.

바른 자세

대부분의 사람들은 어깨를 뒤로 당겨 가슴을 펴고, 배를 집어넣고, 머리를 곧게 세우는 것을 바른 자세로 착각한다. 하지만 이는 코어에서 멀어지는 행위이며 자연스러운 정위반사를 무시하는 행동이다. 특정한 동작을 하기 위해 신체의 한 부위를 고정시키는 것도 바른 자세를 만드는 긍정적인 반사 패턴을 흐트러뜨린다. 이는 수영할 때 턱을 가슴으로 바짝 당기고 앞으로 헤엄쳐 나가려 할 때 잘 드러난다. 팔을 움직이면서 머리를 자물쇠처럼 꽉 고정시키면 어뢰가 앞으로 나가듯 빠르고 정확한 수영이 이루어지지 않는다. 결국 심각한 관절 불균형을 가져와 어깨 건염tendinitis으로 이어질 수 있다.

불행하게도 전문적인 수영 선수들의 목표는 '속도'에 있다. 그래서 빠른 속도를 얻기 위해 과정을 무시하는 오류가 발생하곤 한다. 경쟁에서 이기려는 욕망에 자연스러운 인체 반사를 무시하게 되는 것이다. 이는 미래의 목표가 현재의 편안함을 희생시키는 것과 같다. "통증이 없으면, 얻는 것도 없다"는 격언이 이를 잘 반영하고 있다. 수영 속도는 실제로 머리를 굽히고 펴는 자연스러운 움직임에 상체가 그에 따르는 것으로 확보될 수 있다. 하지만 경쟁에서 이겨야만 하는 수영 선수들은 우선 자신들이 배워온 표준적인 방법들을 따를 수밖에 없다.

대학에서 수영 기술을 배운 선수들은 몸에 심한 통증이 있는데도 그 상황을 변화시킬만한 시도를 하기가 쉽지 않다. 이는 기존의 시스템에 대한 도전으로 간주되기 때문이다. 일류 대학 수영팀을 지도하던 트레이너는 수많은 젊은 수영 선수들이 심각한 통증으로 고생하고 있다고 내게 하소연 했다. 엄격한 스케줄에 압박을 느끼며 육체를 혹사시키는 수영 스타일에 적응하는 과정에서 선수들은 무기력함을 느

낀다고 한다. 신체 내부에서 전해지는 메시지에 귀를 기울이지 못하게 되어 수영을 배우는 내내 위험한 상황에 처해 있는 것이다.

반사reflex 또는 신호impulse라는 단어는 종종 야만wilderness 또는 충동impulsiveness과 연관되며 몹시 사납고 통제되지 않은 행동을 표현하는 말로 인식된다. 하지만 반사와 신호는 인체에서 일어나는 자연스러운 현상이다. 이들을 인지하고 감지할 수 있게 되면 신체를 정교하게 배열시키고 동작을 편안하게 하는 것이 가능해진다. 하지만 인체의 자연스러운 정위반사를 무시하게 되면 소마기억상실증somatic amnesia이 발생할 수 있다.

요약

뼈에 대한 인지를 높이면 지구와 중력과의 직접적인 관계를 증진시킬 수 있다. 뼈를 통해 전해지는 지지력support을 감지할 수 있게 되면 근육의 긴장은 감소하며, 편안하고 자연스러운 움직임이 이루어진다.

5장

코어인지 높이기

서론

코어에 대한 인지는 삶에 대한 친밀함을 일깨운다. '이상한 나라의 앨리스'에서 앨리스가 토끼 굴로 떨어져 지구 중심에 도달한 후 다른 세상으로 들어갔던 것처럼, 자신의 코어에 대한 연결성을 확보하게 되면 우주만큼이나 놀랍고도 광활한 내면세계로 향하는 문이 열린다. 코어인지를 통해 자신의 감각에 의식을 집중하고 내부 세계로의 여행을 하게 되면, 삶에 대한 이해도 깊어질 뿐만 아니라 움직임이 표현하는 의미를 깨닫게 될 것이다.

감각

감각Sensation은 코어인지를 높이는 수단이다. 감각에는 두 종류가 있다. 신체 내부를 감지하는 감각과 오감을 통해 바깥세상의 정보를 받아들이는 감각이 그것이다. 음식과 물이 없

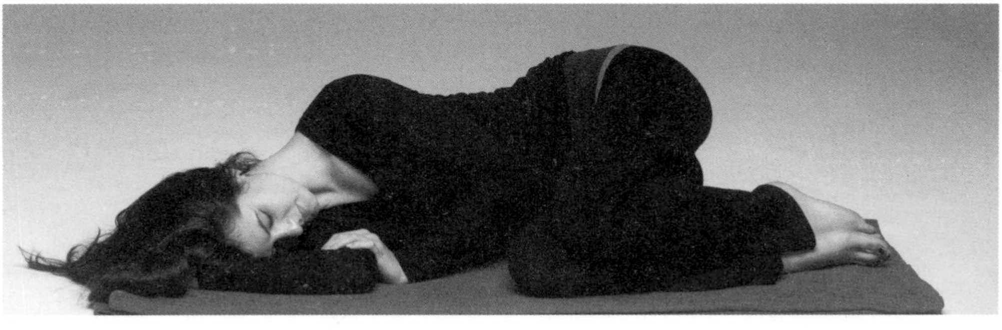

어도 여러 날을 살 수 있다. 오히려 이러한 단식이 우리의 사고와 감정을 고요하게 하는 데 도움을 줄 수도 있다. 또한 공기가 없어도 몇 초 정도는 살아갈 수 있다. 하지만 내적 감각의 경험 없이는 한순간도 살아갈 수 없다.

외부에서 전해지는 감각 자극 없이도 살아갈 수 있다. 하지만 외부를 느끼는 감각이 없는 상태에서도 내부 감각은 살아있다. 전신마비 환자처럼 큰 움직임을 할 수 없는 사람이라 할지라도 내적으로는 여전히 미세한 생명의 파동이 존재한다.

신체 감각은 사고, 감정과 늘 함께한다. 물리적인 몸을 지니고 있어야 생각하고 느끼고 살아있음을 감지할 수 있다는 말이다. 그렇기 때문에 의식적으로 신체의 코어를 깨우게 되면 깊고 심오한 연결성이 이루어진다. 이 과정에서 내적인 지혜가 커지고 세포뿐만 아니라 우주적인 수준에서 모든 살아있는 지성all living intelligence에 접근할 수 있는 가능성이 생긴다.

지구 에너지

고대 토착문화에서는 어머니 지구(가이아)를 살아있는 존재로 숭배했으며, 인간이 지구로부터 비롯되었음을 감사했다. 서양 과학에서도 마침내 우리 인간이 좀 더 커다란 '의식', 즉 가이아 시스템Gaia System의 일부분이라는 사실을 깨달아 가고 있다.

하지만 서양인들의 일상에는 이러한 고대의 지혜, 또 한편으로는 최신 과학이 밝혀낸 새로운 패러다임과 전혀 상관없는 가치를 숭배하고 있다. 여전히 어머니 지구와 분리된 채로 움직이고, 땅과의 관계성을 무시하는 분열된 행동을 강조하고 있다.

여성원리female principle란 여성이 어머니 지구mother Earth를 대표함을 표현한 말이다. 모든 인간이 여성에게서 나왔으며 동시에 어머니 지구에서 발생했다. 이는 상징적으로나 문학적으로도 나무랄 데 없는 사실인데 서양 문화에서는 여전히 이에 대한 깊은 불신이 자리하고 있다. 이러한 불신으로 인해 지구와 연결성을 상실하고 무기력, 나약함, 그리고 두려움이 무의식에 자리하는 것이다. 서양 문명에서는 인간이 동물적 본능에서 벗어나려고 끊임없이 투쟁하고 있다는 이야기가 만연해 있다. 이는 실제 어머니와 어머니 지구Mother Earth와의 밀접한 연결성을 끊는 이야기이다.

"피흘리는 여성은 죽지 않는다"라는 표현은 이러한 '여성원리'를 잘 나타내주고 있다. 여성은 신체적으로 가이아의 동물적 본능과 피로 맺어진 사이이다. 자연의 힘은 여성을 지구의 영원한 리듬과 하나로 엮어 놓았다. 달의 움직임은 지구의 바다뿐만 아니라 여성의 월경 주기, 그리고 아이의 탄생 시간에도 영향을 준다. 새 생명을 잉태하여 신성한 탄생의 비밀을 드러내는 이도 여성이다.

오늘날 여성들은 자연분만, 모유수유를 하기 어려운 문화에서 살고 있으면 아이를 직접 기르기도 쉽지 않다. 이러한 현상들은 여성의 코어에 요근/골반 기능장애 또는 질환(골반통장애, 생리불순, 수술분만, 그리고 자궁절제술)을 빈번하게 일으키는 원인으로 작용하고 있다. 하지만 여성의 코어 깊은 곳에 있는 생명력을 탐험하는 여행의 가능성도 열려있다.

문화적 착각

무용 교육은 문화적인 착각을 잘 보여주는 예이다. 발레리나가 연기하는 자세는 이를 상징적으로 잘 보여주고 있다. 비록 현대무용이 발레에서 떨어져 나와 새로운 표현과 형식의 움직임을 계발하고 있지만, 여전히 전통적인 서양 발레 교육 기법에 기반을 두고 있다. 실제 발레리나의 움직임에는 지구와의 연결성이 제대로 이루어져 있지 않다. 인간과 지구의 연결성을 그다지 중시하지 않는 서양인들의 문화적 착각이 영향을 미쳐, 댄서들은 중력과의 연결고리를 애써서 끊으려 하는 경향을 보이고 있다. 비록 발레리나들이 그 요정 같은 동작으로 많은 이들에게 사랑을 받고 있지만, 이러한 연결성 상실로 인해 실제 몸은 쇠약해지고 있다.

멋진 동작을 하려고 몸을 혹사하는 과정에서 엄청난 통증에 시달리며 심지어 생리 기능도 없어지곤 한다. 완벽한 동작을 추구하는 문화적 요구에 부응하기 위해 발레리나를 꿈꾸는 많은 젊은 아가씨들은 어머니 지구로부터 부여받은 여성스러움을 포기하는 지경에 이르렀다. 지구와의 연결성을 끊고 생존해 나가야 한다는 착각 때문에 우리의 소중한 발레리나들이 상처를 입고 있는 것이다.

생명을 이루는 원소

지구(흙)는 물리적 신체가 거주하는 집이며, 바로 이 지구가 있기 때문에 '영혼'이 스스로를 표현할 수 있다.

동양철학에서는 심장을 영혼의 집으로 표현한다. 심장, 집, 그리고 따스함은 불 에너지(火氣)를 표현하고 있다. 중심이 잡힌 느낌, 그리고 영혼이 있는 인간이 존재하고 따뜻함이 넘치는 집은 삶의 리듬이 균형을 이루고 있는 상태와 관련이 있다.

불 원소의 속성인 따스함을 지속적으로 유지하기 위해 적절한 관리가 필요하다. 어머니 뱃속의 아이가 특유의 반사패턴을 통해 자신의 열정을 표출할 준비를 하듯, 인간은 복부, 즉 코어가 따뜻해야 한다.

복부의 불 기운은 열정과 관련이 있다. 이러한 불 기운이 지구의 조화로운 리듬과 동조되어 자신뿐만 아니라 사회와 순환될 때, 매일, 매 계절, 그리고 모든 생명의 순환과도 조화로운 리듬을 함께할 수 있다.

코어지성

심장은 사랑을 받고 보내는 일과 관련된 센터 중 그 크기가 가장 크다. 감정지성emotional intelligence의 중심이기도 한 심장은 뇌보다 4배나 더 강력한 자력이 담긴 에너지 고리를 방출하며 진동한다. 캘리포니아의 볼더크리크Boulder Creek에 있는 하트메쓰HeartMath 연구소에서는, 심장에 대한 인지를 높임으로써 지구의 전자기장 안에서 나와 다른 사람의 건강과 웰빙을 높일 수 있는 사랑 에너지를 방출하게 된다는 연구를 내놓았다. 이 사랑 에너지는 건강을 유지하는 데 필수적인 생화학 물질에 영향을 미친다고 한다. 우리의 심장이 조화로운 상태에서 공명하게 되면 나 자신 뿐만 아니라 지구적인 수준에서 커뮤니케이션의 장이 형성된다는 말이다. 과학자들도 마침내 '사랑을 주는 만큼 사랑을 받는다'는 상식이 사실이라는 것을 증명한 것이다.

심장만큼이나 강력하고 또 적절한 관리가 필요한 기관이 바로 뇌이다. 뇌는 장부와 인체의 움직임을 통제하는 센터이다. 복부의 코어도 움직임을 통제하지만 뇌와는 약간 다르다. 이들은 모두 인간의 감정과 정신 과정에 밀접한 관련이 있다. 운동감각인지Kinesthetic awareness는 느낌이나 '사고'라기 보다는 내적인 감각정보를 감지하는 것을 말한다. 코어를 통해 전해지는 지혜는 선형적인 '사고'와는 다르다. 이는 마치 주름진 뇌, 미로처럼 나선형으로 얽혀있는 장관intestinal tract의 복잡함을 닮았다. 머리 뇌와 복부 뇌belly-brain는 모두 소마표현을 하며 통합과 전체성을 담당한다.

마음, 감정, 그리고 운동을 담당하는 센터는 우리 몸에 있는 세 개의 주요 챠크라Chakra와 관련이 있다. 챠크라는 '빛의 수레바퀴'라는 의미의 산스크리트어Sanskrit 이다. 이들 에너지 센터는 바퀴처럼 돌아가며 자신의 전자기장을 만들어낸다고 한다. 챠크라는 에너지를 받고, 전달하며, 동화되면서 우리의 모든 신체, 감정, 그리고 의식 상태에 영향을 미친다. 가이아의 일부인 인간도 지구와 우주 지성cosmic intelligence이 보내는 전자기 파동을 받고 또 방출한다. 이 챠크라가 깨어서 정합성을 이루며 공명하고 있다면 개인적인 지혜뿐만 아니라 우주적 통찰도 번뜩이며 빛을 발하게 된다. 우리가 이러한 정신, 감정, 신체 지성mental, emotional, and body intelligence에 가까이 가고 계발시킬 수 있다면 말 그대로 성숙한 존재로 변모할 수 있게 될 것이다.

코어에서 시작하기

발생학에 대한 연구는 코어에 대한 이해를 높인다. 그런데 인간 발생과정에서 이루어지는 일들은 우리가 지난 300년 이상 품어왔던, 신체를 대상으로body as object으로 바라보는 산업혁명과 생체역학 패러다임과는 매우 다르다.

발생학은 단일한 세포가 분열하여 인간으로 변모해가는 여정을 이해하는 데 한 줄기 통찰의 빛을 제공한다. 이를 통해 인체를 과정으로body as process 바라보는 새로운 패러다임 전환이 가능해졌다.

세포가 분열하며 처음에 나타나는 한 줄기 선(이를 중심선이라 한다)을 중심으로 인체 구조가 형성된다. 모든 척추-기반spine-based 생명체들은 이 중심선midline에서 발생해 다시 중심으로 되돌아간다. 척삭notochord이라고 불리는 중심선을 따라 원시뇌가 발생하고, 또 원시관이 열리고 닫히는 과정에서 '척추'라고 부르는 구조가 형성되었다.

'척추-기반 생물'은 태곳적 먼 바다에서 시작되었다. 바다 멍게는 원시 척추를 갖춘 가장 오래된 생물이다. 척추가 바다에서 시작되어 진화해 왔다는 것은 매우 중요한 사실이다. 인간 척추의 움직임도 딱딱한 막대가 아니라 물고기와 닮아있다. 물 에너지(水氣)가 지니는 신비함의 영향을 받아 형성된 인체의 코어는 정적이지 않고 동적일 수밖에 없다. 그러므로 우리의 코어에서는 바다의 노래가 울려 퍼질 수 있는 것이다.

움직임 학습을 통해 인간은 그 기원인 바다의 액체 상태로 되돌아갈 수 있다. 단일 세포였을 때의 유동적 상태, 그리고 어머니 자궁처럼 편안한 그곳으로 되돌아가 온전한 존재로의 혁신을 이뤄나갈 수 있다. 인체는 물로 이루어져 있고 이 물을 통해 생물학적 리듬이 전해진다. 그러므로 액체 상태를 일깨우는 움직임과 소리를 통해 삶의 생물지성bio-intelligence을 활성화시키면 신비한 재생 과정에 참여할 수 있다. 인간을 기계로 바라보게 된다면 "고칠 수 없다면 대체해야 한다"는 잘못된 건강관리 모델을 가지고 살아갈 수밖에 없다. 하지만 이와 반대로 인간을 '대상'이 아니라 '살아있는 과정'으로 볼 수 있고 또 그 과정을 일깨울 수 있다면 성장과 치유의 내적 잠재력에 불꽃을 점화할 수 있을 것이다.

바다와 생명

액체는 생명의 매개물이며 필수불가결한 요소이다. 액체 안에서 생명이 시작되었고, 모든 세포 안에는 물이 가득 차 있다. 액체는 모든 살아있는 것들 안에 담겨 있다. 그러므로 우리가 '액체와 같은 존재'라는 것을 탐구하게 된다면, 생물지성bio-intelligence을 지닌 모든 생명체들과 공명을 이룰 수 있다.

어머니의 양수 안에서 우주의 유동성을 만끽하고, 이리저리 떠다니면서 주변에서 들리는 소리의 진동에 공명하던 것이 세상에 대한 아이의 첫인상이었다. 어머니 태반에서부터 탯줄을 통해 전해지던 생명의 액체를 코어로 흡수하며, 뱃속의 아이는 성장한다. 생명의 나무에 비유되는 태반을 통해 나선형으로 되어있는 탯줄을 타고 전해지던 혈액은 우리의 배꼽 코어로 맛보는 지구의 첫 느낌이었다. 태어나는 과정도 하나의 모험이다. 바다의 생물들과 마찬가지로 어머니 양수 안에서 나선형으로 회전하듯 수영하며 산도를 타고 내려오며, 아이의 탄생이 일어난다. 인체는 70~90 퍼센트의 물로 이루어져 있다. 그러므로 코어인지를 깊게 할수록 우리는 다시 한 번 액체의 영향력 안으로 되돌아갈 수 있다.

노화라는 것은 좀 더 정확하게 이야기 하면 '수분이 말라가는' 과정이다. 수분 가득하고 '달콤한' 상태의 요근이 나이가 들수록 움직임이 떨어지고, 지지력도 저하되며, 마르고 쪼그라든다. 요근은 수분이 말라갈수록 짧아진다. 구부정한 노인은 바로 이렇게 마르고 짧아진 요근의 상징과도 같다. 이러한 관점에서 보면 요근을 스트레칭 하는 것이야말로 모든 것의 시작점이다. 마르고 짧아지고 그래서 지친 요근은 수분과 양분을 갈망한다. 액체가 움직이는 것처럼 미세한 움직임과 신체의 요동, 그리고 물결과 같은 동작을 되찾게 되면 마르고 지친 요근을 되살아나게 할 수 있다.

어린 시절의 조건화

어린 시절에 받은 자극이 조건화conditioning를 만든다. 이러한 조건화에 의해 자신과 다른 사람, 그리고 주변의 모든 생명체들에 대한 인식이 영향을 받는다. 어머니 자궁 안에 있을 때부터 세포를 통해 각인된 문화적, 사회적, 그리고 가족의 자극이 어머니와 아이의 관계를 형성하고 이는 어른이 되어서도 지속적으로 남아있다. 그래서 코어인지를 통해 내적인 감각을 감지하게 되면 무언가 깊은 갈망, 또는 소속에 대한 강렬한 욕구가 올라온다.

그런데, 지금까지 한 번도 경험해보지 못했다고 여겨온 감각을 우리가 어떻게 알 수 있을

까? 전혀 알지도 못했던 것을 어떻게 인식할 수 있을까? 운 좋게도, 인간이 알 수 있는 경험의 장은 개인이라는 한계를 뛰어 넘어 더 큰 그 무언가로 이어져 있다.

우리가 삶에서 하는 모든 경험은 생명이 스스로를 표출하고자 하는 욕망 충족의 과정이다. 인간은 자신의 생각보다 훨씬 더 광대한 액체의 장fluid field에 접근할 수 있다.

신체적, 감정적, 정신적, 그리고 에너지적인 부분에서 가족들이 지닌 생각과 태도의 영향이 우리의 결합조직에 각인된다. 말 그대로 가족과 나는 하나로 얽혀있다고 할 수 있다. 어린 시절에 형성된 조건화 패턴을 녹이고 푸는 '달콤한' 방법 중 하나가 바로 결합조직을 건강하게 해서 '수분'을 공급하는 일이다. 안정위, 태아–놀람 반응primitive fetal-startle response 기법, 그리고 유동적 움직임을 활성화시키는 코어인지 탐험을 통해 오래된 패턴을 씻어내고 새로운 패턴을 창출해 낼 수 있다.

조건화 되돌리기

어린 시절에 세포에 각인된 기억들은 의식적으로 감지될 때까지 그대로 몸 안에 남아있다. 마치 물고기가 주변에 물이 있다는 사실을 모르고 헤엄치는 것과 같이, 이러한 조건화 패턴은 감지하기가 쉽지 않다. 오래된 기억을 되살리는 명료화 과정을 시작할 수 있게 해주는 것이 바로 감각인지sensory awareness이다. 조건화된 기억을 명료화 하는 순간에는 놀라움에 빠질 수 있다. 이는 변형으로 이어진다. 버터가 만들어지는 과정을 통해 이해해보면 이 과정을 확실히 파악할 수 있다.

> *상자에 든 크림을 꺼내 1리터 짜리 병에 넣는다. 뚜껑을 닫고 병을 흔들어 보라. 처음엔 안에 든 크림이 거품처럼 변하며 점점 진해진다. 병을 계속해서 위로 아래로 흔들면서 병에 든 물질이 얼마나 진하게 변하는지 관찰한다. 갑자기 변형의 순간이 찾아온다. 무언가 딱딱한 것(버터)이 나타나기 시작한다. 위쪽엔 버터밀크 buttermilk가 생기고 아래엔 딱딱한 버터가 침전한다.*

신체적, 감정적, 그리고 지적인 장애물이 발생해 생명력이 방해받는 느낌이 들면, 뭔가 무거운 것처럼 여겨지고 이를 변화시킬 수 없을 거라는 자괴감에 빠지게 된다. 하지만 지적인 태도로 인지를 활용해 내적 피드백을 하며 한발씩 나아가면 변화가 일어난다. 코어인지를 계발시키는 것은 내적으로 각인된 조건화 패턴을 의도를 활용해 되돌리는intentionally unlearning 과정이라고 할 수 있다. 이 과정을 통해 우리는 자유롭게 움직이고, 생각하고, 느끼는 새로운 방식의 자기 표현법을 익힐 수 있다.

코어손상

고유수용감각 인지를 방해하던 조건화 패턴을 인지하게 되면 처음엔 혼란스러운 기분이 든다. 이러한 마음의 혼란은 중요한 신호이다. 우리의 과거 경험이 고통스러울수록 코어인지 과정에서 명료함 보다는 혼란함이 찾아온다. 만일 '몸 안에서 감지되는 신호를 도대체 믿을 수 없다'는 말을 계속 들어왔거나 또 그런 착각을 해 왔다면 내적 갈등은 점점 커져갈 것이다. 혼란은 바로 우리 몸을 흐르는 에너지에 장애가 생겼거나 감정적 손상이 생겼음을 보여주는 지표이다.

동종요법Homeopathy에서는 이러한 '손상'을 '생명력의 흐름을 막는 것'이라고 부른다. 근육을 잔뜩 키워 긴장되게 하고 자신의 약점을 감추려고 하는 행위는 에너지 흐름을 차단한다. 근긴장은 움직임을 제한시키고, 호흡도 감소시킬 뿐 아니라 내적인 느낌도 차단한다.

동물 세계에서는 '죽은 척 하기 또는 몸을 뻣뻣하게 만들기'가 오히려 생존에 있어 필수적인 전략이다. 에너지 흐름을 차단함으로써 동물은 자신의 에너지를 보존하거나 포식자 눈에 보이지 않게 만들 수 있다. 움직임을 제한하는 것도 안전함을 확보하는 필수적인 생존 기술 중 하나이다.

코어인지는 감정적, 영적, 신체적 손상을 치유하는 강력한 수단이다. 코어를 인지할 때마다 우리는 조건화된 과거 패턴 또는 감각을 자극하는 기억을 만나게 된다. 인간은 색을 보고, 소리를 듣고, 냄새를 맡고, 맛을 보고, 그리고 압력을 느낀다. 오감은 외부에서 오는 감각이다. 코어인지를 통해 이 외부 감각과 내부 경험을 매칭matching 할 수 있게 된다면 코어의 정합성은 더욱 높아질 것이다. 근육을 잔뜩 키워 긴장을 높이는 것보다 자신의 감각에 집중하는 것이 더 낫다. 고유수용감각을 깨우고 코어의 중심화를 높일수록 힐링 과정은 살아나게 된다. 몸을 긴장시키는 행동 보다는 자신의 감각에 의식을 집중시켜 생명력을 증진시켜 보자.

리듬

리듬Rhythm 또한 생명력 넘치는 코어를 이루는 요소 중 하나이다. 모든 사람들의 코어는 각자 독특한 펄스, 리듬, 그리고 비트가 있다. 리듬을 통해 자신의 신체 균형을 발견하게 되면 삶의 모든 측면에서 생명 에너지가 깨어난다. 자연의 순환을 존중하고 이를 자신의 일상에 통합시킬 수 있다면 점점 더 깊은 수순의 자기인지self-awareness가 살아날 것이다. 이는 결국 온전한 자신으로 성숙해 나가는 과정을 촉발하게 된다.

생명의 나선

인간의 코어에는 심오한 생물지성bio-intelligence이 존재하며, 생명 자체가 이 코어를 중심으로 돌아간다.

나선형은 자연에서 가장 쉽게 발견할 수 있으며 강력한 생명력을 상징하는 패턴이다. 조개껍질, 꽃, 솔방울, 양의 뿔 그리고 머리의 중심에서도 이러한 나선형 패턴을 발견할 수 있다. DNA도 현미경으로 보면 나선형이고, 우주 또한 나선형 소용돌이를 이루고 있다. 지구의 자전은 바람뿐만 아니라 형태를 지닌 모든 것들에 나선형을 각인시킨다. 그렇기 때문에 나선형은 생명의 표현, 에너지의 표출이라고 볼 수 있다. DNA를 이루는 나선형 사다리가 감기고 풀리는 과정에서 세포의 핵이 형성되며, 이 나선형으로 인해 생명의 재생과 쇄신이 이루어진다.

나선형 움직임을 통해 인체 내부에 쌓인 비틀림과 난류turbulence를 풀어낼 수 있다. 긴장된 상태를 외면하지 않고 이를 직시하려고 노력한다면 정체된 에너지가 풀리며 자유로운 움직임이 가능해질 것이다.

조화

음과 양은 나선형 패턴 안에 내재된 조화harmony를 나타낸다. 하지만 척추측만증과 같은 비틀림은 인체의 내부에 난류turbulence가 발생했음을 보여준다. 자연스러운 나선형과 난류로 인한 나선형을 구분하기 위해서 자연을 살펴볼 필요가 있다. 강물이 흘러가다 바위를 만나면 물보라를 일으키며 위로 튀어 오르고, 곧이어 강력한 흐름이 반대 방향으로 생기면서 소용돌이가 발생한다. 이러한 흐름의 강도가 어느 정도냐에 따라 물이 튀어 오르거나 되돌아 흐르는 정도가 결정된다. 그러므로 난류라는 것은 나선형 에너지가 지나치게 넘쳐흐르는 것을 말한다.

인체에서도 내부 에너지가 막히고 자유롭게 흐르지 못하게 되면 비슷한 형태의 문제가 발생한다. 이에 따라 감정적, 신체적 난류를 경험하게 된다. 근육에 긴장이 생겨 비틀리고, 관절이 어긋나며, 근막이 당겨지고, 인대가 뻣뻣해지면 바로 이렇게 되돌아가거나 튀어 오르는 에너지 난류가 생긴다. 조직, 장부, 기관에 아주 작은 나선형이 있을 수도 있고, 결합조직, 근막, 근육, 그리고 관절에 커다란 나선형이 있을 수도 있다. 나선형의 크기에 상관없이 모든 나선형이 코어에서부터 흘러와 코어로 되돌아간다면 인체는 조화를 이루게 될 것이다.

요약

코어를 인지하는 것은 자신과의 관계를 재구축하는 시작점이다. 코어를 인지하는 능력을 높임으로써, 진정한 건강과 아름다움은 다른 이에 대한 모방을 통해 나오는 것이 아니라, 스스로 배워서 성숙시켜야 할 덕목이라는 것을 깨닫게 될 것이다.

Part 2

코어인지 탐험

6장

코어인지 탐험을 위한 초석

탐험을 시작하라

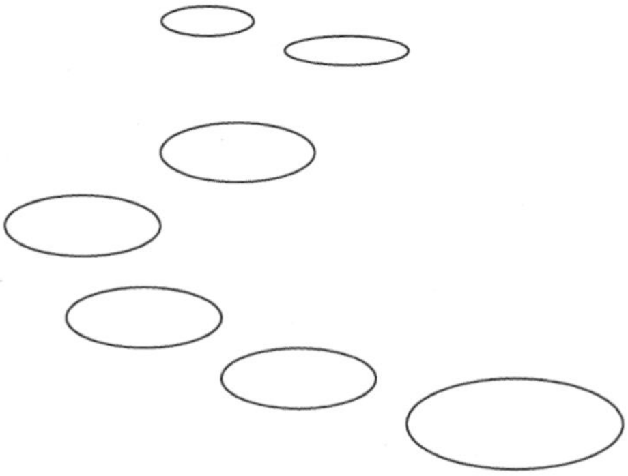

안정위CRP, Constructive Rest Position(이하 안정위)는 각 장마다 소개되어 있다. 이 자세는 탐험의 시작점을 제공하며, 다시 되돌아 올 수 있는 기준점이다. 탐험을 시작하고 나서 이 안정위로 되돌아 올 때마다 당신의 인지는 넓고, 깊고, 풍부하게 변할 것이다.

나선형은 몸의 안쪽과 바깥쪽 모두를 푸는 힘이다.

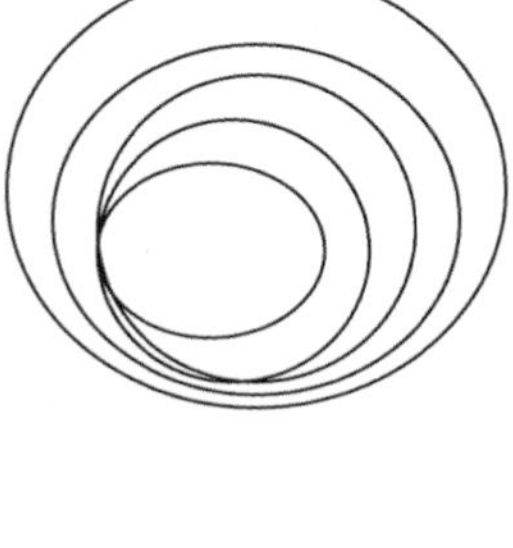

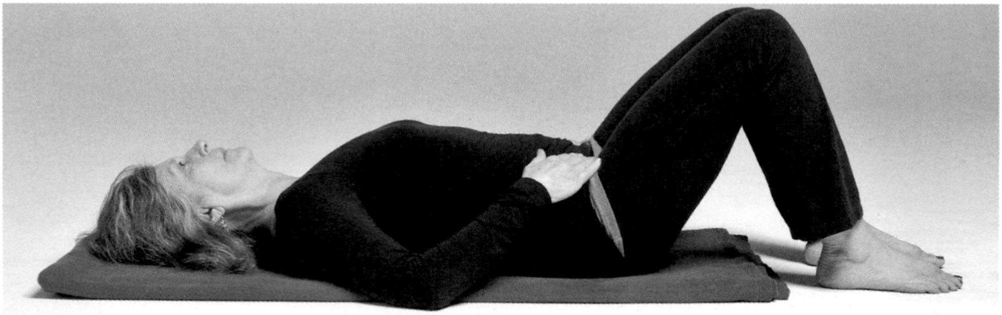

그림 6.1. 안정위CRP

안정위CRP는 각 장마다 소개되어 있으며 소마인지를 탐험하고 되돌아오는 기준점을 마련해준다. 탐험에서 되돌아 올 때마다 당신의 인지는 넓고, 깊고, 풍부하게 변할 것이다.

모든 탐험exploration(코어인지를 깨우는 과정을 여기서는 탐험이라고 정의한다. – 옮긴이)은 움직임을 어떻게 시작하고, 어떻게 구동할 것인가에 대한 탐구이다. 탐험을 하는 과정에서 예전에 형성된 자신의 조건화conditioning를 인지하게 될 것이다. 이러한 조건화를 알아채는 것이 매우 중요하다. 왜냐하면 조건화에 의해 자신의 움직임이 어떤 영향을 받는지 감지하게 되면 즉각적인 변화를 이끌어낼 수 있기 때문이다. 일단 자신의 조건화 패턴을 인지하게 되면, 바로 그 순간, 그게 어떤 종류의 것이든 상관없이, 그것을 풀어내는 탐험이 시작된다.

안정위는 편안하고 안전한 느낌을 제공하며, 신경의 긴장을 풀어주는 완벽한 환경을 만들어준다. 또한 감각을 의식적으로 인지하고 차별화differentiate 할 수 있도록 도와주는 자세이기도 하다. 안정위는 중립자세이며 몸에 어려 있는 모든 종류의 긴장을 풀어내는 시작점이다. 그러므로 탐험 시작 전과 후의 감각을 비교하는 기준점이며 변화와 성장을 알아채는 비교점이다.

여기서 제시하는 어떤 탐험을 하든지 간에 당신은 뼈들의 관계, 근육의 움직임, 장부의 활동, 순환, 호흡, 에너지, 느낌, 생각, 또는 떠오르는 이미지를 인지하기 시작할 것이다. 이 중에서 특정한 요소에 의식을 집중한 후 다른 종류의 감각을 탐험하는 방법을 쓸 수도 있고, 아니면 단순하게 자신의 소마인지가 이끄는 대로 따라갈 수도 있다. 어떤 길을 택하든 소마인지 탐험의 길 위에서 다양한 경험을 하게 될 것이다.

근육, 근막, 그리고 장부의 불균형을 푸는 과정에서 당신은 안으로 그리고 밖으로 나아가는 지속적인 나선형의 흐름을 만나게 될 것이다. 안으로 들어가 뼈와 코어근육을 자유롭게 하고 밖으로 나와서는 체표면의 근육 보상을 이완시켜라. 이는 마치 호흡이 조수처럼 밀려왔다 밀려가는 흐름과 유사하다. 이 과정에서 코어로 되돌아갔다 다시 바깥세상으로 나오는 과정이 계속해서 반복될 것이다. 아래는 이러한 탐험을 시작할 때 염두에 두면 도움이 되는 것들이다.

■ 골격 인지

– 무게분산과 지면안착도grounding 감지

– 매달리는 느낌과 리바운드rebound 감지

– 고관절 소켓 깨우기

– 견관절 소켓 깨우기

– 골반통합 감지

■ 코어근육 인지

– 요근 감지

– 불필요한 요근 긴장 이완

– 다리를 움직이며 요근 감지

– 팔을 움직이며 요근 감지

■ 중립 코어 인지

– 골반–두개골 중심선 감지

– 기기를 할 때 중립 척추 감지

– 앉기를 할 때 중립 코어 감지

– 서기와 다리 흔들기

■ 역동적 코어인지

– 컬링Curling(앞으로 굽히기)와 아킹Arcing(뒤로 펴기)

– 유연하고 '달콤한' 요근 만들기

– 허리와 등 깨우기

– 원시물고기primal fish 움직임 깨우기

■ 유연한 코어 인지하기(요근 자유롭게 하기)

– 코어와 피부 사이 층 연결하기

– 뼈를 통해 리바운드rebound 경험하기

- 생존과 관련된 반사 인지하고 감사하는 마음 갖기
- 조직을 부드럽게 만들고 에너지 흐름 감지하기

■ 근육 보상 없애기

- 굴곡근과 신전근의 길이를 늘이고 정상적인 톤 확보하기
- 측면패턴과 교차패턴의 관계 이해하기
- 회전 움직임이 대칭적으로 일어나게 하기

■ 모든 움직임에 적용하기

요가, 필라테스, 헬스, 댄스 등. 어떤 운동을 익히고 있던지 소마인지는 당신의 하는 모든 움직임의 가이드가 될 것이다. 내부 감각을 인지하는 즐거움을 포기하지 않고 의식을 집중한다면, 생명의 코어에서부터 전해지는 깊은 지혜를 맛보며 움직일 수 있다.

내부 감각이 이끄는 대로 수련이 절로 이루어지도록 내버려두어라.

7장 코어인지를 깨우는 탐험

탐험1 : 거울

- **목적** : 시각인지와 소마인지 비교
- **준비물** : 전신거울
- **방법** : 거울 안에 있는 자신의 모습을 살펴보라. 사랑의 눈빛으로 그냥 바라보며, 일어나는 모든 판단은 멈추도록 하라. 거울 속에서 삶의 '보이지 않는 힘', 즉 역동성이 표현되어 있는 모습이 보이는가? 아니면 가족패턴family patterns(가족으로부터 이어진 유전적 요인에 의해 드러난 모습을 말한다. – 옮긴이)이 보이는가? 몸 어느 부위에 자신을 꽉 잡고 제한하며 움직임을 통제하는 요소가 있는가? 거울 속의 자신을 보면서 발견한 '문제'를 아주 미묘하게 의식적으로 '교정'하고 있는 것을 감지할 수 있는가? 눈에 보이는 있는 그대로를 정직하게 받아들여라. 앞으로 기울어진 골반, 둥그런 어깨, 비틀린 무릎을 고치려고 애쓰지 말고, 거울에 비친 이미지를 보면서 느껴지는 감정과 생각을 알아채보라. 이제 눈을 감는다. 머릿속에 그려지는 모습과 몸 안에서 느껴지는 감각 사이에 어떤 차이가 있는가? 예를 들어 거울에서 봤을 때 한쪽 어깨가 다른 쪽 어깨에 비해 더 올라갔는데, 눈을 감았을 때도 그렇게 느껴지는가?

몇 분간 몸을 자유롭게 움직인 후 다시 탐험을 시작하라. 이번에는 눈을 감은 상태에서 내부 감각을 느끼면서 시작한다. 의식이 머무는 곳은 어디인가? 어떤 느낌을 감지할 수 있는가? 기분 좋은 느낌이 나는 곳은 어디이며, 긴장되고 딱딱하며 통증이 느껴지는 부위는 어디인가? 인지를 해당 부위에 가져가 긴장 정도를 감지해보라. 그리고 몸 전체가 어떻게 반응하는지 확인한다. 이제 당신은 의도intention를 활용해 몸을 감지하기 시작했다. 몸에서 느껴지는 모든 감각을 '탐험' 했으면 서서히 눈을 뜬다. 눈에 보이는 장면을 억지로 잡아당기는 것처럼 하여 눈을 자극하지 말고, 부드럽게 눈의 긴장을 풀고 빛, 색, 그리고 형상들이 저절로 눈 안으로 들어오도록 내버려두어라. 의식은 몸 안에 둔 상태에서 거울 안에 비친 자신의 모습을 확인한다. 이렇게 능동적인 태도로 몸 안을 감지하게 되면 '중심화'가 지속적으로 유지된다. 이 상태에서 당신은 더 이상 거울에 비친 상으로 존재하는 것이 아니다. 코어인지를 높이면서도 의식적인 체화embodying를 되찾는 여행이 시작되었다.

탐험2 : 코어의 색상과 형태

- 목적 : 코어의 에너지 표현 탐험
- 준비물 : 칼라펜(분필 또는 크레용)과 큰 종이
- 방법 : 칼라펜을 이용해 코어의 에너지 패턴을 스케치 하는 수련이다. 살아있는 느낌이 나는 부위는 어디인가? 에너지가 정체된 부위는 어디인가? 어디로 에너지가 흘러가는가? 난류tubulence가 느껴지는 곳은 어디인가? 코어에 대한 느낌을 가장 잘 표현해주는 색상과 모양은 무엇인가? 신체 내부의 감각인지 탐험을 한 후 종위 위에 칼라펜으로 그림을 그려보라. 처음 그렸던 그림을 며칠간 치워놓는다. 그런 다음 다시 소마탐험somatic exploration을 하고 나서 그린 그림과 비교해본다. 어떤 변화가 있는지 확인한다.

탐험3 : 안정위

- 목적 : 감각, 느낌, 사고, 그리고 이미지 탐험
- 준비물 : 사람들이 지나다니거나 방해하지 않는 편안하고 쾌적한 장소. 핸드폰은 끄고, 문은 잠근 후, 조명을 약하게 한다. 바닥에 부드러운 담요나 매트를 깐다.

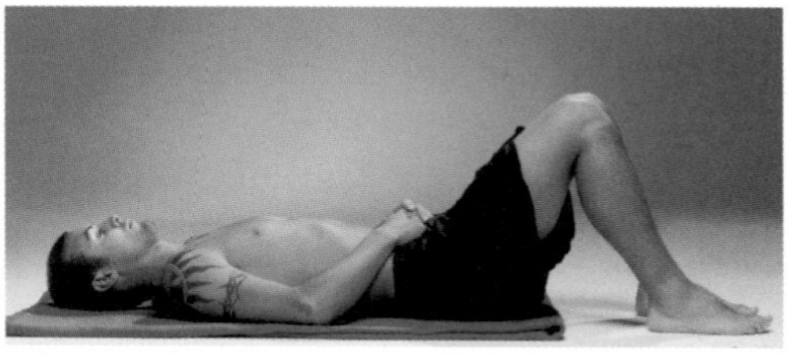

그림 7.1. 안정위

- 방법 : 등을 바닥에 대고 편안하게 눕는다. 이때 머리와 몸통은 일직선이 되도록 누운 자세를 조정한다. 무릎은 굽혀 발바닥이 바닥에 닿게 한다. 양발 사이의 간격은 좌우 고관절 넓이 정도로 벌리고 발뒤꿈치와 엉덩이 사이는 30~40 센티미터 정도 거리를 유지한다. 척추로 바닥을 누

르지 않는다. 안정위로 누우면 허리가 자연스럽게 바닥에 닿으며 요근은 이완되고 척추는 펴진다. 손은 편안하게 바닥에 놓거나, 아니면 흉곽을 가로질러 골반 위에 올려놓는다(그림 참조).

팔이 어깨보다 위쪽에 위치하지 않도록 한다. 팔이 어깨보다 지면에서 위에 위치하면 중력중심을 바꿔 자세를 흐트러뜨리는 요인이 된다. 눈은 편안하게 이완한 상태로 편하게 뜨거나 또는 완전히 감는다. 눈을 부드럽게 뜨면 빛이 저절로 눈으로 들어와 의식을 바깥으로 뺏기지 않게 된다. 안정위에서 10~20분 정도 편히 쉰다.

안정위 자세로 누워있는 동안 일어나는 일들을 감지한다. 척추로 바닥을 누르지 말라. 안정위는 무위non-doing(무위) 자세이며, 존재being(존재) 자세이기도 하다.(코어인지에서 무위는 유위와 대비되며, 존재는 행위와 대비되는 개념이다. 애써서 무언가를 달성하려는 태도를 내려놓고 인지의 힘을 신뢰했을 때 변화가 증폭된다. – 옮긴이) 중력에 의해 요근 바깥쪽의 신경 긴장이 이완되는 매우 안정적인 자세가 안정위다. 코어에서 바깥쪽으로 신체의 긴장패턴을 풀어주고 고유수용감각 인지를 높여주며 오래된 조건화를 해소해주는 데 유용한 자세이다.

이 자세에서 편안하게 쉬면서 몸 안에서 느껴지는 감각에 의식을 집중하면 이완이 더욱 증폭되며 중추신경계 기능을 향상시킨다. 잡념이 자동적으로 떠올라 의식을 뺏기더라도 다시 내적 감각에 집중하며 마음을 고요하게 가라앉혀라. 습관적으로, 그리고 무의식적으로 떠오르는 느낌, 생각, 이미지를 의식적으로 바라보는 행위만으로도 자신의 진실한 모습이 드러나게 된다.

탐험4 : 감각 따라가기

- 목적 : 인지에 대한 탐구
- 준비물 : 부드러운 담요나 매트, 또는 카펫
- 방법 : '따라가기'는 '인지 안으로 들어온 감각에 의식을 집중' 하는 수련이다. 감각 따라가기를 하면서 하나의 감각에서 다른 감각으로 의식을 이동시키면, 평소에 무시하고 간과해 왔던 내적인 긴장패턴과 메시지가 의식에 포착된다. 다음은 '감각 따라가기' 기법을 이해할 수 있는 좋은 사례이다.

안정위 자세를 하며 '감각 따라가기' 탐험을 하니, 오른쪽 골반이 무겁고 왼쪽 골반은 들린 느낌이 감지된다. 척추가 늘어난 느낌이 나기도 하고, 머리는 약간 뒤쪽 아래로 이동한 느낌이다. 피부 위로 시원한 공기가 지나가고, 허벅지 안쪽에서는 근육 긴장이 느껴진다. 조금 더 의식을 집중하니 치골에서 무릎 안쪽으로 무언가 늘어나는 느낌이 나면서 골반이 넓어지는 것을 감지할 수 있다. 고관절 소켓에서 따뜻하고 열린 느낌이 나더니 아래쪽으로 지나가 다리와 발까지 이어졌다. 척추를 따라 마디가 늘어나는 느낌도 생기며 견갑대도 넓어졌다. 흉곽 앞쪽이 열리는 느낌이 들면서 호흡이 깊어졌다. 점차 오른쪽 늑골 뒤쪽에서 무게감이 있고, 편안한 느낌이 얼굴과 눈 깊은 곳을 지나감에 따라 턱과 목이 열리는 느낌이 감지된다. 혀는 입 안쪽 바닥에 편안하게 안착되어 있다. 복부에서는 조금 긴장된 느낌이 들다가 부드럽게 녹는다. 이제 왼쪽 고관절 소켓이 부드럽게 늘어나며 골반에서는 묵직한 느낌, 무언가 가득찬 느낌, 그리고 동그랗게 변한 느낌이 든다. 양발이 지면 위에 안착되어 간다.

안정위에서 느끼는 당신의 소마경험은 다른 사람과 다를 것이다. 탐험을 할 때마다 그 느낌은 변한다. 하지만 점에서 점으로 감각을 따라 이동하다 보면 특정한 그림이 그려진다. 긴장되거나 기분 좋은 느낌에 조금 더 의식을 집중하면 자신의 몸을 잡고 있는 특정한 패턴이 드러날 것이다.

감각에 의식을 집중하는 능력이 좋아질수록 엄청나게 다양하고 미묘한 감각이 존재한다는 것을 알게 될 것이다. 뿐만 아니라 이들 감각이 특정한 감정, 사고, 이미지와 연결되어 있다는 것도 알아챌 수 있을 것이다. 아래는 또 다른 사례이다.

내가 처음으로 고관절 소켓을 인지하고 거기에 있는 긴장을 감지하게 된 순간, 머릿속에 아버지의 모습이 떠올랐다. 아버지에게 받은 상처로 인해 분노하는 마음이 들면서 발로 차버리고 싶은 기분이 든 것이다. 복부의 긴장을 감지할 때는 어머니 모습이 떠올랐다. 그러면서 그녀에 대한 감정, 기억, 이미지, 그리고 생각들이 뒤따랐다. 복부의 긴장은 턱의 긴장으로 이어져 있었고, 좌절과 공포, 그리고 어머니가 화를 내는 이미지와 연결되어 있었다.

내 몸에 각인된 긴장패턴은 처음엔 정말 견고하고 변할 수 없어 보였다. 하지만 점차 고관절 소켓의 긴장이 이완되고 복부가 치유되면서 나는 더 이상 부모님과 연관된 감정, 이미지, 또는 생각이 떠오르지 않게 되었다. 현재 내 허벅지는 고관절

소켓을 중심으로 자유롭게 움직이고 있고, 복부에서는 허기 또는 포만감이 명확하게 감지된다.

허벅지나 생식기 안쪽의 느낌을 감지하다보면 상처받은 느낌이나 두려움이 올라오곤 한다. 고관절 내전근 안쪽이나 주변에서는 무언가 외부에 노출되어 공격받을 것만 같은 감정이 느껴질 때가 있다.

의식적인 인지를 통해 내부를 감지할 때 부지불식간에 올라오는 조건화된 기억이나 해소되지 못한 감정들은 운동인지motor awareness와 결부되어 있다. 인체의 근육계는 감정이나 생각과 밀접한 연관성을 지니고 있다는 말이다. 내부에서 느껴지는 감각에 의식을 집중하면 할수록 더 많은 이미지, 생각, 믿음, 감정들이 이러한 감각과 연계되어 있음을 알게 될 것이다. 왜 그런 감정이 느껴지는지 지나치게 고민하거나 변화시켜보려고 긴장하면 의식은 현재 느껴지는 감각에서 다음 감각으로 이동하게 된다. 애써 변화를 만들지 말고 의식의 흐름 속에서 점차 풀어지도록 내버려 두어라. 그러면 해소되지 못했던 기억들은 저절로 녹아나간다.

내부에서 느껴지는 감각, 느낌, 그리고 생각들을 외부에서 실시간적으로 가해지는 자극과 매치시켜 보는 것도 큰 도움이 된다. 이 과정에서 인체의 신경, 에너지, 그리고 화학적인 기전을 자극하게 된다. 인지는 촉매다. 귀를 통해 들어오는 소리의 진동, 피부를 자극하는 바람, 몸의 무게, 그리고 눈을 통해 들어오는 빛과 같은 외부자극outer stimulations을 내부감각inner sensations과 매치시켜 균형을 잡으며 그 순간에 현존할 수 있다면 새로운 신경패턴이 형성되며, 오래된 습관패턴이 깨져나갈 것이다. 선명하고 신선한 느낌이 깨어나면 인지는 더욱 높아지며, 점차 진보된 인지를 지지해주는 느낌이 생겨난다.

탐험5 : 태아-C 자세, 컬링

■ 목적 : 태아처럼 몸을 C자로 굽히는 동작인 컬링에 대한 탐구

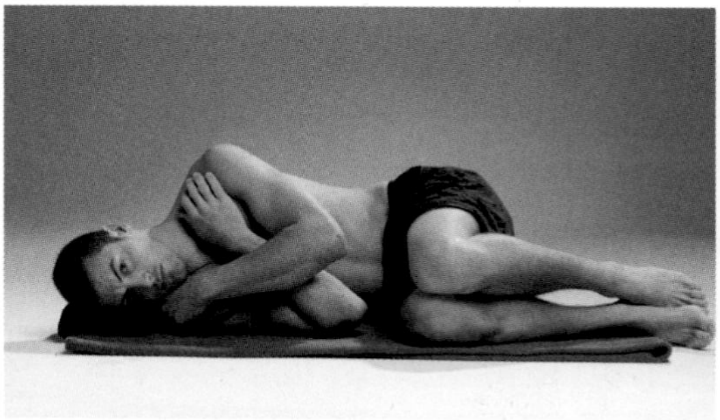

그림 7.2. 태아-C 자세

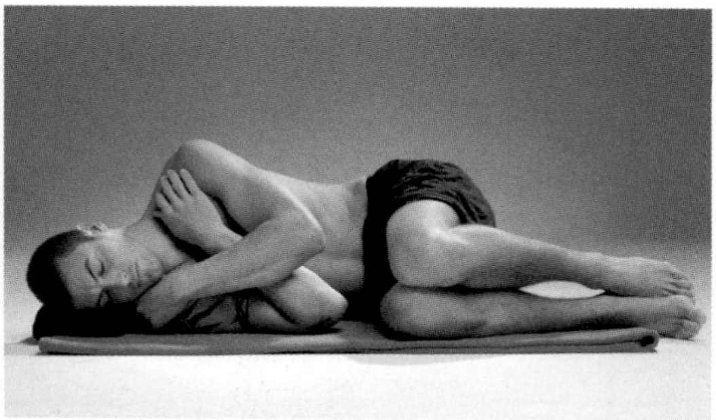

그림 7.3. 내면으로 들어가기

■ 준비물 : 부드러운 담요나 매트, 또는 카펫

■ 방법 : 안정위에서 몸을 한쪽으로 굴려 태아-C자 자세를 만든다. 머리에서 꼬리뼈까지 큰 C자를 형성하면 된다. 한쪽을 향한 자세에서 몸에서 느껴지는 감각, 감정, 사고를 바라본다. 이제 30~60초 정도 부드럽게 앞뒤로 척추를 여러 번 움직였다가 멈춘다. 다시 한 번 감각, 감정, 사고를 감지하며 척추의 반응을 확인한다.

척추는 원시 바다의 물고기에서 진화해 왔다. 따라서 척추가 깨어나면 자연스럽게 움직임이 일어날 것이다. 물결처럼 느리게, 머리에서 꼬리까지 그리고 꼬리에서 머리까지 물고기가 헤엄치듯 움직이면 인체의 중심선midline이 자극받는다. 이 과정에서 척추 부위에 수분이 증가한다. 숨을 내쉬면서 '스~~' 소리를 첨가하라. 소리를 내면서 몸을 앞뒤로 가볍게 움직였다 정지한 다음 그 상태를 즐겨라. 동작을 멈추고 충분히 쉬는 동안 내면에서 올라오는 느낌에 주의를 집중하며 열린 상태가 되도록 노력하라.

변형자세 1) 짐볼 위에서 하는 태아-C 탐험

이번 연습은 앞에서 했던 것과 중력과의 관계가 다르다. 커다란 짐볼 위에 앉아 공을 앞뒤로 굴려보라. 공이 굴러갈 때 코어의 모양이 변한다. 발바닥은 지면에 견고하게 붙이고 척추가 C자가 되게 한다. 중심선의 정중앙에서 C자 움직임이 시작되며, 끝점에서 머리와 꼬리뼈를 연결한 선이 둥글게 변한다. 천천히 공을 움직여 C자의 양 끝점이 가까워질수록 등은 열

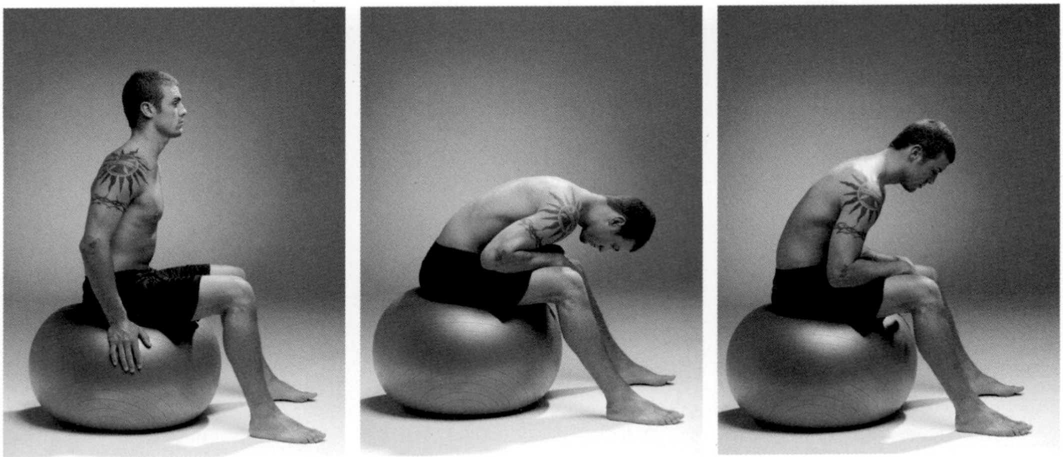

그림 7.4a, 7.4b, 7.4c. 짐볼 위에서 하는 태아-C 탐험

리고 확장되며 태아-C 자세가 된다. 공을 굴리며 태아-C 자세를 만들 때, 입과 목을 열고 숨을 길게 내쉬면서, 바람이 동굴을 지나갈 때 나오는 듯한 '하우~' 소리를 낸다.

변형자세 2) 네발기기 자세에서 하는 태아-C 탐험

네발기기 자세에서 하는 태아-C자 자세 탐험이다. 요령은 앞의 동작과 동일하다.

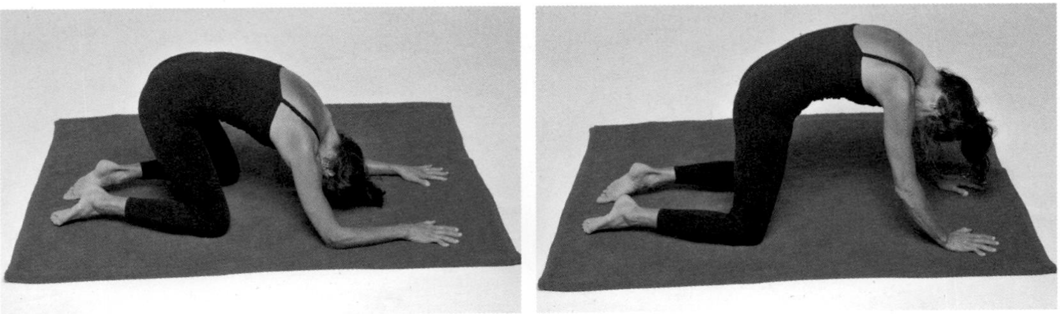

그림 7.5a, 7.5b. 네발기기 자세에서 하는 태아-C 자세

탐험6 : 주의 집중

- 목적 : 코어인지를 할 때 집중 요령 탐구
- 준비물 : CRP 자세를 할 수 있는 편안한 장소
- 방법 : 신체 부위 중 뭔가 끌어당기는 느낌이 있는 곳, 또는 감각이 잘 안 느껴지거나 전혀 느껴지지 않는 부위에 의식을 집중한다. 골반 주변, 고관절 소켓, 천골, 발 또는 두개골이 그런 장소가 될 수 있다. 자신의 몸무게를 감지하며 탐험을 시작하라. 그러다가 해당 부위 주변으로 의식을 확장한다. 아무런 느낌도 감지할 수 없다면 단지 의식을 집중한 채 선택한 부위를 계속 탐구한다. 따뜻한 빛이 비추듯 인지가 그 부위를 깨어나게 하도록 내버려두어라. 생각, 감정, 이미지들에 의식을 뺏기면 바로 몸 안의 느낌으로 되돌아온다.

안정위는 말 그대로 매우 안전한 자세이다. 따라서 내면에서 올라오는 것들은 자세 때문이라기 보다는 인체 조직 안에 기록된 기억들이라는 점을 알아채는 것이 중요하다. 지금 이 순간에 느껴지는 두려움, 분노, 슬픔 등의 감정들은 단지 과거에 조건화된 생각, 느낌, 이미지들 때문에 발생한 것이라는 사실을 이해하도록 하라.

신체 한 부위에 의식을 집중할 때 다른 부위가 긴장되며 의식이 그쪽으로 뺏기는지 알아채도록 하라. 사실 의식을 한 부위에 집중 하면서도 몸 전체에 대한 동시 인지를 유지하는 것이 중요하다. 주의 집중은 강압적으로 온몸을 긴장하며 하는 게 아니다. 인지는 빛이나 액체와 비슷하다. 따뜻한 꿀이 몸 전체로 퍼져나가는 느낌으로 인지하도록 하라.

탐험7 : 놀람반사, 아킹

- 목적 : 원시반사인 놀람반사 탐구
- 준비물 : 접은 담요나 카펫, 부드러운 고무공(직경 15~25 센티미터 정도, 3분의 1정도 공기가 차 있다)
- 방법 : 안정위에서 등 뒤쪽, 태양신경총 부근에 준비한 공을 넣는다. 대략 흉추12번 위치이며 요근의 뒷면에 해당되는 지점이다. 공에는 공기가 가득 차 있지 않아야 한다. 그래야 공 위에 몸이 편하게 자리할 수 있다. 팔은 머리 위쪽 바닥에 놓으면 몸이 자연스럽게 뒤로 펴져서 활처럼 된다(아킹Arcing이란 활처럼 뒤로 펴진 자세를 말한다. – 옮긴이).

손을 머리 위쪽으로 놓을 때, 손의 움직임에 시선을 따라가면 턱이 들리며 목이 열린다.

앞으로 몸을 굽히며 손을 뻗거나 깜짝 놀랐을 때의 신체 움직임을 탐험하는 수련이다. 이를 통해 구르기, 뛰기, 그리고 달리기 등과 같은 교감신경이 관여하는 반사를 활성화시킬 수 있다. 이 반사가 온전히 활성화되면 신체 전면에 있는 모든 근육들이 깨어나며 몸을 배꼽 방향으로 굴곡 시키는 동작이 자연스러워진다. 튀어나갈 준비를 하며 힘을 응축시키는 스프링 또는 뛰어오를 준비를 하는 사자처럼 몸이 깨어나는 것이다.

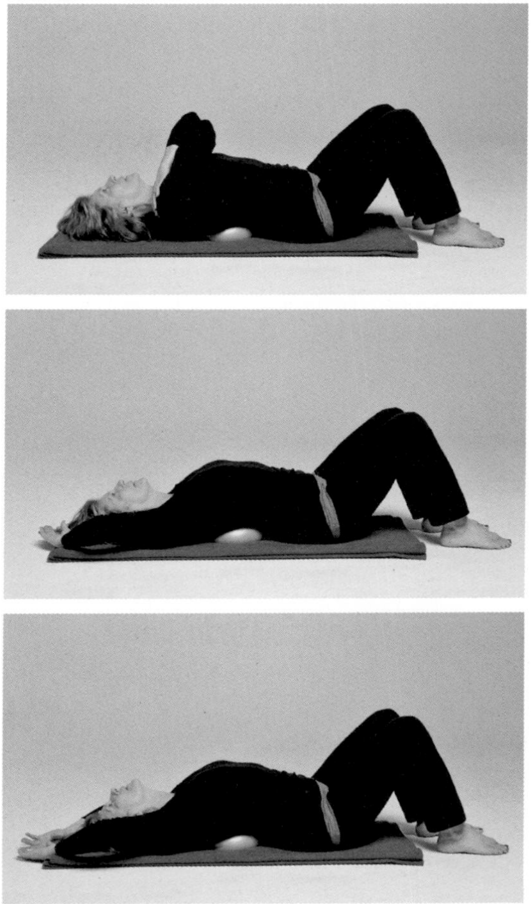

그림 7.6a, 7.6b, 7.6c. 놀람반사 탐험

공을 누르고 있는 늑골이 떠오르는 느낌이 나게 하기 위해, 호흡을 내쉴 때 강하게 '스~~' 소리를 길게 낸다. 세 번 이상은 하지 않는다. 그러고 나서 충분히 쉬면서 몸에서 느껴지는 반응을 관찰한다. 어떤 느낌이 전해지는가? 긴장된 부위가 녹아내리며 부드러워지는가? 이제 공을 치우고 원래의 CRP 자세로 되돌아오거나 또는 옆으로 돌아 누운 태아-C 자세를 취한다. 충분히 쉬면서 몸이 안정화되기를 기다린 후 몸을 굴려서 천천히 자리에서 일어난다. 몸을 굴곡 시키는 동작이 일어나지 않도록 주의하며 급하게 서두르지 않는다. 그런 다음 방 안을 천천히 걸으며 새롭게 변한 감각을 음미하라.

변형자세 1) 공 없이 놀람반사 탐험

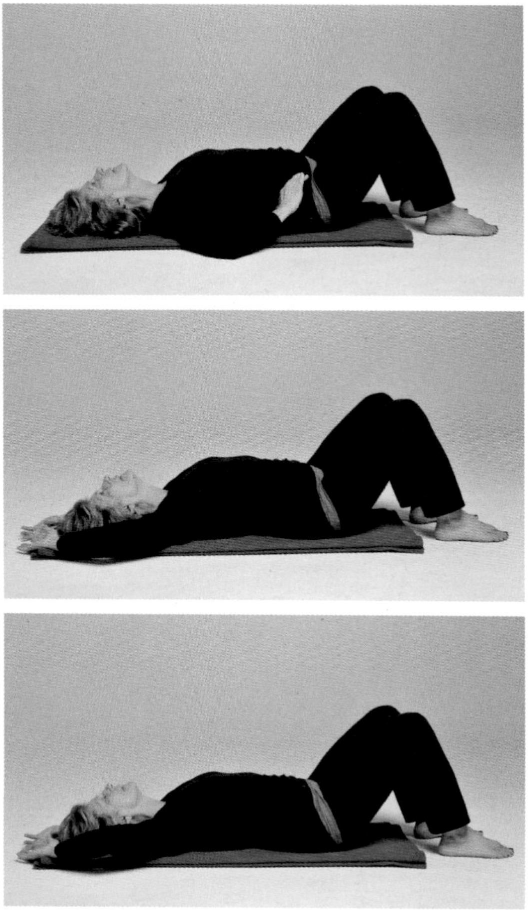

그림 7.7a, 7.7b, 7.7c.

공 없이 시행한다는 점을 빼고 요령은 앞과 같다. 골반을 앞으로 숙여 등을 활처럼 굽힌다. 공 없이도 놀람반사 탐험을 얼마든지 할 수 있다. 탐험 과정에서 '스~~' 소리를 호흡을 내쉬면서 길게 세 번 낸다. 의식을 열린 상태로 유지하라. 이 말은 이완된 각성 상태를 유지하며 현존presence 하라는 뜻이다. 서퍼가 파도를 타며 서핑 하는 것처럼, 코어가 풀리며 저절로 중립척추코어neutral spinal core 상태로 변해가도록 내버려두어라.

탐험8 : 지면에 안착하기

■ 목적 : 지면에 편하게 안착하기(중심화 테크닉)

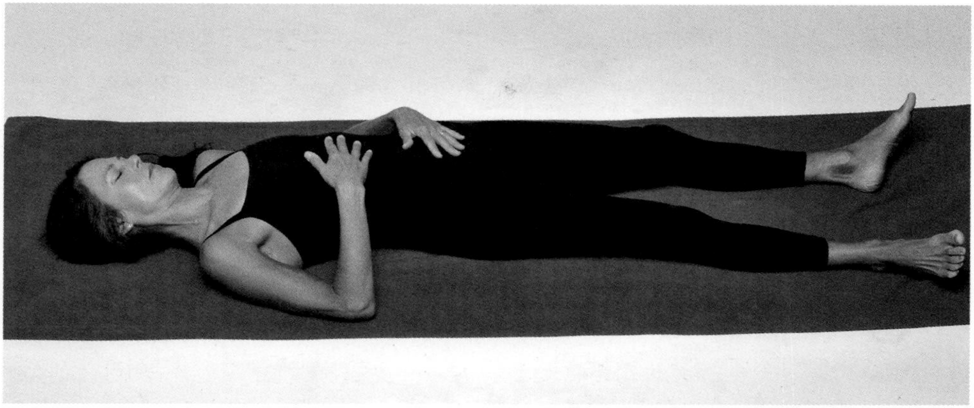

그림 7.8. 지면에 안착하기

■ 방법 : 여기서 소개하는 지면에 안착하기Grounding 기법은 조금 생소할 수도 있다. 에너지 관점이 반영된 부분이 있어서 받아들이기 쉽지 않다면 바로 다음 장으로 넘어가도 된다. 하지만 설명이 흥미를 자극한다면 계속 읽어나가기 바란다. 제시한 목록들은 아이들 놀이처럼 여겨지기도 한다. 실제로 대부분의 방법들은 본능적으로 이해가 가능하다. 동물, 식물, 그리고 아이는 에너지적으로 열려있다. 이들은 지구와 상호공명을 이루고 있으며 서로 분리되어 있지 않다. 그러므로 아이처럼 열린 마음으로 접근하는 것이 코어인지를 깨우는 데 도움이 된다. 단순하면서도 비용이 많이 들지 않는 방법으로 지면에 현존하는 감각을 일깨울 수 있을 것이다.

여기에 제시하는 것들은 코어인지를 깨우는 데 매우 실용적인 방법들이다. 결코 이상한 기법이 아니다. 그리고 코어인지 탐험 과정에서 언제라도 적용할 수 있다.

■ 배를 땅에다 대어보라. 배를 풀, 모래 등과 같은 자연물에 대보는 것은 에너지 넘치는 코어를 만들고 지면에 안착하는 데 도움이 된다.

■ 손발을 교차하여 움직여보라. 팔꿈치를 반대편 무릎에 대보거나, 반대 동작을 해본다. 인체의 중심선인 척추에 교차패턴cross-patterning 동작이 일어나게 하면 두뇌가 활성화되고 몸의 에너지가 높아진다.

- 따뜻한 모래, 진흙, 미네랄워터, 또는 바닷물 등으로 몸을 감싸거나 씻어보라.
- 앱섬솔트Epsom salts(일반 소금과 달리 해독작용이 뛰어난 천연 미네랄 소금 – 옮긴이) 또는 애플 사이다 식초로 씻고 나서 샤워를 해본다. 이들은 모두 몸의 독소를 제거하고 근육을 이완하며 감정에너지의 균형을 맞추는 데 도움이 된다.
- 팔로 나무 몸통을 끌어안는다거나, 등을 기대고 앉아서 명상을 해본다. 나무는 전자기장을 풍부하게 전달하기 때문에 지면 안착력을 높이는 데 도움을 준다.
- 보석요법Gem Therapy을 연구해보라. 흑요석Jet은 독소를 제거하는 데, 적철석Hematite은 지면 안착력을 높이는 데 도움을 준다. 보석을 지니고 다니거나, 손이나 몸에 착용하는 것도 좋다. 적철석을 배꼽이나 태양신경총에 붙이고 다니면 코어인지를 증진시켜 중심화를 높이는 데 도움이 된다.
- 플라워 에센스Flower essences나 에센스 오일essential oils을 사용해보라. 플라워 에센스는 세포에 미세한 진동을 전달해 생명력을 증진시키는 기능을 한다. 에센스 오일은 외상 치료에 효과적이며, 기억, 감정, 그리고 감각을 일깨우는 데 효험이 있다.(주의: 자신의 상태를 제대로 파악해주는 실력 있는 치료사를 선택하라)
- 앉아서 명상하라. 바쁜 현대 생활에서 마음을 고요하게 유지하는 시간을 갖는 것은 매우 중요하다. 의식을 집중하여 내부의 에너지를 인지하도록 노력하라.
- 흔들의자를 활용하면 신경계의 긴장을 이완시키고 목과 머리의 고유수용감각을 되찾는 데 도움이 된다. 부드럽게 앞뒤로 움직이는 의자에 누워있으면 요근 이완을 하는 데 좋다. 걷는 것이 어려운 노인들이 코어의 유연성을 유지하는 데 이만한 도구가 별로 없다.
- 발마사지나 두피마사지를 받아라. 냉압착 된 유기농 올리브 오일이나 가공하지 않은 참기름은 발과 두피에 아주 소량 발라서 마사지 하라(아유르베다 의학에서는 참기름이 지면 안착력을 높이고 항진된 신경을 가라앉히는 데 도움을 준다고 한다). 이런 오일들은 몸속 깊이 침투하여 부신 기능을 높이고 신장 에너지를 활성화시킨다. 올리브 오일이나 호호바jojoba 오일 한 스푼에 한두 방울의 순순한 에센스 오일을 첨가한 후 잘 섞어서 발에 발라보라(에센스 오일이 눈에 들어가 자극하지 않도록 주의한다). 로즈마리 향은 정신을 맑게 하고, 라벤더 향은 감정을 편안하게 한다. 이들을 머리와 발에 바르면 지면 안착력을 높이는 데 도움이 된다.
- 스스로 자극할 수 있는 혈자리를 공부하라. 몸 앞쪽 정중앙을 흐르는 경락의 경혈을 자극하면 소화를 촉진하고 미묘한 내부 에너지를 깨우는 데 도움이 된다.
- 조용하고 가구가 별로 없는 잠자리를 마련하라. 독성 물질이나 전자기기들은 최대한 치워서 편안하고 원기를 충전시키는 환경에서 잠들도록 하라.

■ 유기농으로 재배된 제철 음식을 먹어라. 자신이 살고 있는 지역에서 재배된 음식을 먹으면 신체의 균형을 유지하는 데 도움이 된다.

■ 방부제, 색소, 또는 첨가물이 들어간 음식을 끊어라. 가공식품이나 유전자 조작 식품 또한 피해야 한다.

■ 페퍼민트나 펜넬fennel이 들어간 붉은클로버red clover, 쐐기풀nettle, 그리고 귀리잎oat straw으로 만든 차를 마셔라. 이들은 부신 기능을 좋게 한다.

■ 치아시드chia seeds, 알로에베라 주스, 아티초크artichokes, 우엉뿌리, 오이주스, 그리고 유근피 차와 같이 수분 함량이 높은 음식이나 차를 마셔라.

■ 신선한 유기농 올리브, 씨앗, 견과류, 그리고 아보카도avocados 등에 들어있는 질 좋은 오일은 다이어트에도 좋고 신장 에너지를 높여준다.

■ 설렁탕, 목초사육 소고기, 방목한 닭고기, 그리고 팥 등과 같은 음식은 다이어트에 좋은 질 좋은 단백질이다.

■ 해초와 다시마로 만든 요리를 먹어라. 이들은 미네랄이 풍부해서 혈액을 맑게 하고 뼈를 튼튼하게 만들어 준다.

■ 집 안에서 독성 물질을 줄이거나 제거하라. 향수 냄새가 많이 나는 비누, 섬유유연제, 표백제 또는 인공 세제를 사용하지 말라. 식초나 베이킹소다 등도 훌륭한 세제이다. 몸에 자극을 덜 주며, 석유를 원료로 하지 않은 단순하고 자연적인 제품을 사용하라.

■ 소리요법Sound therapy을 활용하라. 모차르트 음악이나, 치유를 촉진하는 레이키Reiki 음악(레이키는 미카오 우스이라는 일본인이 창시한 기치료의 일종이다. 이 레이키 요법에서 활용하는 치유음악을 말한다. – 옮긴이), 또는 다른 형태의 이완을 촉진하는 소리나 진동을 듣는 것도 도움이 된다. 바디오튠Bio Tune™은 컨티늄Continuum 요법 강사인 카프 펠프스Cass Phelps가 만들었다. 내가 특히 좋아하는 소리 요법인데 부교감신경 기능을 활성화 시킬 수 있도록 고안된 프로그램이다.

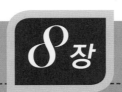

8장

요근 탐험

안정위CRP 자세를 매일 연습하면 몸에 에너지가 생겨 활동하는 데 큰 도움이 된다. 안정위는 마벨 토드Mabel Todd와 룰루 스웨이가드Lulu Sweigard가 1930년대에 했던 연구에서 가져온 것이다. 이 자세는 요근을 풀어줄 뿐만 아니라 인지를 깨어나게 한다. 또한 습관화된 긴장패턴을 떨어뜨려 근육과 신경을 이완시켜준다.

코어인지 탐험할 때, 움직임이 어디에서 어떻게 시작되는지 의식을 집중하게 되면, 자신이 불필요하게 긴장하며 동작을 한다는 사실을 깨닫고 깜짝 놀랄지도 모른다. 턱을 긴장하고, 목을 수축하며, 허리를 압박하는 모습, 또는 골반기저부를 강하게 수축하고, 손가락이나 발가락을 꽉 쥐거나 눈을 잔뜩 긴장하고 있는 자신을 발견하게 될 수 있다. 쉽게 움직임을 구동시킬 수 있는 기반이 바로 안정위지만, 실제로 그 움직임을 구동시키는 주체는 '당신'이라는 사실을 잊으면 안 된다. 이게 바로 코어인지를 높이는 탐험의 첫걸음이다. '지금 여기'에서 실제로 일어나고 있는 일을 감지하게 되면 지나간 과거의 조건화conditioning 패턴에서 자유로워질 뿐만 아니라, 새롭고 자유로운 움직임이 자극받는다.

안정위 탐험은 스트레스를 주는 활동 바로 전에, 또는 하루 일과를 마치고 난 다음이나 저녁 먹기 전에 하면 좋다. 잠자리에 들기 전에 안정위 탐험을 하게 되면 에너지가 넘쳐서 숙면을 방해할 수 있다.

안정위 탐험은 운동, 요가, 춤, 헬스 등을 하기 전에 해도 큰 도움이 된다. 의도를 활용해 안정위 연습을 한다면 코어중립성core neutrality을 증진시키고, 코어인지를 높이는 데 도움이 된다.

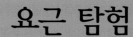

탐험1 : 안정위

- 목적 : 요근에 쌓인 불필요한 긴장 이완
- 주의사항 : 안정위에서 천골 주변에 저린 증상이 있다면 옆으로 돌아 누워라. 저리거나 마비된 느낌이 나면 안정위로 너무 오래 있었거나 골격계 배열(천골과 바닥과의 관계가 원인)이 잘못되었는지 확인한다. 계속 문제가 있으면 안정위 탐험 시간을 5~10분 정도로 줄인다. 하지만 요근이 이완되고 장골근이 부챗살처럼 열리면(장골근은 장골와에서 나와 대퇴골의 소전자로 가는 근육이다. 이 근육은 부챗살 모양을 하고 있는데 긴장되면 양쪽 장골 사이를 좁히거나 골반을 앞으로 굴곡시킨다. 따라서 장골근이 이완되면 위로 활짝 펴진 느낌이 난다. 이를 '부챗살 처럼 열린다'고 표현한다. – 옮긴이) 천골은 정상 위치로 되돌아가며 안정위를 유지하는 시간이 길어질 것이다.

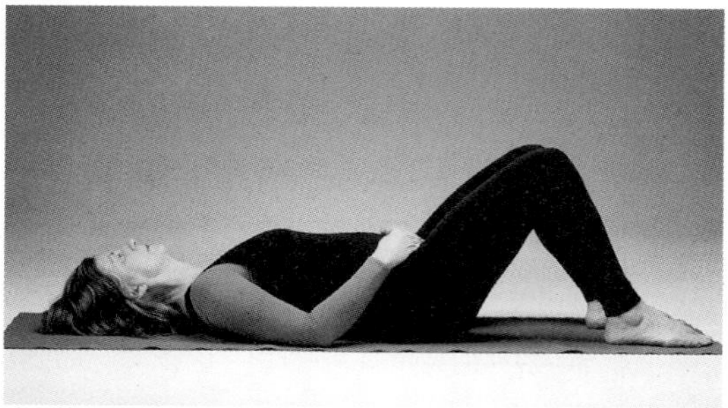

그림 8.1. 안정위CRP

- 준비물 : 조용하고 편안한 장소. 담요와 카펫이 깔린 바닥. 두툼한 매트나 적당한 크기의 수건. 담요나 카펫은 꼬리뼈에서 머리끝까지 몸통 전체가 들어갈 수 있을 정도의 크기여야 한다. 이때 발바닥은 담요, 카펫, 매트, 또는 바닥에 직접 닿아도 좋다.
- 방법 : 등을 대고 바닥에 눕는다. 무릎은 45도 정도로 굽히고 발바닥은 지면에 닿게 한다. 무릎과 다리 사이는 양쪽 고관절을 이은 넓이만큼 벌린다. 몸 전체 뼈가 매트에 편하게 안착되도록 한다. 머리가 한쪽으로 기울어지지 않고 척추와 일직선으로 배열되도록 자세를 조정한다. 이때 골반, 요추, 경추로 이어지는 라인이 중립을 이룬다.

수건은 머리를 지지하는 역할을 하지만 필요하지 않으면 그냥 눕는다. 머리, 척추, 골반은 같은 높이를 유지해야 하며, 만일 머리가 뒤로 돌아가고 턱이 들린다면 수건을 1~3센티미터 정도 두께로(이 이상 높게 만들지 않는다) 만들어 머리 밑에 놓는다. 접은 수건을 목 밑에 넣지 말고, 두개골 밑에 넣도록 한다. 수건을 너무 많이 쌓거나 높은 베개를 쓰지 않도록 한다.

발바닥이 지면에서 미끄러지지 않는 매트를 준비한다. 팔은 몸 옆에 편하게 놓는다. 골반 위에 손바닥을 올려도 되며(전상장골극 부근 – 옮긴이) 교차해서 가슴 앞에 놓아도 괜찮다. 눈은 부드럽게 열어놓는다.

몸을 굴려서 안정위를 벗어날 때는 몸무게를 활용해서 움직임을 구동한다. 예를 들어 한쪽으로 몸을 돌려서 일어날 때, 먼저 무릎이 옆으로 돌아가고 몸 전체가 거기에 따라서 돌아가게 한다. 그러고 나서 양손으로 바닥을 밀면서 천천히 일어난다. 이때 머리와 목을 먼저 위로 끌어올리듯이 일어나지 않도록 주의한다. 네발기기 자세로 만든 다음에는 손과 발로 바닥을 밀며 천천히 일어나 바로 선다. 똑바로 선 다음에 충분한 여유를 두고 자신의 감각, 느낌, 그리고 인지 상태를 관찰하라.

안정위에서 요근을 이완할 때 요령

- 마음을 고요하게 유지하라. 그리고 의식을 몸무게에 집중시켜라. 안정위에서는 중력에 의해 요근이 이완되며, 그 결과 골격계 정렬이 바르게 된다. 억지로 힘을 주며 급하게 이완하려고 하지 말라. 강압적인 힘은 필요치 않으며 실제 도움도 되지 않는다. 이완이 일어나기를 기다리며 자신에게 이렇게 질문하라. "바닥에서 지지력을 느끼는가? 바닥과 닿는 부위는 어디인가? 어느 부위에 위로 떠있는 느낌인가?" 의식이 내면으로 가라앉음에 따라 고관절 소켓 앞쪽 상부에서 요근이 부드럽게 녹아내리는 것을 인지하라. 10~20분 동안 안정위를 유지한다.
- 뼈에 안착하라. 긴장된 근육에 의식을 뺏기지 말고 몸 깊은 곳의 뼈를 감지하라. 이 과정에서 골격계 정렬이 이루어지며 다리 자세가 바르게 유지된다. 무릎은 잭나이프Jack knife처럼 되어 있는 경첩관절이다. 무릎관절의 균형이 바르게 되면 힘들지 않고도 다리를 세우는 것이 가능하다. 긴장된 근육이 이완되고 골격계 균형이 잡히면 안정위에서의 다리 균형이 지속적으로 유지될 수 있다.
- 자세를 유지하려고 근육을 긴장시키지 말라. 허리를 지면과 평행이 되게 하려고 골반을 뒤로 젖히지 말라. 안정위에서 허리에 아치가 있다면 그냥 내버려두어라. 안정위를 유지하고 있으면 척추는 몸무게에 의해 자연스럽게 점점 늘어나 바닥과 평행을 이루게 된다. 요근이 이완되어 몸 전체의 신경근 긴장이 풀어지기 때문이다. 지나치게 힘을 주어 다리를 세우고 있거나 무릎이 바깥쪽으로 돌아가며 무너지려고 하면 다음 세 가지 방법을 활용해 보완할 수 있다.

1) 부드러운 공, 직경18~25센티미터 정도의 바람이 가득 든 고무공, 또는 폼 요가 블록(양 무릎을 바로 세웠을 때 무릎 내측을 이은 길이 정도)을 다리나 무릎 사이에 놓는다. 이들은 발과 다리의 골격계 정렬을 이루는 데 도움을 준다.(변형자세 1번)
2) 요가 스트랩(고무로 만든 밴드)을 양 무릎에 걸쳐 단단하게 지지하는 것도 골격계 정렬을 높이는 데 도움이 된다. 안정위에서 무릎이 밖으로 무너지지 않도록 양 다리 사이 또는 고관절 소켓 사이를 스트랩으로 묶는 것은 그다지 추천하지 않는다. 왜냐하면 나중에 다리 자세를 스스로 교정하는 데 힘이 들기 때문이다.
3) 의자를 활용해 다리를 지지한다. 이 자세에서는 발의 정렬은 고려하지 않는다.(변형자세 2번)

변형자세 1) 블록을 활용한 다리 지지 자세

대퇴사두근이나 내전근들이 긴장되거나 짧아져 있다면 무릎은 내측으로 무너지려 할 것이다. 요근은 긴장되어 있는데 고관절 외회전 근육들의 톤이 떨어져 있다면 다리 자세를 제대로 유지하기 어렵다. 안정위에서 다리를 억지로 위로 세우는 느낌이 들면 바로 다리 근육에 긴장이 있다는 증거이다. 근육 긴장을 이완하고 뼈를 통한 지지력을 확보해야 힘들이지 않고도 바른 다리 자세가 유지된다. 요가 블록이나 고무공을 무릎 사이에 놓고 수련을 하면 도움이 된다.

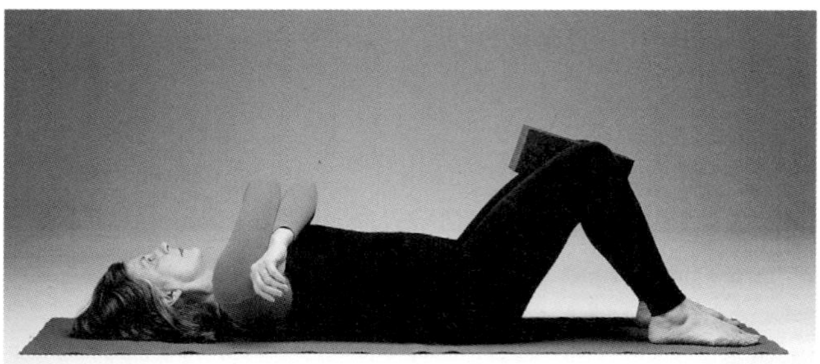

그림 8.2. 요가 블록을 이용해 다리 균형을 유지하는 자세

변형자세 2) 의자를 활용한 허리 지지 자세

발과 다리를 의자 위에 올려놓는다. 이때 의자의 면은 평평해서 지면과 평행이 되어야 한다. 그래야 무릎 각도가 90도를 유지할 수 있다. 에너지 관점에서 지면과의 안착도를 높이려면 손바닥이 바닥을 향하도록 한다.

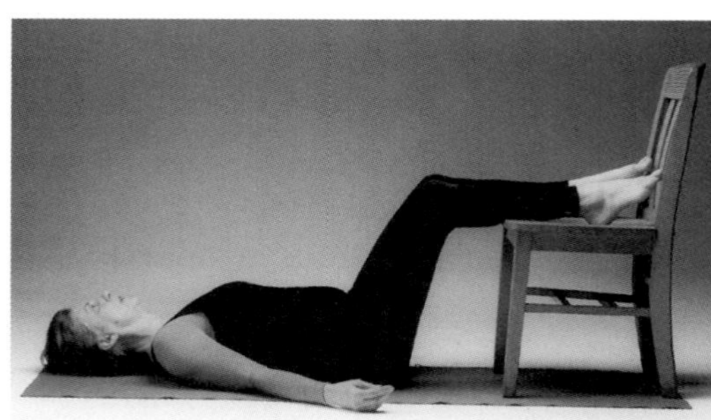

그림 8.3. 의자로 다리를 지지하는 자세

탐험2 : 하부 요근 이완

- 목적 : 다리를 골반과 분리해 움직이기
- 주의사항 : 허리 근육을 압박하거나 단축시키는 것, 무릎 관절을 과신전 시키는 것, 또는 근육의 힘으로 무릎에서부터 움직임을 만드는 것은 '보상' 기전이 발동된 상태에서 다리를 펼 때 나타나는 현상이다. 이는 요근의 움직임이 제한되거나 고유수용감각 피드백이 제대로 이루어지지 않아서 고관절에 문제가 생겼다는 증거이다.

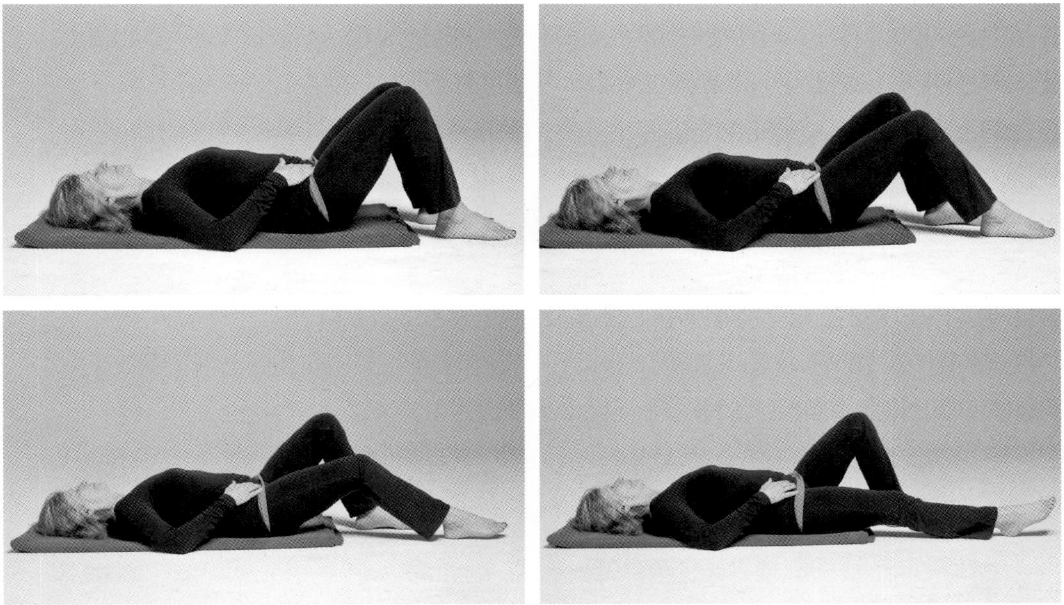

그림 8.4a, 8.4b, 8.4c, 8.4d. 하부 요근을 이완시키는 동작

- 준비물 : 앞에서 설명한 '안정위' 탐험에서와 동일. 양말을 신는다. 또는 발이 잘 미끄러지도록 한다.
- 방법 : 10분간 안정위에서 편히 쉰다. 손가락으로 양쪽 고관절 부위를 부드럽게 마사지한다. 이때 세게 압박하지는 않는다. 골반의 움직임 없이 다리를 움직이는 수련이다.

요근이 고관절 소켓 위로 지나가는 부위에서 하부 요근이 이완되는 반응을 제일 잘 감지할 수 있다. 고관절 부근에 의식을 집중하고, 고관절 소켓에서부터 움직임을 구동하며, 한쪽 다리부터 천천히 바닥에서 미끄러뜨린다. 골반은 체간의 연장선상에서 안정되고 중심화 된 상태로 남아있고, 오직 다리만 느리게 펴도록 한다. 다리가 펴지며 늘어날 때 허리를 따라 느껴지는 감각을 살펴보라. 다리를 펴기 위해 허리 근육이 짧아지는 것은 요근이 아직 이완되지 않았다는 신호이다. 또한 요추를 압박하며 보상하는 동작도 일어날 수 있다. 골반과 척추가 다리의 움직임을 따라 움직인다면 동작을 멈추고 고관절 소켓 앞쪽이 부드러워질 때까지 이완한 다음 다시 움직여라. 이러한 이완, 정지, 펴기 동작을 반복한다. 요근이 이완되면 골반이 끌리지 않고도 다리 펴기가 가능해진다. 다 했으면 같은 요령으로 반대쪽을 편다.

변형자세 1) 골반을 안정화시키는 자세

반대 다리를 굽혀서 고관절 소켓 위에 무릎이 오도록 하면 골반 안정성이 증가한다. 손을 펴서 굽힌 다리의 무릎을 잡고 반대 다리를 편다. 다 했으면 같은 요령으로 반대쪽을 편다.

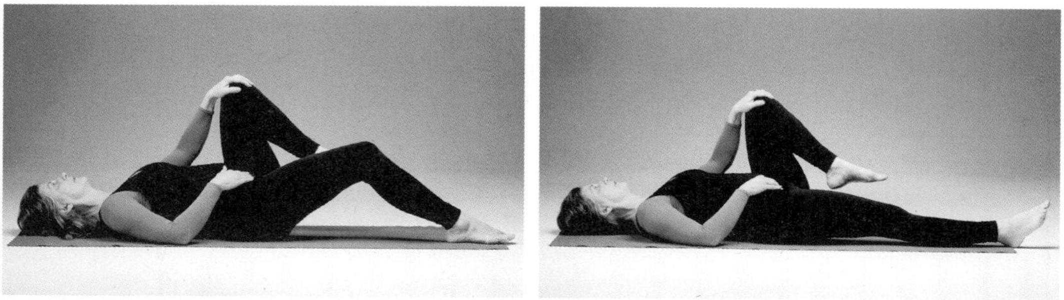

그림 8.5a, 8.5b. 하부 요근 이완, 변형자세 1

코어와 다리의 올바른 연결성을 확보하는 요령

골반 소켓과 대퇴골 골두 사이의 움직임을 차별화 하라.
대퇴골과 골반이 만나는 고관절은 절구관절 ball-and-socket이다. 이 관절에서의 고유수용감각 인지를 높이는 것이 요령이다. 핵심은 인지에 있다. 바닥에서 그냥 다리를 펴는 게 아니다.

미세한 움직임을 활용해 요근 이완을 돕는다.
요근이 유연하고 탄력 있으면 골반에 다리를 과도하게 달라붙게 하지 않는다. 다리와 발을 가볍게 흔들면 태양신경총에서 발가락까지 코어인지가 살아난다.

요근 전체를 이완하라.
고관절 소켓을 열고, 골반과 대퇴골의 관절 연결을 좋게 하는 것은 하부 요근 이완에 도움이 된다. 여기에 덧붙여 상부 요근도 이완시켜야 한다. 다리 전체의 움직임이 심장 바로 아래에서 시작한다는 느낌으로 다리를 펴면 척추의 중립성neutrality을 확보하고 소마인지를 높이는 데 큰 도움이 된다.

탐험3 : 상부 요근 이완

- 목적 : 상부 요근 이완
- 주의사항 : 근육 보상이 일어나 팔의 관절가동범위가 제한되어 있다면 이 수련을 하지 않는 게 더 낫다. 힘을 많이 주고 동작을 하지 말라. 이 상태에서 계속 하기보다는 팔을 이완시키는 탐험(9장에 소개되어 있다)을 하고 나서 다시 이 수련을 하는 것이 더 낫다.
- 준비물 : 접은 담요와 매트. 카펫과 커다란 짐볼(변형자세 3에서 필요)
- 방법 : 안정위에서 시작한다. 손가락은 펴고 양손 손바닥을 마주보게 해서 팔을 위로 든다. 양손 손끝이 천장을 향한 상태에서 태양신경총 부위에 의식을 집중하며 척추와 흉곽의 관계를 관찰한다. 위로 올라간 팔에 의해 척추와 늑골이 바닥에서 뜬 느낌이 나는가? 팔을 들면 흉곽 앞쪽이 단축되거나 등 중간이 좁아지는 현상이 일어나는가? 팔이 골반을 끌어당겨 한 방향으로 기울게 하지는 않는가?

그 상태에서 무게가 많이 나가는 부위를 감지한다. 또 위로 당겨지거나 떠오르는 느낌이 나는 부위도 확인한다. 흉추 12번 주변은 매우 강력한 부위이다. 상부 요근이 바로 이 흉추 12번 앞쪽에서 아래로 내려가고, 큰 삼각형 모양으로 되어있는 승모근이 흉추 12번 뒤쪽에서 팔로 이어진다.

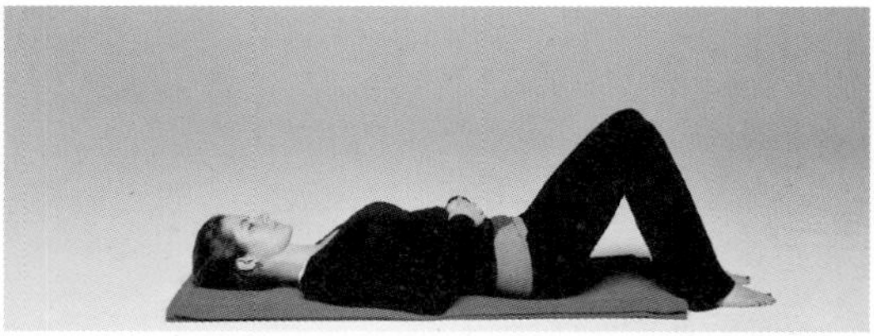
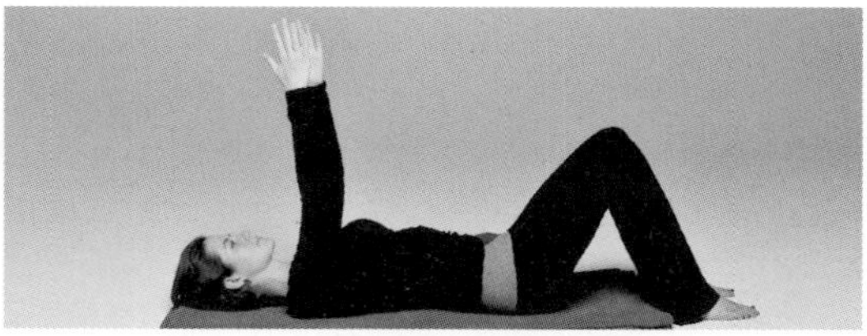
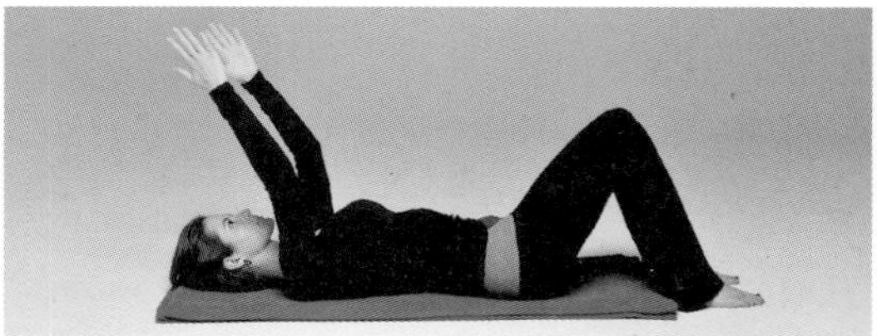
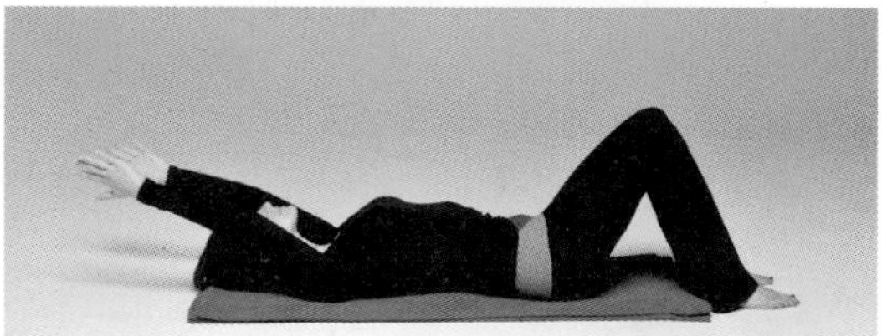
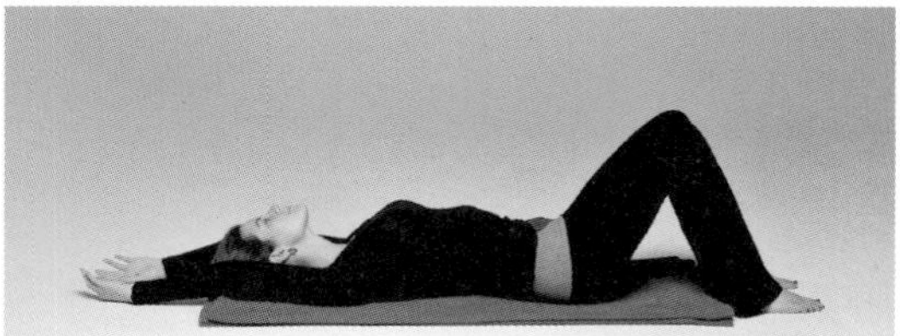

그림 8.6a, 8.6b, 8.6c, 8.6d, 8.6e. 상부 요근을 이완시키는 동작

팔의 움직임이 제대로 일어나게 하기 위해서는 어깨에서의 관절 연결성을 확보해야 한다. 우선 한쪽 팔을 들어 손끝이 천정을 향하게 한다. 위로 잡아당겨지는 느낌, 긴장된 느낌, 그리고 흉곽 주변 근육이 단축되는 느낌이 강해지도록 천정으로 손을 쭉 뻗는다. 그러고 나서 팔이 견관절 소켓으로 떨어지게 한다. 팔이 바닥으로 무너지는 것은 아니다. 이때 팔꿈치 관절은 다 펴지 않는다. 팔을 뻗고, 무게감을 감지하며, 견관절 깊은 곳으로 떨어뜨리는 동작을 여러 번 반복한다. 반대쪽 팔로 넘어가기 전에 좌우 팔의 느낌 차이를 비교해본다.

한 번에 한쪽씩 천천히 원을 그리며 머리 위쪽 바닥으로 팔을 움직인다. 이렇게 천천히 움직이면 고유수용감각이 깨어난다. 팔과 손끝이 천정을 향하는 위치에서 멈췄다가 머리 위쪽 바닥으로 원을 그리며 움직이는 과정에서 호흡을 방해하는 요소가 있는지 감지한다. 만일 그런 부위를 발견하게 되면 내쉬는 숨을 길게 하여 부드럽게 만들고 나서 다시 움직인다.

양쪽 팔이 머리 위쪽 바닥에 닿는 과정에서 태양신경총 부근이 부드러워진다. 편안하고 부드러운 느낌이 지속적으로 유지되도록 한다. 움직이면서 손의 무게감 그리고 상부 요근이 늘

인지를 확장시키는 요령

- 팔을 움직여 코어탐험을 할 때, 흉곽이 팔의 움직임을 따라간다면, 이는 상부 요근이 긴장되어 근육 보상이 일어났음을 의미한다. 이때는 시간을 내어 태양신경총 부위의 느낌을 탐험한다. 움직임을 방해하는 요소가 나타나면 턱과 태양신경총을 이완해 부드럽게 만들고 발바닥의 무게감을 감지한다.
- 태양신경총 주변의 감각을 관찰한다. 느낌이 어떠한가? 호흡에 따라 척추는 어떻게 반응하는가? 태양신경총 주변의 긴장이 떨어져 부드럽게 했을 때 골반, 생식기, 그리고 발을 통해 흐르는 에너지의 움직임을 감지해보라.
- 상부 요근이 이완되며 지속적으로 늘어나기 위해서는 척추과 중립 상태를 유지해야 하며, 턱과 골반기저부가 이완되어 있어야 한다. 팔을 움직여 코어탐험을 하는 중에 척추가 들리면 멈추었다가 처음 자세로 되돌아온다. 그리고 인지를 더욱 높여 탐험을 다시 시작한다.
- 턱과 골반의 감각을 탐험하고 이들이 팔의 움직임과 미묘하게 연결되어 있음을 확인한다. 성기, 항문, 그리고 골반기저부도 감지하라. 입을 벌린 상태에서 중력이 바닥으로 전해지는 무게감을 감지하라.
- 발로 바닥을 가볍게 누르면서 입을 열고 골반기저부의 느낌을 감지한다. 이렇게 하면 뼈의 중립성을 유지하는 데 중요한 접촉 감각을 자극할 수 있다.
- 눈과 머리에 의식을 집중하라. 만일 머리가 고정되고, 턱이 당겨져 아래로 끌려 내려간 느낌이 들거나, 눈을 강하게 긴장하고 있다면 머리에 있는 반사패턴을 탐험하라. 팔의 움직임에 따른 머리의 반응을 확인하는 탐험을 하라(4장에서 소개한 '정위반응'에 대한 내용을 확인한다).

어나고 이완되는 느낌이 감지된다. 눈과 머리는 손의 움직임을 따라간다. 이렇게 하면 흉쇄유돌근이 늘어나며 목구멍이 열리게 된다.

팔을 원래 자세로 되돌리기 위해서 발에서부터 움직임을 구동하라. 처음 자세로 팔을 가져올 때 상부 요근을 수축하는 게 아니다. 태양신경총 부위를 부드럽게 유지하며, 지면반발력을 느낀 상태에서 발바닥을 아래쪽으로 가볍게 밀면서 팔을 되돌린다.

대체동작 1) 팔을 한쪽씩 움직이며 상부 요근 탐험

한 번에 한쪽 팔만 움직인다. 팔의 무게에 의해 상부 요근이 이완되도록 하면 골반에서 다리로 내려가는 감각이 느껴진다. 팔을 완전히 편 상태에서도 견관절은 부드럽고 유연해야 한다. 또한 등과 흉곽 앞쪽은 모두 넓고 깊은 느낌이 들어야 한다.

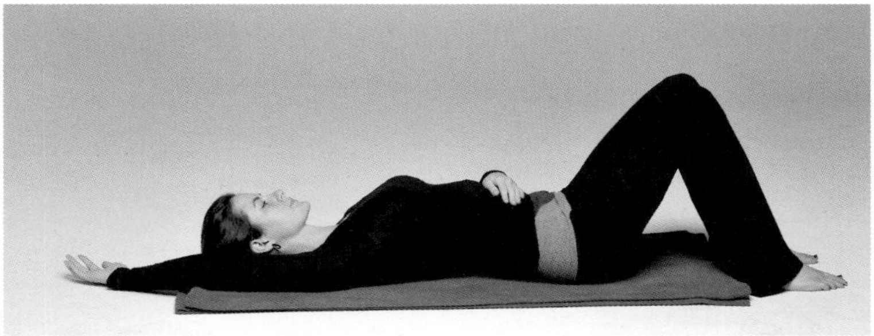

그림 8.7. 상부 요근 이완 – 한팔 연습

대체동작 2) 팔을 가슴 앞에 교차한 채로 상부 요근 탐험

안정위에서 양손을 교차하여 가슴 앞에 위치시킨다. 이렇게 하면 흉곽에 손의 무게가 가해져 편안한 느낌이 든다. 태양신경총 뿐만 아니라 상부 요근과 횡격막에 있는 긴장을 탐험하기 좋은 수련이다. 호흡을 길게 내쉬면서 입술과 이빨 사이로 '스~~' 하는 소리를 낸다. 그리고 이 소리가 목에서 뒤로 내려가 척추 앞면을 타고 아래로 내려간다고 상상하라. 소리는 인지를 높여주어 횡격막과 요근, 그리고 척추의 움직임을 잘 느낄 수 있게 해준다.

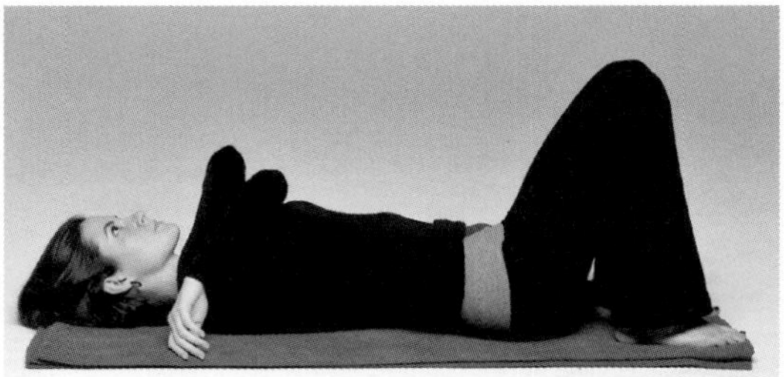

그림 8.8. 상부 요근 이완 – 팔을 교차한 자세

대체동작 3) 아령을 들고 상부 요근 탐험

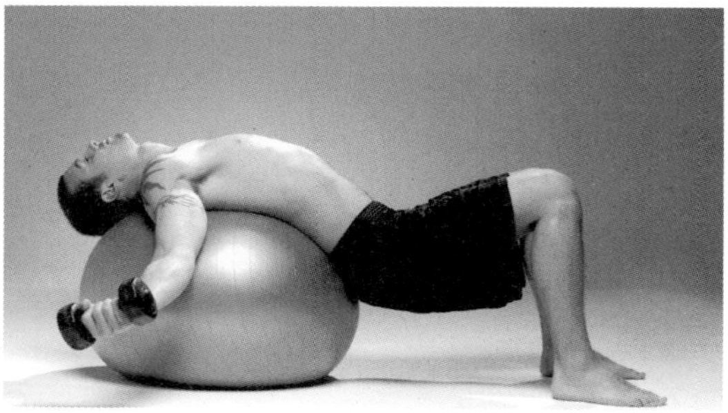
그림 8.9. 상부 요근 이완 – 아령을 들고 연습

짐볼 위에 등을 대고 누운 상태에서 하는 동작이다. 이때 양발은 지면 위에 견고하게 놓여있다. 손에 든 아령의 무게에 의해(너무 무거운 것은 피한다) 팔이 바깥쪽으로 늘어나게 되면 볼이 몸을 지지하는 느낌이 커진다. 팔이 아래로 움직일 때 상부 요근이 이완되어 골반과 발을 지나 바닥으로 마치 흘러내리는 느낌이 들 수 있다. 의식을 집중하여 이를 확인해보면 팔이 열리면서 에너지가 발을 지나 바닥으로 지나가는 느낌이 든다. 골반에 의식을 집중하고 있으면 생식기와 다리, 그리고 발을 지나 흐르는 무게감을 감지할 수 있다.

이 수련은 코어를 깊게 해준다. 발을 지면에 견고하게 붙인 상태에서 수련하라. 상부 요근이 이완함에 따라 흉곽이 확장된다.

탐험4 : 선 자세에서 요근 이완

- 목적 : 선 자세에서 요근을 이완하고 진자운동 탐험
- 준비물 : 평평한 벽. 대체동작 2번을 할 때는 딱딱한 폼 블록이나 5~7센티미터 두께의 책이 필요하다(발을 딛고 올라설 수 있을 정도). 평평한 벽 대신 등받이가 높은 의자를 활용할 수도 있다.
- 방법 : 벽과의 거리가 약 60센티미터 정도 되는 지점에 바로 선다. 양손으로 벽을 짚고 앞뒤로 움직인다. 이때 발목 관절을 통해 앞뒤 움직임이 일어나도록 의식을 집중한다. 마치 몸무게가 벽으로 '떨어지는' 느낌이다. 태양신경총과 발목이 부드럽게 이완되도록 하면 벽으로 '떨어지는' 움직임이 자연스럽게 발생한다. 발바닥은 바닥에 완전히 밀착된 상태를 유지한다.

대체동작 1) 런지 자세에서 요근 이완

앞에서 했던 '선 자세에서 요근 이완' 탐험을 먼저 한다. 태양신경총 부위가 부드러워지면서 요근이 이완되면 '떨어지는' 감각이 느껴지며 척추가 공간 안에서 그래도 앞으로 이동하게 된다. 이제 벽 앞에 멈추어 선 자세에서 스텝을 앞뒤로 밟으며 런지Lunge 자세를 만든다(왼발을 앞으로 한 보 내딛은 다음 원래 자리로 되돌아오고, 그 다음 오른발을 앞으로 내딛은 다음 되돌아오는 동작을 반복한다. – 옮긴이). 이때 골반은 중심화를 이룬 상태에서 정면을 향해 있고, 상부와 하부 요근은 사선으로 교차해서 움직이게 된다.

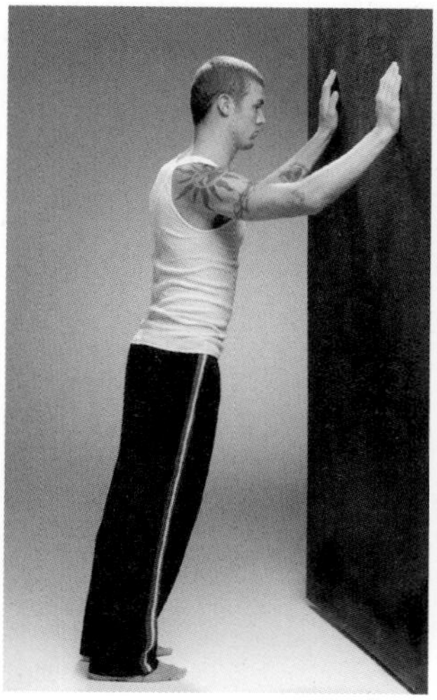

그림 8.10. 선 자세에서 요근 이완 – 기본

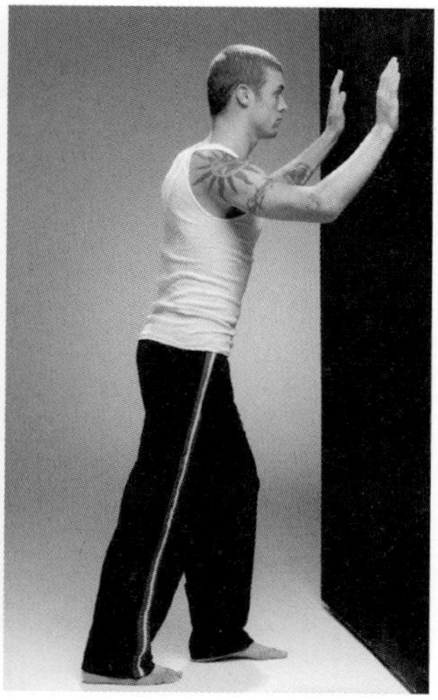

그림 8.11. 선 자세에서 요근 이완 – 런지 자세

대체동작 2) 선 자세에서 골반중심화 만들기 – 진자운동

고관절 소켓으로 무게가 몰리지 않도록 주의하며 골반중심화를 이룬다. 몸무게가 한쪽으로 쏠려 있다면 그쪽 고관절 주변의 인대가 불안할 것이다. 좌우 어느 한쪽으로 무게가 몰리지 않게 주의하라. 대신 앞쪽으로 살짝 몸무게가 이동하며 골반중심화가 이루어지게 하라. 이게 불가능하다면 다른 탐험을 먼저 하는 것이 더 낫다.

의자(또는 벽) 옆에서 약 30~40

진자운동을 감지하는 요령

- 진자운동을 할 때 골격계를 통해 올라오는 지지력에 의식을 집중한다. 몸무게가 가해지는 부위는 어디인가? 신체 각 부위는 제대로 정렬되어 있으며 골반은 중심화를 이룬 상태에서 다른 부위와 연결성이 살아 있는가?
- 복부코어belly core를 감지할 수 있는가? 몸무게가 발목 관절을 통해 이동할 때 신체 정렬 상태가 더 좋아진다. 무게를 지지하는 관절들이 제대로 '열려' 있으며 부드럽다면 몸무게가 뼈에서 뼈를 타고 지속적으로 흘러가는 느낌을 감지할 수 있다.

센티미터 정도 떨어진 거리에 블록을 놓는다. 한 발을 블록 위에 올려놓고 다른 발은 의자와 블록 사이에 위치하도록 한다. 블록과 의자 사이에서 발을 앞뒤로 흔든다. 이를 진자운동 pendulum motion이라고 한다. 이때 골반과 다리는 편하게 이완되어 있어야 한다. 양쪽 어깨를 이은 선과 아래로 내려뜨린 팔은 직각을 이룬 상태에서 편안하게 위치시킨다. 의자를 잡은 손은 어깨와 흉곽 사이의 안정성을 확보하도록 한다.

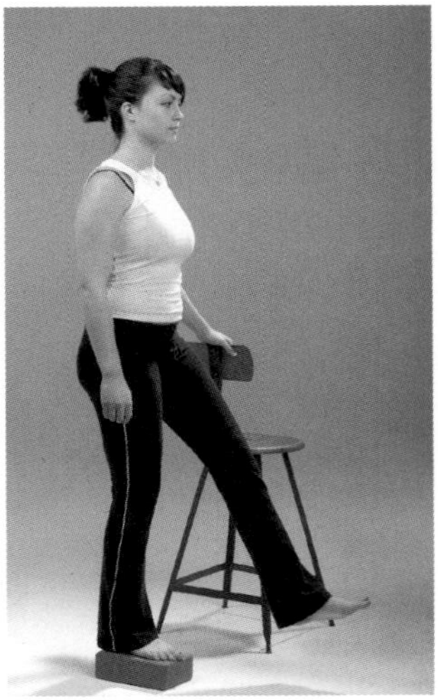

그림 8.12. 선 자세에서 요근 이완 – 진자운동(옆면)

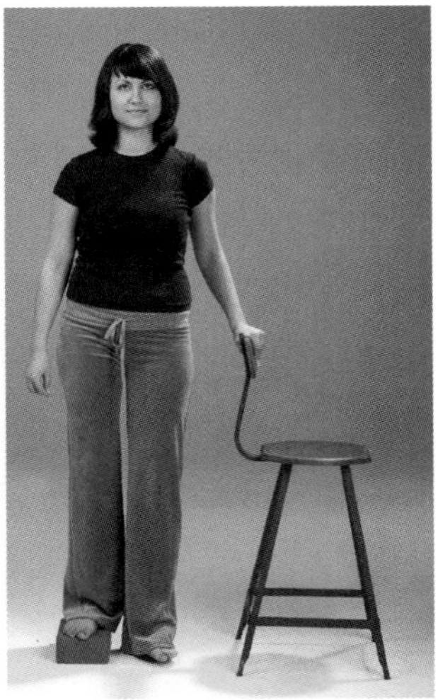

그림 8.13. 선 자세에서 요근 이완 – 진자운동(정면)

태양신경총 부위를 부드럽게 유지하며 진자운동을 시작한다. 이때 몸무게는 흔들리는 다리를 통해 아래로 내려간다. 근육을 긴장시키며 동작이 이루어지지 않도록 주의하며 최대 30~60초 정도 다리를 흔든다. 그런 다음 블록 위에서 내려와 다리를 바꾸어 반대로 연습한다.

동작을 할 때 머리는 위를 향하고 눈은 정면을 향한 자세로 다리의 스윙이 부드럽게 일어나게 한다. 다리를 앞뒤로 움직일 때 요근에서 진자운동을 감지할 수 있는가?

진자운동을 할 때 골반의 움직임은 어떠한가? 의자를 잡고 있지 않은 손으로는 고관절이나 천골 부위를 만져본다. 이를 통해 다리의 움직임이 골반과 독립적으로 일어나는지 아니면 따라서 움직이는지 확

유연한 요근을 지닌 채 걷는 요령>

- 중립코어 유지 : 코어의 중심을 유지한다. 다리는 몸 앞쪽에 있는 것이 아니라 골격계 구조상 상체 아래에 있다. 몸의 중심선이 역동적으로 사선 동작을 하며 앞쪽으로 '떨어지는' 힘이 발생할 때 걷기가 제대로 이루어진다.
- 지면 안착도 높이기 : 걸을 때마다 요근이 능동적으로 신장lengthening되며 발로 바닥을 미는 것. 이 힘이 몸을 공간 속에서 앞으로 나아가게 만든다. 발과 지면의 안착도가 높을수록 보행이 부드러워진다.
- 리바운드 느끼기 : 발이 지면 위를 역동적으로 움직이면, 리바운드Rebound 힘이 발바닥 아치를 통해 위로 올라오며 흉골을 띄우는 느낌을 감지할 수 있다. 밑에서 위로 떠올리는 힘을 받으며 걸어보라.
- 부드러운 요근 만들기 : 코어에서부터 다리가 독립적으로 진자운동을 하려면 부드러운 요근 확보가 필수적이다. 요근이 항상 유연해야 역동적인 길이를 유지할 수 있다.

인할 수 있다.

다리를 움직일 때 허리에 압박이 느껴지거나 또는 고관절 소켓에 딱딱함이 느껴지는가? 그렇다면 허리와 골반을 긴장시키지 않고도 다리 움직임이 자유로워질 때까지 관절가동범위를 줄인다.

블록에서 내려온 다음 양쪽 다리의 느낌을 비교해보라. 진자운동을 했던 다리가 반대 다리보다 조금 더 길어지거나 정렬된 느낌이 들 것이다. 이는 요근이 이완되었기 때문이다. 이리저리 걸어본 다음 다시 원래 자리로 돌아와 탐험을 계속한다.

다리를 움직이거나 몸무게를 지지할 때 양쪽 요근은 모두 이완되어 있어야 한다. 동작을 하면서 의식이 분산되고 잡념이 떠오르면, 지금 현재 느껴지는 감각에 집중하라. 한 다리로 서 있을 때 몸무게는 어떻게 가해지는가? 다리를 흔들 때의 느낌은 어떠한가?

탐험5 : 유연한 요근으로 걷기

- 목적 : 역동적인 움직임을 만드는 요근 탐험
- 준비물 : 방해받지 않고 걸을 수 있는 공간
- 방법 : 인체 중심선에서부터 구동된 움직임에 의해 몸이 공간 속을 가로지르며 이동한다.

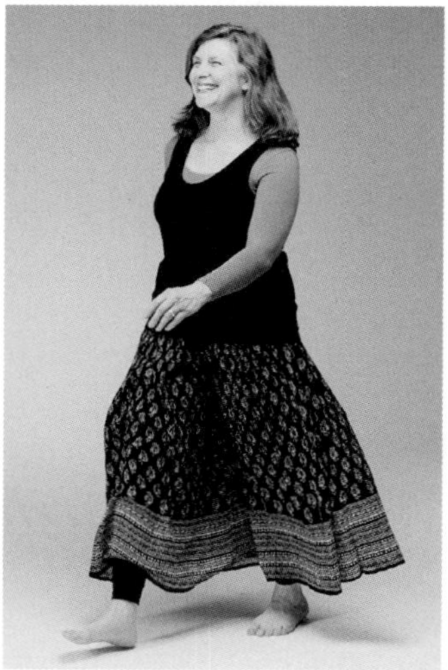

그림 8.14. 유연한 요근으로 역동적으로 걷기

탐험6 : 장골근 이완

- 목적 : 장골근을 이완시켜 부챗살처럼 열기
- 준비물 : 담요나 카펫이 깔린 바닥, 폼 롤러, 요가 블록, 바람 빠진 공, 웻지wedge(대체동작 1번 할 때 필요), 필라테스 캐딜락이나 벤치(대체동작 2번을 할 때 필요).
- 방법 : 안정위에서부터 시작한다. 손가락을 말아 양쪽 장골에 걸고 장골 능선을 배꼽 반대 방향으로 가볍게 당긴다. 이 동작을 하게 되면 천장관절의 정합성을 유지하는 데 장골근이 얼마나 중요한 역할을 하는지 알게 될 것이다. 장골근이 '부챗살'처럼 열리면 '골반 그릇'에 깊이와 넓이가 확보된다. 9장에서는 고관절 외회전 근육들의 톤tone을 확보하는 탐험을 하게 될 것이다. 이들을 병행하면 장골근이 부챗살처럼 열리는 움직임을 깨어나게 하는 데 큰 도움이 된다.

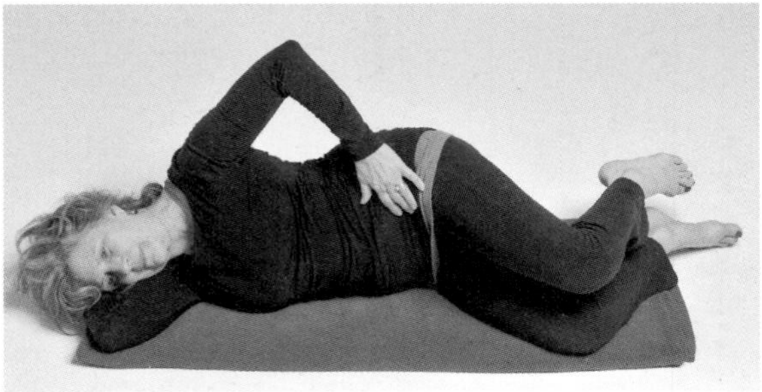

그림 8.15. 장골근을 부챗살처럼 열기

대체동작 1) 폼 롤러를 활용한 장골근 이완

천장관절 기능장애가 있는 사람이라면 이 탐험을 하지 않는 편이 더 낫다. 폼 롤러(또는 요가 블록) 위에 부드러운 담요를 깔고 눕는다. 척추는 중립 상태로 폼 롤러 위에서 균형을 유지한다. 척추와 천골을 위로 떠받치는 힘을 받으며, 장골이 중력에 의해 이완되면, 장골근이 부챗살처럼 열리는 느낌을 감지할 수 있을 것이다.

대체동작 2) 부챗살처럼 장골근 열기 – 진보된 자세

이 탐험은 누구에게나 적합한 것은 아니다. 특히 천장관절 기능장애를 지닌 사람은 피하도록 한다. 이 동작을 하기 위해서는 양쪽 장골이 마치 하나로 움직이는 것처럼 골반 균형이 확보되어 있어야 한다. 필라테스 캐딜락Pilates Cadillac처럼 신체를 견고하게 지지해주는 도구를 활용한다면 골반의 중심화를 이루기가 쉽다. 견고하게 지지해주는 테이블 위에 편하게 누운 상태에서 오른 다리를 굽힌다. 이때 반대편 다리의 고관절 소켓과 무릎은 한 줄로 배열되게 한다. 이제 반대편 다리를 몸 쪽으로 당겨 무릎을 세우면 부분적인 런지 자세가 되게 한다. 이 상태에서 장골근을 조금 더 적극적으로 스트레칭 하려면 고관절 소켓 위로 지나가는 요근이 신장lengthening 되는 느낌과 장골근이 부챗살처럼 열리는 느낌에 의식을 집중한다. 골반 균형을 유지한 상태에서 장골근이 열리는 느낌을 계속 유지하면 대둔근과 고관절 외회전근이 수축하는 느낌을 감지할 수 있다. 대퇴사두근을 약간 수축하게 되면 더 깊은 스트레칭이 일어난다.

장골근을 이완시키는 요령

- 장골근을 부챗살처럼 열기: 상체는 중립 상태를 유지하고 골반을 중심이 잡혀있어 안정화를 이루어야 장골근이 부챗살처럼 열릴 수 있다.
- 고관절 외회전근의 톤 확보하기: 고관절 외회전근 긴장이 풀리고 본래의 건강한 톤이 확보되면 장골근이 부챗살처럼 열리는 것이 용이해진다.

탐험7: 장요근 이완

- 목적: 장요근을 이완/신장 시킨다.
- 준비물: 담요나 카펫이 깔린 편안한 바닥. 바람이 빠진 슬로모볼Slo-Mo ball 또는 유사 제품.
- 방법: 직경 18~25센티미터 정도의 바람빠진 슬로모볼을 흉골 밑에 넣고 배를 바닥에 대고 엎드린다. 상체는 공위에 있고 양 팔은 몸통 옆쪽에서 바닥에 놓는다. 이때 몸무게가 공 위에 가해진다. 머리, 목, 그리고 눈은 인체의 코어와 자연스러운 정렬을 이루게 하며, 무게가 고관절 소켓 앞쪽을 지나 발쪽으로 지나가는 것을 감지해본다. 이렇게 아래로 내려가는 힘을 활용하면 등을 활처럼 위로 드는 동작이 쉽게 이루어진다.

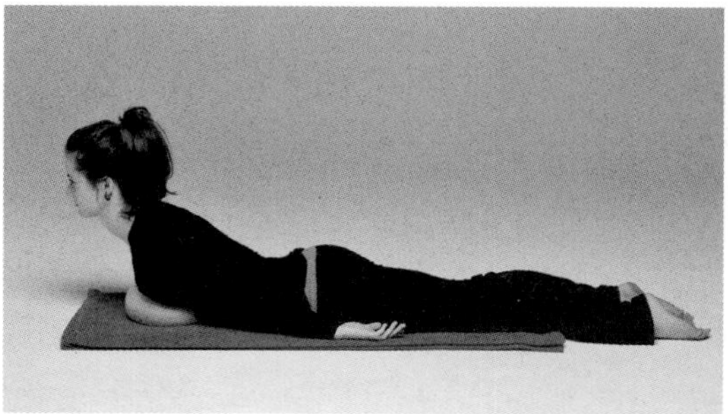

그림 8.16. 벨리아크 자세를 통한 장요근 이완법

이렇게 흉골 아래에 공을 놓고 하는 탐험으로 인해 요근이 이완되고 고관절 소켓 앞쪽이 열리게 된다. 또한 이 수련은 요추가 짧아지고 압박 받는 것을 예방해준다. 공의 떠미는 힘에 위해 몸무게가 줄어들면 몸이 자연스럽게 아치를 이루게 된다. 결과적으로 요근은 신장되며, 척추기립근은 자신의 톤을 확보하게 된다. 이 수련은 몸이 아래로 무너지려는 힘, 공이 위로 미는 힘, 그리고 장요근이 열리는 힘과 허리가 활처럼 아치를 이루는 것 사이의 균형 잡힌 춤으로 부를 수 있다. 이 탐험을 벨리아크 Belly arc(복부를 바닥에 대고 등을 활처럼 굽힘)라고도 부른다.

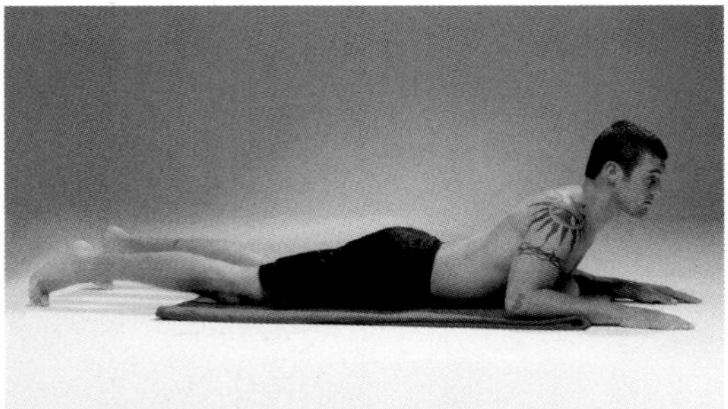

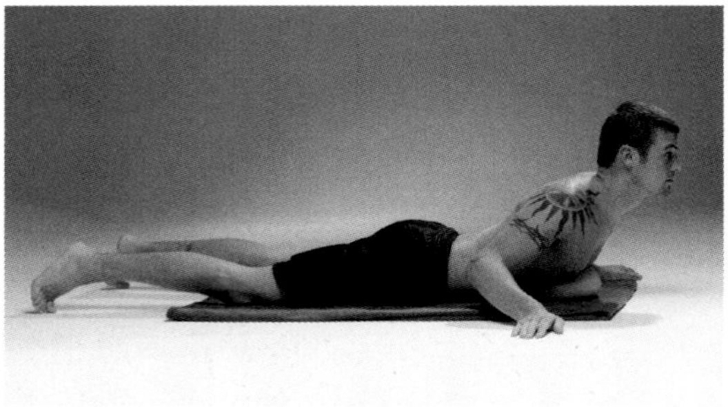

그림 8.17a, 8.17b. 손을 활용한 벨리아크 자세

대체동작 1) 벨리아크 자세 – 손을 활용

손과 팔로 바닥을 짚고 연습한다.

대체동작 2) 벨리아크 자세 – 공을 제거

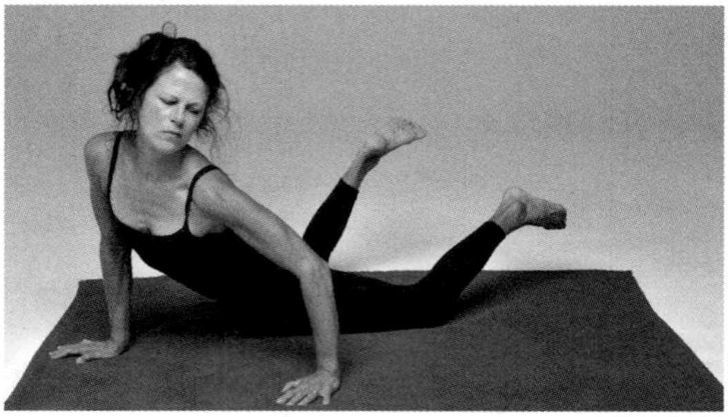

그림 8.18a, 8.18b. 벨리아크 자세 – 공을 제거하고 수련

복부를 바닥에 댄 상태에서 몸을 뒤로 스트레칭 한다. 이때 복부코어에 의식을 집중한다. 아킹Arcing 동작은 언제나 코어의 이완이 확보된 상태에서 시도해야 한다. 복부/배꼽을 지면에 대고 고관절 소켓 앞쪽과 요근을 부드럽게 이완시키며 장골근을 부챗살처럼 열도록 하라. 복부와 바닥이 연결된 느낌이 강해지면서 리바운드 힘이 발생하면 아킹 동작이 자연스럽게 이루어진다. 팔을 이용해 역

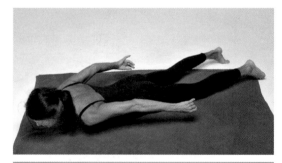

동적으로 아킹 동작을 탐험해 보라.

대체동작 3) 벨리아크 자세 – 움직이면서 수련

발을 바닥에서 들고 시작한다. 이 동작을 할 때 요근이 정상적으로 신장되어 있으면 허리 근육이 짧아지거나 요추 압박이 생기지 않는다. 또한 척추 중심선이 탄력 있게 변한다. 이는 수영할 때 잘 드러난다. 태양신경총 부위가 부드러워지고 코어 전체가 이완되면서 아킹 동작도 자연스러워진다. 이에 따라 세포 깊숙히 잠들어 있던, 원시 바다 척추동물의 조상이 하던 움직임인 프라이멀 무브먼트Primal Movement가 깨어나며 기쁨의 춤을 추게 될 것이다.

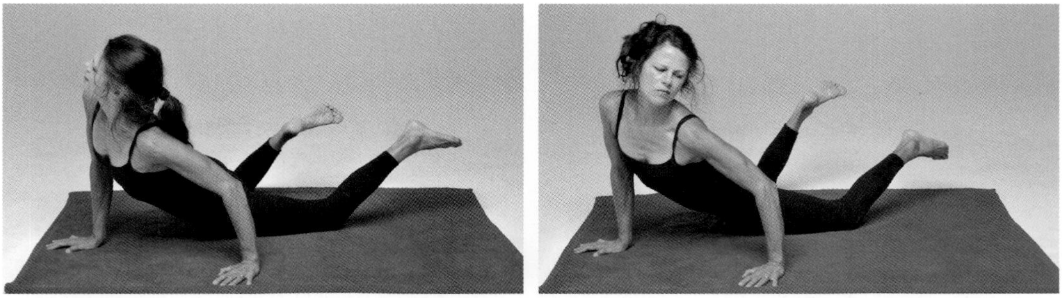

그림 8.19a, 8.19b. 벨리아크 자세 – 움직이면서 동작 탐험

탐험8 : 요근의 톤 확보하기

- 목적 : 중심선을 따라 요근을 신장시키기
- 주의사항 : 토닝Toning(톤 확보하기)이 이루어졌다는 말은 역동성과 유연성이 갖추어졌다는 뜻을 지니고 있다. 요근은 원심성eccentric 근육이다. 그러므로 요근의 톤이 확보되어 있다면 다리를 역동적으로 움직여도 척추에 안착한 상태를 유지한다. 요근의 이완releasing이 일어난 다음에 토닝이 발생한다. 톤이 확보된 요근은 다리의 움직임을 '통제'하지 않는다. 오히려 그 자연스러운 움직임을 촉진시킨다.
- 준비물 : 담요나 카펫이 깔린 바닥.
- 방법 : 요근을 이완하고, 대퇴골과 골반 사이의 관절 연결을 자유롭게 하는 탐험을 하고 나서 요근의 톤을 확보하는 수련을 하면 좋다. 먼저 한쪽 다리를 굽혀 발바닥으로 지면을 견고하게 지지하고 반대편 다리는 편다. 편 다리를 바닥에서 위로 들어 올리는 상

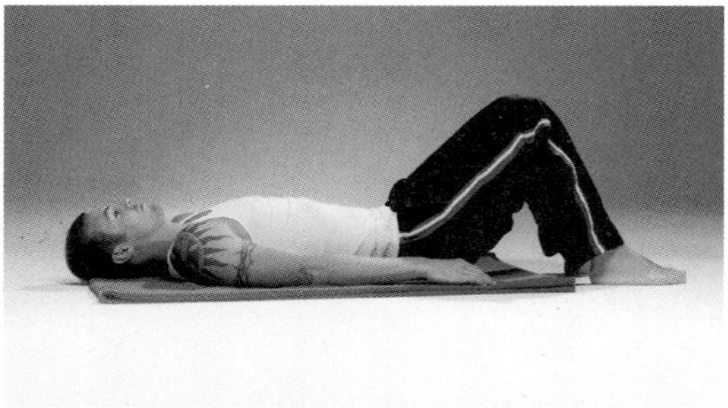

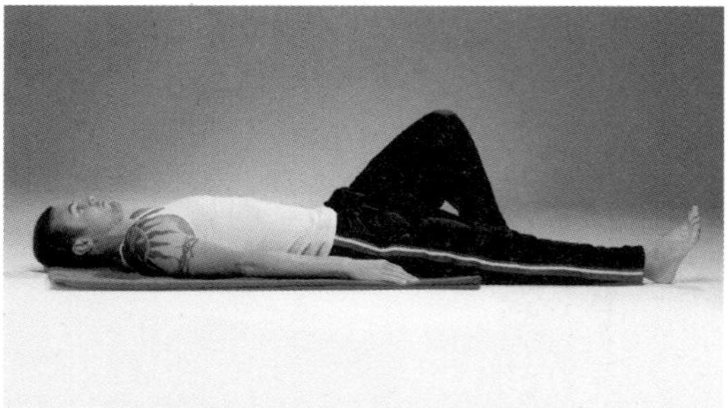

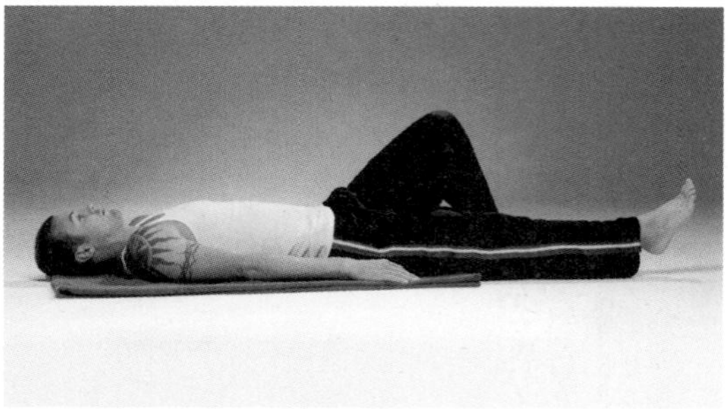

그림 8.20a, 8.20b, 8.20c. 요근의 톤을 확보하는 탐험

상을 한다. 실제로 드는 것은 아니다. 이때 골반이 앞으로 기울어지는 느낌이 나는가? 척추에서는 어떤 감각이 느껴지는가? 불필요한 긴장이 모두 제거되어 있어야 요근의 톤이 확보된다. 상상력으로 다리를 들어 올리는 연습을 할 때 다리 무게가 아래로 쏠리거나 긴장으로 인해 위로 당겨지는 느낌이 나지 않는다면, 토닝 수련으로 넘어갈 준비가 되었다. 이제 실제로 발을 바닥에서 2~5센티미터 정도 든다. 이 동작을 할 때 고관절 소켓 주변 근육이 단축되거나 관절에 압박이 생겨서는 안 된다. 고관절 소켓은 중립 상태를 유지한 채로 다리를 위로 들어야 한다. 토닝 수련을 할 때 근육을 긴장시키지 않고도 다리 들어 올리는 것이 가능하다. 편 다리를 늘리는 느낌으로 하면 자연스럽게 다리 들기가 이루어진다. 다리를 들 때 골반 이동이 일어나거나 한쪽으로 움직이지 않는다. 굽힌 다리로는 지면 지지력을 느끼며 몸 전체의 소마인지를 유지하며 동작하라. 무게가 지면에 닿아있는 발을 통해 아래로 흘러가는 느낌을 감지하면서 수련하면 에너지 낭비가 없을 것이다. 만일 다리를 들 때 골반 코어를 동원하지 않고 하는 게 힘들다면 요근 이완 탐험으로 되돌아가 충분히 수련을 더 하기 바란다.

대체동작 1) 진보된 토닝 탐험

다리를 들어 올리는 데 필요한 톤을 충분히 확보했다면, 이번엔 다리 전체 근육의 톤을 확보하는 수련으로 넘어간다. 곧게 다리를 편 상태에서 관절은 닫혀있지 않고 부드러워야 한다. 그 상태에서 다리를 상하, 좌우 그리고 사선으로 움직여본다. 다리의 근육이 동작을 주동하도록 하지 않게 주의한다. 이완되고 유연한 요근에서부터 동작이 구동되도록 한다.

토닝 평가

토닝 탐험을 하게 되면 몸의 긴장이 어느 정도인지, 불필요한 힘을 얼마나 주고 있는지 확인할 수 있다. 다음 항목은 토닝 탐험을 할 때 주의해야 할 요소들이다.

- 토닝 탐험을 할 때 허리, 턱, 복부를 긴장시키거나 고관절을 압박하며 움직이지는 않는가?
- 호흡을 참고 있지는 않는가?
- 토닝 동작을 할 때 골반이 앞으로 굴곡하지는 않는가?
- 펴고 있는 발을 스쿠핑모션scooping motion(여기서는 마치 수저로 아이스크림을 뜨는 것처럼 관절을 중심으로 다리를 자연스럽게 드는 동작을 말한다. 다리뿐만 아니라 다른 관절에서도 근육 긴장이 없다면 자연스러운 스쿠핑모션이 일어난다. – 옮긴이)으로 들 때 반대쪽 고관절 소켓이 압박받지는 않는가?
- 다리를 드는 반대쪽 몸이 잔뜩 긴장하지는 않는가?
- 다리 드는 동작을 보상하며 척추가 바닥을 누르거나 또는 위로 떠오르며 비틀리지는 않는가?

탐험9 : 요근 신장

- 목적 : 요근의 정지 길이를 늘린다.
- 주의사항 : 움직임을 만들 때 요근이 스트레칭stretching 된다기 보다는 신장lengthening 된다는 표현이 더 정확하다. 요근이 신장되는 느낌이 있으면 코어에서는 깊이, 넓이 그리고 내적인 공간성이 감지된다. 요근 조직이 부드럽고 탄력 있으며 달콤할 때(요근이 달콤한juicy 느낌이 난다는 말은, 수분이 충분히 확보되어 있어서 마르지dry 않고, 위축shrink 되지 않은 상태로 건강한 자기 톤을 확보하고 있음을 뜻한다. – 옮긴이) 신장이 제대로 이루어진다.
- 준비물 : 담요나 카펫이 깔린 바닥. 폼 롤러. 침대나 테이블(대체동작 1번을 할 때 필요)
- 방법 : 안정위에서 중립척추neutral spine를 만든 상태에서 골반 아래에 폼 롤러를 놓고 탐험을 시작한다. 평형을 맞춘 상태에서 골반을 앞쪽으로 돌린다. 이때 고관절 소켓이 열린다. 천천히 오른 다리를 펴고, 다 편 다음에는 같은 쪽 손을 위로 뻗는다. 이렇게 하면 몸 한쪽 신장시킨 것이 된다. 다음으로 왼손으로 오른손 손목을 잡아서 부드럽게 당기면 몸이 왼쪽으로 측굴 하게 된다. 펴고 있는 오른 다리를 살짝 안쪽으로 회전(고관절 소켓에서부터 내회전) 시키면 몸 전체가 커다란 C자 형태가 된다. 오른쪽 전체가 확장된 느낌을 감지하라.

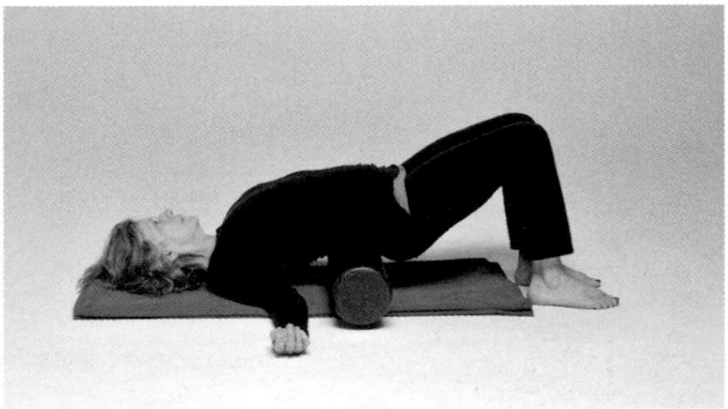

그림 8.21a. 고관절 소켓을 중심으로 골반 굴곡

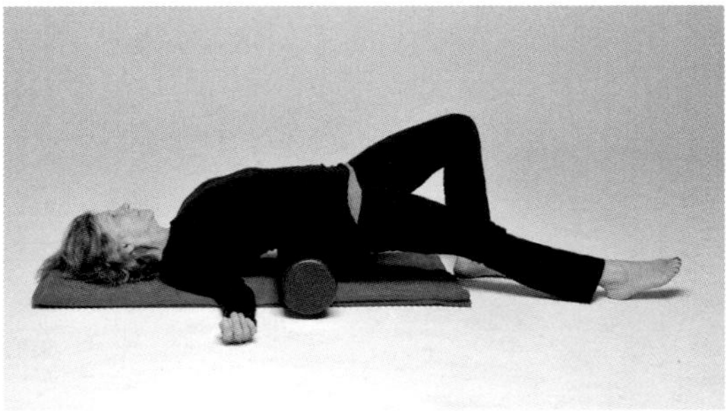

그림 8.21b. 오른 다리를 이완/신장 시킨다.

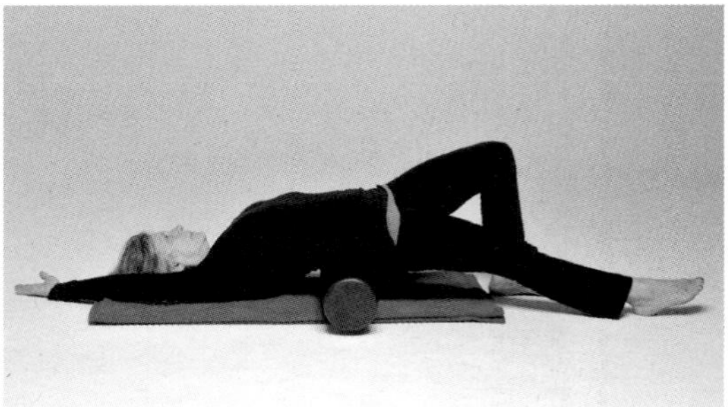

그림 8.21c. 오른 손을 위쪽으로 이완/신장 시킨다.

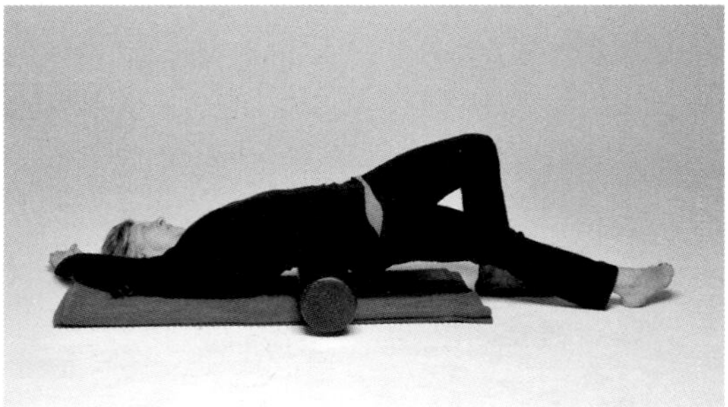

그림 8.21d. 오른쪽 측면이 크게 C자 모양이 되게 측굴 시킨다.

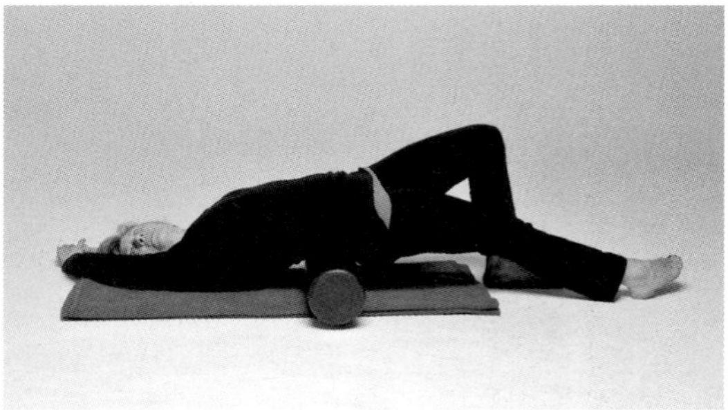

그림 8.21e. 목을 열어서 C자를 더욱 확장시킨다.

이제 심장 주변에서부터 부드러운 나선형 움직임을 구동시킨다. 그러면 머리가 돌아가며 시선은 펴고 있는 오른손을 바라보게 된다. 상부 요근 조직이 열리는 느낌이 나면 동작을 제대로 하고 있다는 증거이다. 신장이 제대로 이루어진다면, 그 느낌이 아래쪽으로는 골반으로 위쪽으로는 가슴을 지나 목까지 이어진다. 처음 자세로 되돌아와 반대쪽으로 시행한다.

대체동작 1) 수동적 신장

침대에 누워 오른발이 침대 바깥쪽으로 나오게 위치한다. 오른쪽 다리를 바닥으로 떨어뜨린 자세에서도 골반 균형은 유지한다. 중력의 의해 요근 신장이 일어나게 하는 수련이다.

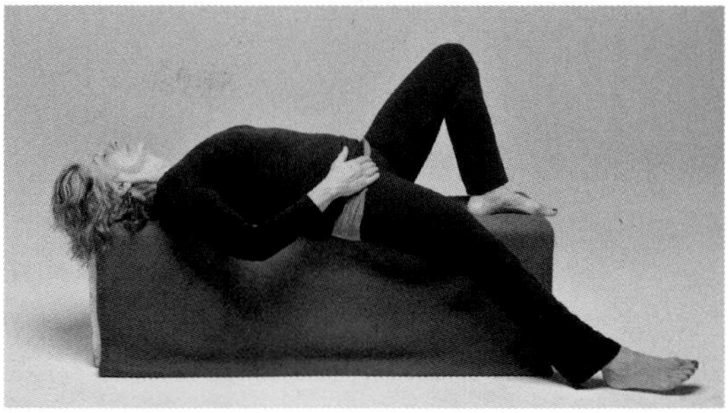

그림 8.22. 수동적 요근 신장

탐험10 : 요근 스트레칭

- 목적 : 유연해진 요근을 능동적으로 스트레칭 하기.
- 주의사항 : 요근이 유연하고 부드러워질 때까지 스트레칭 탐험은 하지 않는 것이 좋다.
- 방법 : 요근 신장 탐험과 요령은 같다. 무릎을 굽힌 상태에서 대퇴골을 약간 안쪽으로 회전시킨 다음 동작을 하면 좀 더 강력한 스트레칭이 이루어진다.

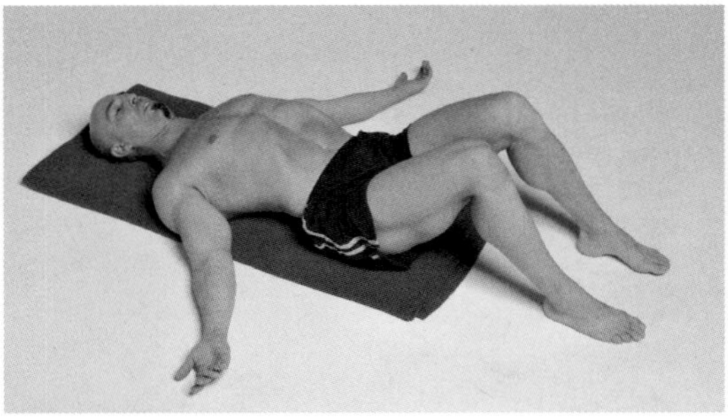

그림 8.23a. 안정위에서 시작

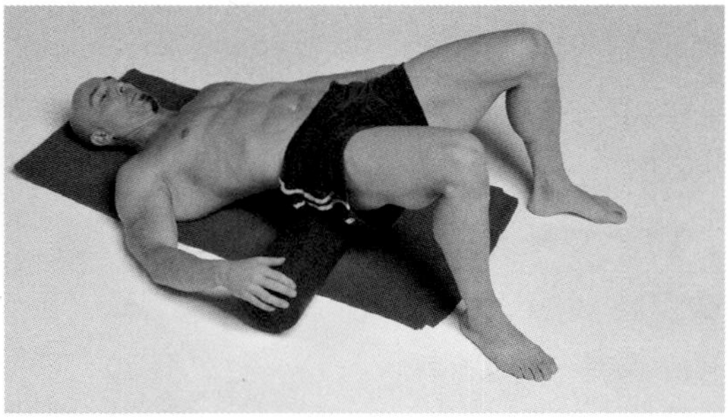

그림 8.23b. 천골 아래에 폼 롤러를 넣고 골반 균형을 맞춘 상태에서 앞으로 굴곡

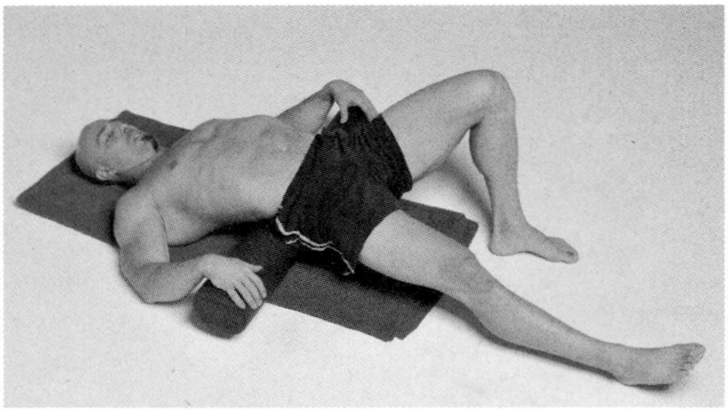

그림 8.23c. 오른 다리를 이완/신장

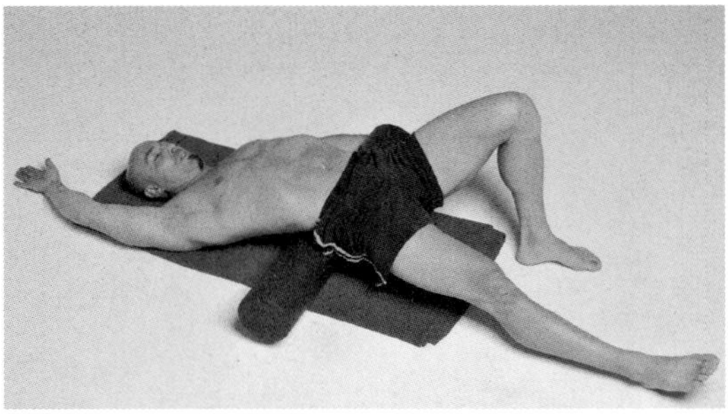

그림 8.23d. 오른손을 이완/신장

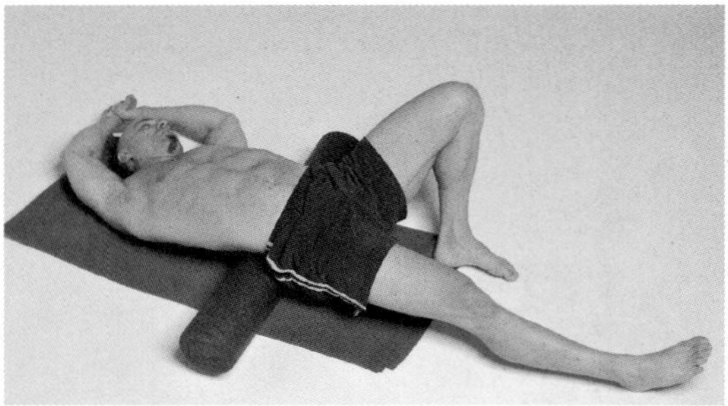

그림 8.23e. 척추 측굴

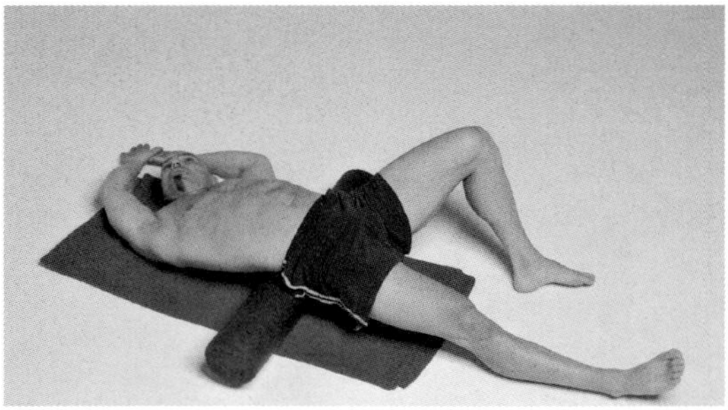

그림 8.23f. 신장된 부위를 나선형으로 늘리기

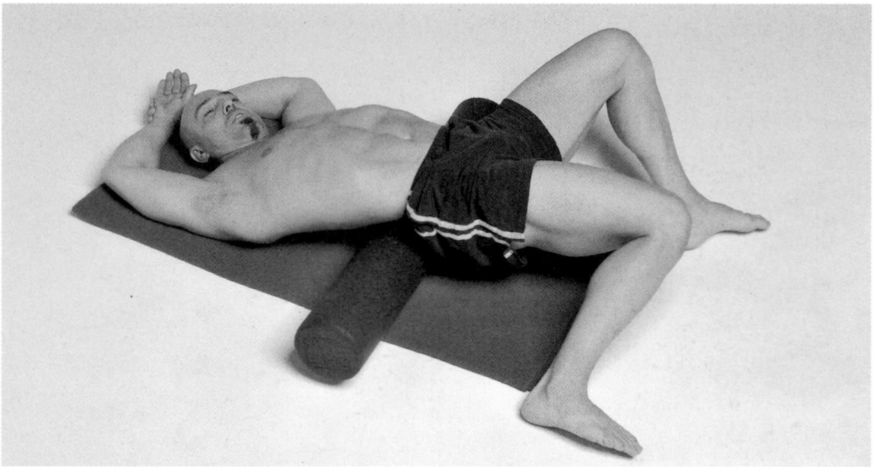

그림 8.24. 스톡턴 요근 스트레치Stockon Psoas Stretch™

탐험11: 런지 자세에서 장요근 스트레칭

■ 목적: 서서 런지 동작을 하며 장요근 복합체 스트레칭

■ 주의사항: 런지Lunge는 요가, 춤, 달리기, 그리고 스트레칭 요법에서 자주 사용되는 자세이다. 바닥에 무릎을 굽히고 하는 동작으로 바른 자세에서 제대로 하게 되면 요근과 장골근을 능동적으로 스트레칭 하는 데 큰 도움이 된다. 하지만 올바르게 동작하지 않으면 척추를 과신전 시키며, 천장관절 기능장애, 목과 허리 압박을 일으킬 수 있다. 부상을 예방하기 위해서는 골반 중심화 수련을 통해 균형잡힌 골반을 만든 후 시행하는 것이 좋다.

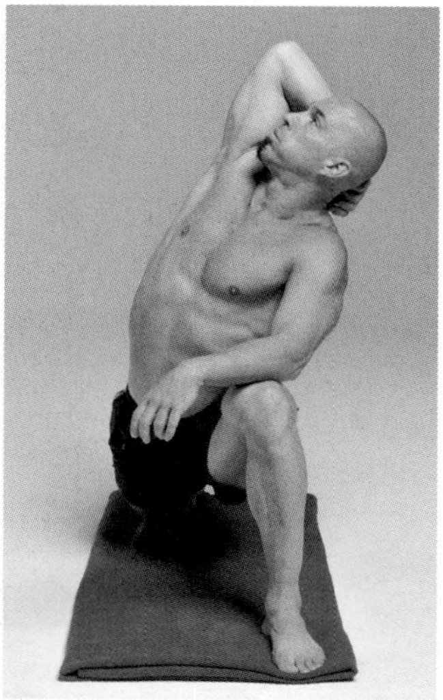

그림 8.25. 바닥에서 하는 런지

탐험12: 선 자세에서 런지

■ 목적: 서서 런지 자세를 하며 장요근 복합제를 스트레칭 한다.

■ 준비물: 담요나 카펫이 깔린 바닥. 평평한 벽.

■ 방법: 평평한 벽을 마주보고 선다. 몸통(머리, 견갑대, 흉곽, 그리고 골반)을 사선으로 유지한 상태에서 몸무게를 그대로 앞으로 이동시킨다. 동작을 할 때 골반을 앞으로 던지는 느낌 또는 허리를 압박하는 느낌이 나지 않게 한다. 골반은 평형을 유지한 상태에서 정면을 바라보고 있다. 이제 왼발을 앞으로 내민다. 발끝은 정면의 벽을 바라보게 하고 고관절 바로 일직선 아래에 위치하게 하라. 왼쪽 무릎은 굽힌 상태에서 발목과 균형을 이룬다. 진주 목걸이에 진주알이 꿰어진 것처럼 관절이 배열되어 있다는 느낌을 가지고 움직인다.

발을 앞으로 내디딜 때 골반이 기울거나 비틀리면 동작을 멈추고 골반과 다리와의 관절 연결을 자유롭게 하는 탐험을 더 한다.

양손 손바닥(또는 전완)은 어깨 높이 위치에서 벽을 짚고 있다. 앞으로 나간 왼발을 다시 뒤로 가져올 때 오른발은 오른쪽 고관절과 정렬을 이룬 상태를 유지하고 있으며, 골반은 정면을 바라보고 있어야 한다.

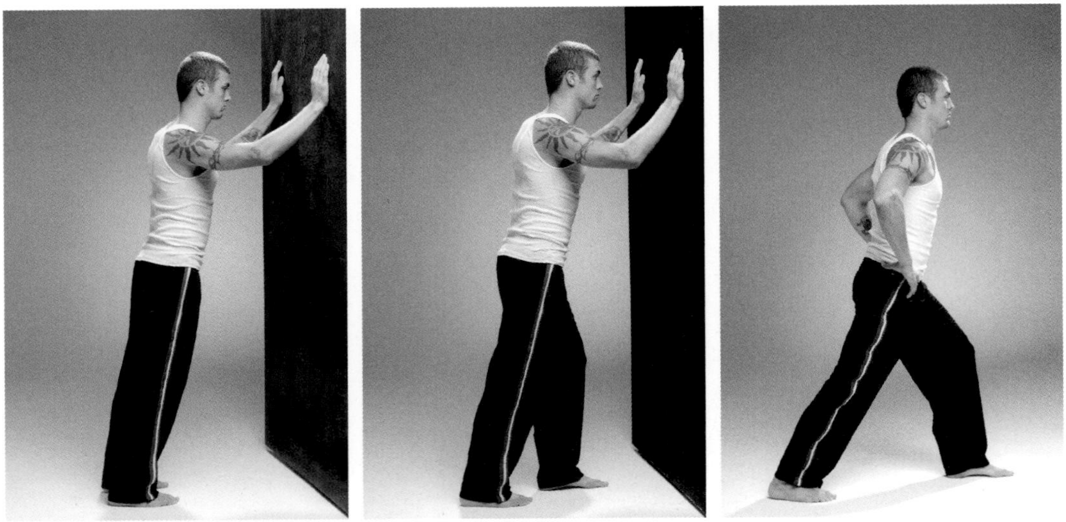

그림 8.26a, 8.26b, 8.26c. 선 자세에서 런지

한 다리를 앞으로 가져갔다 되돌아오는 과정에서 생기는 스트레칭에 의해 골반이 비틀리지 않도록 주의한다. 이 과정에서 골반과 장요근 복합체의 연결성이 확보된다. 발은 지면에 견고하게 안착되어 있으며 모든 관절은 부드럽게 열려있어야 안정성이 유지된다. 몸무게를 벽 쪽으로 이동하며 손으로 벽을 민다. 이때 몸 전체가 바르게 정렬되어 있어야 태양신경총에서 다리까지 요근의 전체 길이가 확보되며, 장골근이 부챗살처럼 열리게 된다. 발이 움직인 거리가 바로 장요근 복합체 신장의 정도를 결정한다.

탐험13 : 무릎 꿇은 자세에서 런지

- 목적 : 장요근 복합체를 스트레칭
- 준비물 : 담요나 카펫이 깔린 바닥. 의자.
- 방법 : 양쪽 무릎을 꿇고 바닥에 선다. 이때 골반과 무릎은 중심화가 이루어져 있어야 한다. 양손으로는 골반의 장골능 위쪽을 잡는다. 우선 왼쪽 다리를 앞으로 내보낸다. 이때 왼쪽 고관절과 다리는 일직선상에 놓여있으며 왼다리의 근육은 이완되어 있어야 한다. 오른쪽 고관절 소켓과 코어에서부터 무게 이동이 부드럽게 일어나며, 오른다리의 근육들이 신장되는 느낌을 감지하라. 척추는 긴장되거나 압박받는 느낌이 나지 않도록 주의한다. 모든 움직임은 오른다리의 고관절 소켓에서부터 일어나며 이 과정에서 하부 요근

이 스트레칭 된다.

상부 요근이 스트레칭 되도록 하기 위해서 오른손으로 오른쪽 머리 뒤쪽을 잡는다. 이때 골반은 정면을 바라보며 균형을 이루고 있어야 하며 심장에서부터 나선형의 움직임이 생겨 몸통 오른쪽을 열리게 한다. 중심선에서부터 움직임이 구동되며 시선은 팔꿈치를 따라간다. 이 과정에서 상부 요근과 관련된 결합조직이 늘어나며 열리게 된다. 처음 자세로 돌아와 다리를 바꾸어 반대로 시행한다.

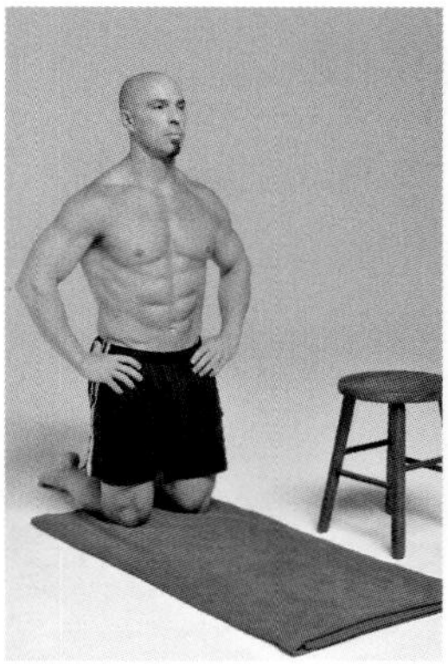

그림 8.27a. 무릎을 꿇고 골반 중심을 잡는다.

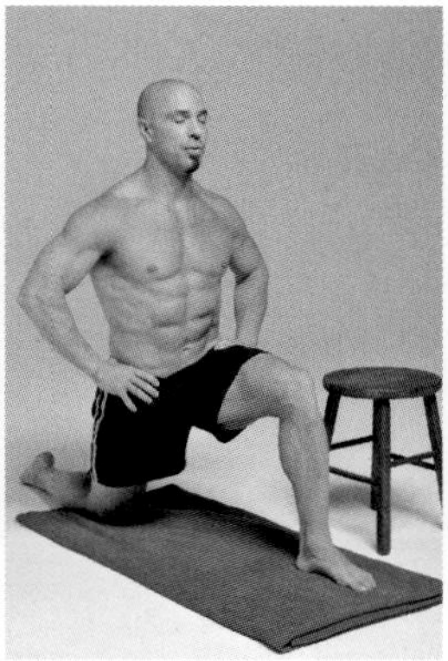

그림 8.27b. 골반 균형을 잡은 상태에서 양 다리를 정렬한다.

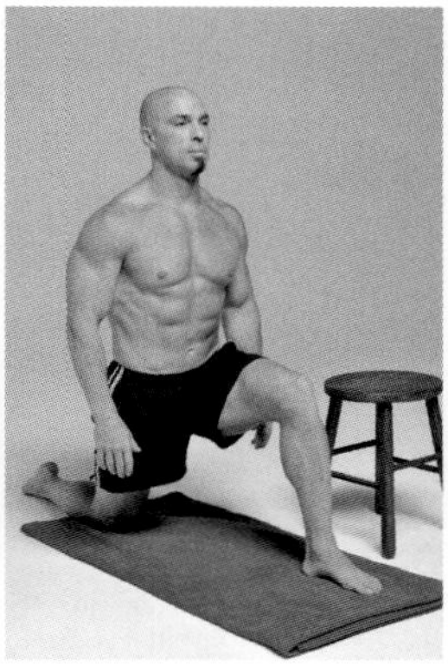

그림 8.27c. 몸무게를 앞으로 이동시킨다.

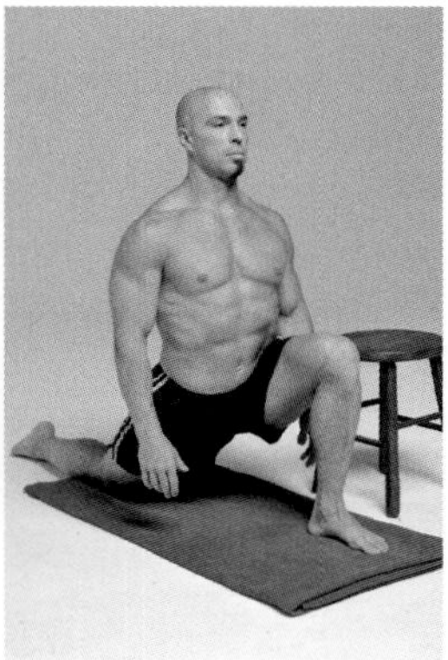

그림 8.27d. 하부 요근을 신장시킨다.

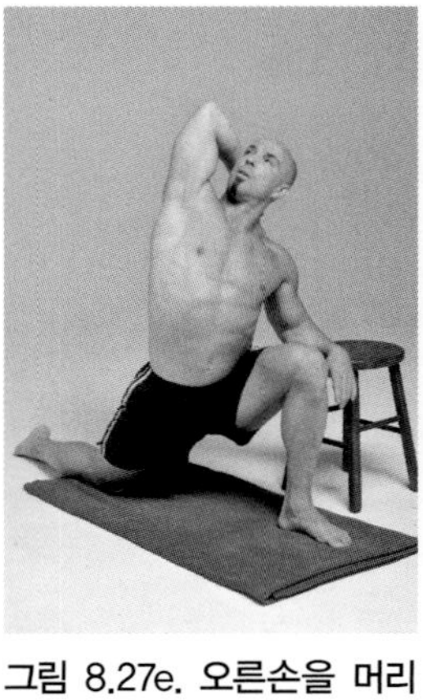

그림 8.27e. 오른손을 머리 위로 든다.

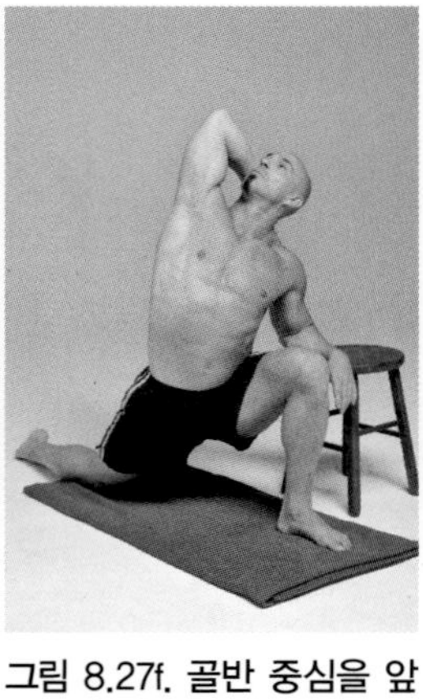

그림 8.27f. 골반 중심을 앞쪽으로 유지한다.

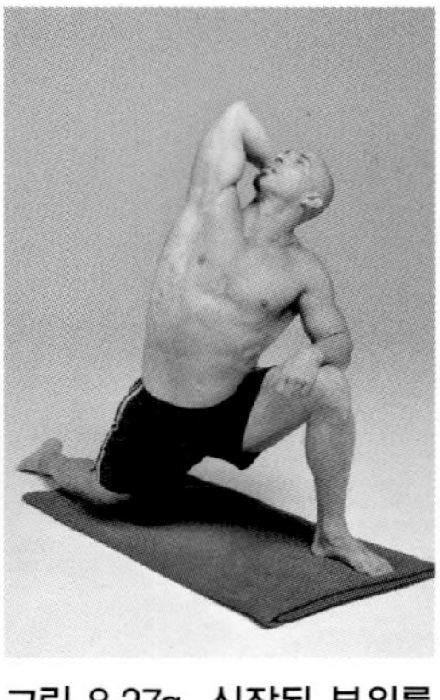

그림 8.27g. 신장된 부위를 나선형으로 늘린다.

탐험14 : 바닥에서 하는 진보된 런지

- 목적 : 장요근 복합체 스트레칭
- 준비물 : 담요나 카펫이 깔린 바닥
- 방법 : 양손과 양 무릎을 바닥에 댄 자세에서 시작한다. 골반은 균형 잡힌 상태에서 정면을 바라보게 한다. 오른쪽 고관절 소켓에서부터 움직임을 구동하며 오른 무릎을 앞으로 이동한다. 이때 오른쪽 무릎을 굽히고 발도 굴곡(족배굴) 한다. 오른다리가 회전하며 접히면서 왼다리는 뒤로 펴진다. 왼다리를 뒤로 편 자세에서도 골반이 비틀리거나 기울지 않도록 주의한다. 이 과정에서 요근이 스트레칭 된다. 골반이 비틀리게 되면 스트레칭이 제대로 일어나지 않으며 허리를 압박하게 된다.

오른쪽 엉덩이가 바닥에 닿지 않으면 엉덩이 아래에 접은 수건이나 쿠션을 넣어 골반을 수평으로 맞추어 지지한다. 이 자세에서는 왼쪽의 장요근 복합체 신장되면서 부챗살처럼 열리게 된다. 요근이 제대로 이완되어 있으면 척추가 유연하다. 몸의 앞쪽과 뒤쪽이 모두 신장/이완되어 있어야 자세가 편하고 조화롭다. 의자를 활용해 상체의 무게를 지지해도 된다. 자세를 바꾸어 반대로 시행한다.

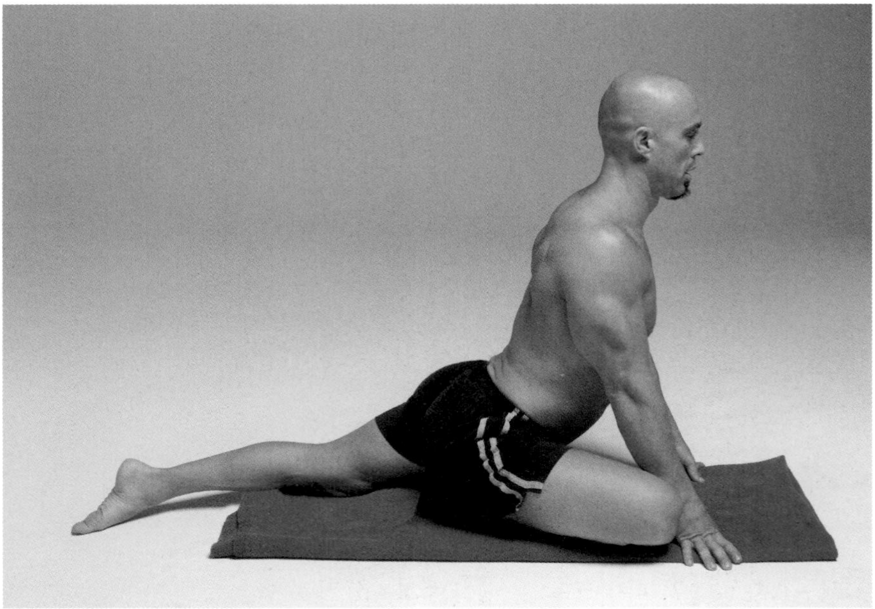

그림 8.28. 바닥에서 하는 진보된 런지

대체동작 1) 바닥에서 하는 런지와 아킹

바닥에서 하는 런지 탐험을 통해 장요근 복합체를 신장시켰으면 허리를 활처럼 뒤로 젖히는 아킹arcing 동작을 첨가한다. 그러면 요근이 조금 더 늘어나게 된다. 상부 요근이 이완되면서 생기는 에너지는 사타구니-항문을 연결하는 골반기저부를 지나 바닥으로 내려간다. 여기에 덧붙여 시선을 들어 하늘을 보면 흉쇄유돌근도 신장시킬 수 있다. 장요근 복합체가 유연해져 지구와 인체 코어의 연결성이 제대로 확보되어 있을 때에만 전체적인 동작이 완성된다. 이 우아하고 성스러운 자세를 온전하게 하기 위해서는, 모든 관절이 부드럽게 열려서 에너지 순환이 자연스럽게 이루어져야 한다.

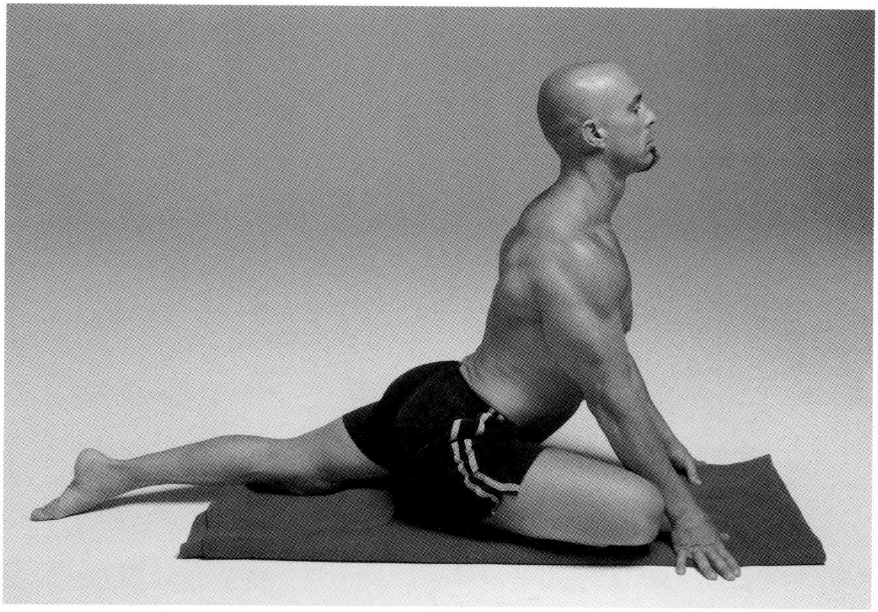

그림 8.29. 아킹 동작이 첨가된 바닥 런지 자세

9장

골반중심화 탐험

탐험1: 안정위

- 목적: 중심화 된 중립 골반 탐험
- 주의사항: 인체의 모든 부위는 자신만의 독특함을 지니고 있다. 빛이 어둠을 비추면 그림자에 가리워졌던 형상이 드러나고 명료해진다. 하지만 빛이 닿는 처음 순간에는 혼동이 생길 수 있다. 인지는 촉매로 작용한다. 인지의 빛이 안에 닿으면 내면세계의 형상이 명료해지며 변화가 일어난다. 내적인 감각에 인지를 집중하면 자기교정반사self-correcting reflexes를 촉발시킨다.
- 준비물: 접거나 편 담요 또는 카펫이 깔린 바닥. 두 개의 요가 블록(대체동작 1번을 할 때 필요)
- 방법: 안정위에서 시작한다. 양발 사이의 간격은 좌우 고관절 넓이 정도로 벌리고 발뒤꿈치와 엉덩이 사이는 30~40 센티미터 정도 거리를 유지한다. 중력에 의해 요근이 이완되며, 척추는 신장된다. 이 과정에서 천골이 지면과 평형을 이루고 양쪽 장골의 균형이 잡힌다. 양발이 바닥에 견고하게 안착되어 있는 느낌을 감지하고 있으면 지면과 몸 사이에 에너지 교환이 일어난다. 이에 따라 뼈를 통해 올라온 에너지에 의해 몸무게가 천골을 중심으로 고르게 분산된다.

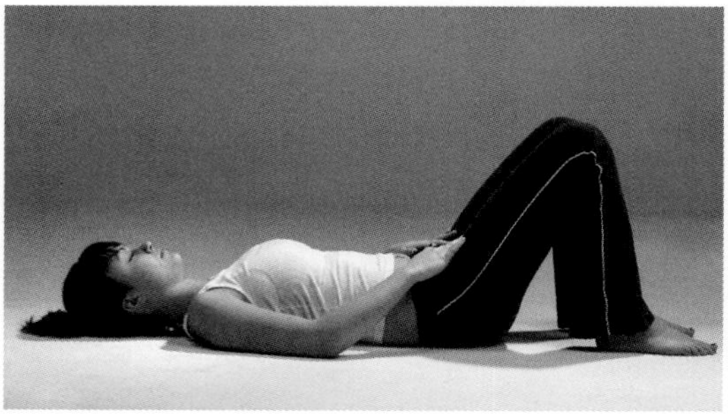

그림 9.1. 안정위

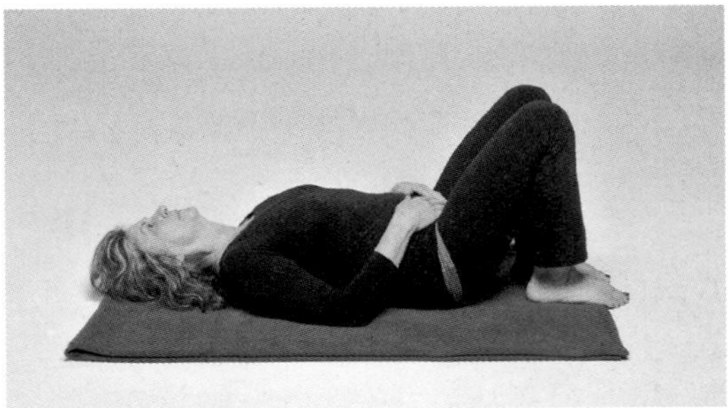

그림 9.2. 다리와 골반 사이가 너무 가까운 자세

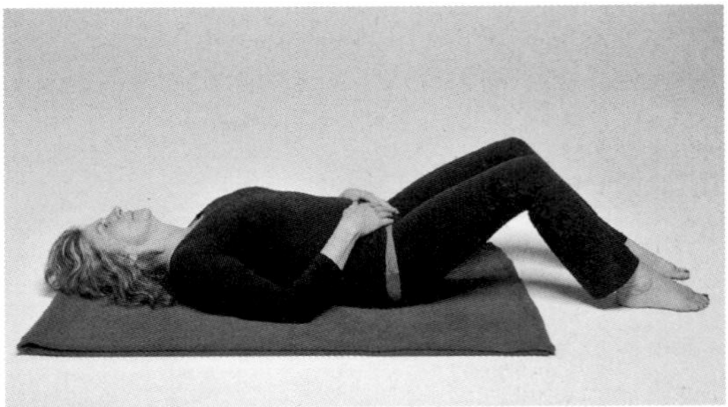

그림 9.3. 다리와 골반 사이가 너무 먼 자세

■ 다리 자세 주의사항 : 양발이 올바르게 지면에 안착되어 있다면 다리는 좌우 균형을 이루고 골반의 움직임도 자유로우며 고관절 소켓은 열리게 될 것이다. 이 과정에서 편안한 느낌이 들고 몸무게가 양쪽 발에 고르게 분산되어 있는 느낌이 감지된다.

발이 엉덩이와 너무 가까이 붙어 있으면 골반 움직임이 제한된다. 고관절 소켓에서 골반과 대퇴골 사이가 지나치게 가까워져 자물쇠처럼 채워진 느낌이 들며 다리를 펴기 어렵게 만든다. 발과 엉덩이 사이 거리가 가까울수록 다리 무게가 골반 쪽으로 쏠리게 된다. 이 과정에서 발 전체로 무게 분산이 고르게 일어나지 않고 발뒤꿈치로 집중된다.

발이 엉덩이에서 너무 멀리 떨어져 있으면 발에서 다리를 통해 전해지는 지지력이 약해진다. 다리에서는 느슨한 감각이 느껴지며 보폭은 더 멀어지려 한다. 이에 따라 하지의 근육들이 멀어지려는 다리를 잡으려고 긴장하게 된다.

안정위에서 고유수용감각을 높이는 요령

- 골반을 기울게 하거나 비틀지 않는다.
- 복부 근육을 의도적으로 수축하지 않는다.
- 허리로 바닥을 압박하지 않는다.
- 충분한 시간을 두고 천천히 신체의 반응을 탐험한다.
- 안정위 수련을 할 때 감정적인 반응이 강하게 나타나면 복부를 바닥에 대고 지면과의 안착도를 높이는 수련을 한다.

골반을 깨우는 방법

- 골반에 있는 장골능, 좌골결절, 치골 등 튀어나와있는 뼈를 손으로 터치한다. 장골능을 손가락으로 만진 후 능선을 따라서 장골 전체를 확인한다.
- 고관절 소켓 부근의 움푹 들어간 곳에 손가락을 댄다. 이 부위는 치골에서 사선으로 약 3~4 센티미터 정도 거리에 위치해 있다. 압박은 가하지 말라.
- 골반 그릇 안쪽의 감각을 탐험하라. 골반 안쪽에는 장골근과 내장이 들어있다. 골반기저부는 회음부, 항문, 생식기로 이루어져 있다. 부드러운 공을 이용해 허리, 옆구리, 복부, 그리고 골반기저부를 탐험하면 골반 조직을 깨우는 데 도움이 될 것이다. 부드러운 압력을 가해 골반 주위의 결합조직을 이완시키면 상처나 수술로 인해 생긴 반흔조직의 긴장을 뺄 수 있다.
- 자신이 감지한 내용을 명료하게 표현해보라.
  - 가득찬 느낌, 따뜻하거나 차가운 느낌, 단단한 느낌 등, 자신이 감지한 것들을 설명해 보라.
  - 흘러가고 비틀며 지나가는 느낌, 잡아 당기거나 미는 느낌, 쑤시거나 경련하는 역동적인 형태의 감각이 발생하는가?
  - 감각이 발생하는 지점은 어디인가? 장부, 근육, 인대, 뼈, 동맥, 신경. 어느 부위인가?
  - 자신이 느끼는 감정은 구체적으로 어떤 것인가? 화, 즐거움, 슬픔, 좌절감 등. 구체적으로 표현해보라.

대체동작 1) 골반 중심화 이루기

8장에서 배웠던 하부 요근 이완 탐험을 하기 전에 이 수련을 하면 좋다. 두 개의 요가 블록을 골반 아래에 놓는다. 고유수용감각을 계발시켜 골반 중심화를 이루는 데 도움이 될 것이다.

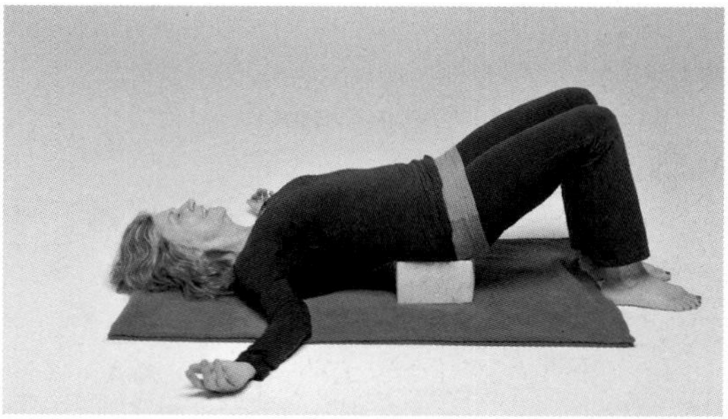

그림 9.4. 중심화 된 골반에서 움직이기

탐험2 : 앉은 자세에서 균형 잡기

- 목적 : 앉은 자세에서 균형과 안정성 찾기
- 준비물 : 좌석이 평평한 의자, 접은 담요, 돌돌 만 수건. 딱딱한 웻지(대체동작 1번을 할 때 필요). 등받이 없는 의자 또는 스와퍼Swopper(인체공학적으로 설계된 의자. 그림 9.7b 참조). 견고한 방석이나 요가 블록(대체동작 3번을 할 때 필요)
- 방법 : 상체를 앞으로 숙여 양손으로 좌골을 만진다. 좌골은 골반 바로 아래쪽에 위치해 있다. 골반을 앞뒤로 움직여 상체를 움직이며, 좌골 앞쪽의 균형점을 찾는다.

골반을 살짝 들어서 다시 한 번 상체를 앞으로 숙이면서 엉덩이(대둔근)를 뒤로 민다. 그 상태에서 좌골을 만진 후, 좌골 아래 접은 수건을 놓고 앉거나 또는 좌골 앞부분으로 앉는다. 이렇게 하면 요추가 안정화 되고 상체의 근긴장이 감소한다. 좌골 앞쪽으로 앉았을 때 고관절이 열리는 느낌을 확인하라. 이 자세에서는 에너지가 자유롭게 다리와 발로 흘러 내려간다. 접은 수건이나 좌골 앞쪽으로 앉으면 고관절 소켓의 높이가 무릎보다 살짝 더 높다. 이 자세에서 골반은 가장 많은 지지력을 받게 된다.

앉은 자세에서는 의자의 높이에 따라 발과 지면의 지지 정도가 달라질 수 있다. 고관절 소켓의 높이가 무릎 높이와 같거나 아니면 조금 더 높게 자세를 조정한다. 적당한 높이의 의자

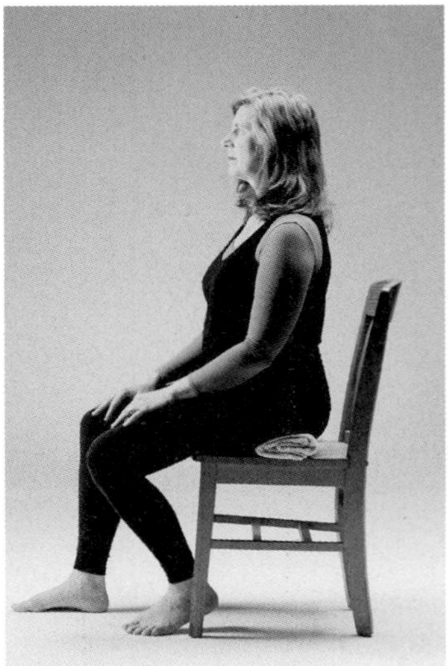

그림 9.5

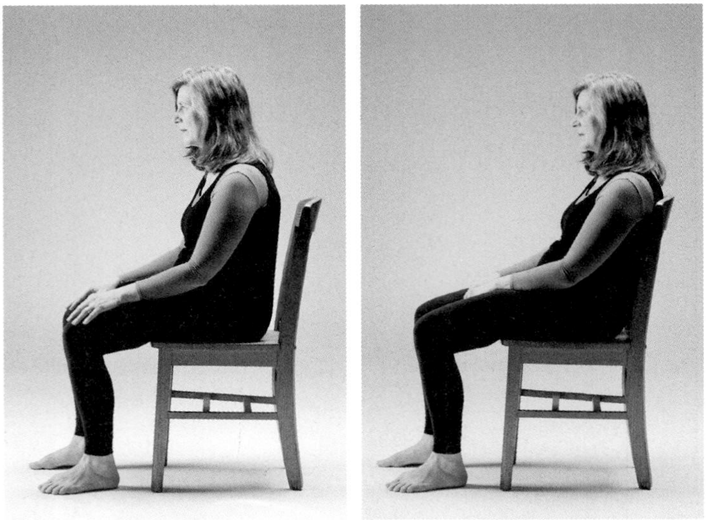

그림 9.6a, 9.6b

가 없다면 접은 수건이나 견고한 웨지를 엉덩이 아래에 놓아 높이를 조절하면 된다. 고관절 소켓이 무릎보다 살짝 높게 해서 앉으면 고관절이 열릴 뿐만 아니라 상체와 팔에 대한 지지력도 높아진다.

대체자세 1) 앉은 자세에서 고관절 소켓 열기

등받이 없는 의자에 앉아서 수련하면 고관절 앞부분을 열고 상체와 골반을 지지하는 데 큰 도움이 된다. 이 자세는 책상에서 사무를 볼 때 특히 유용하다. 등받이 없는 의자는 주로 손을 정밀하게 움직여야 하는 직업에 종사하는 치과의사, 미용사, 건축가 등에게 유용하다.

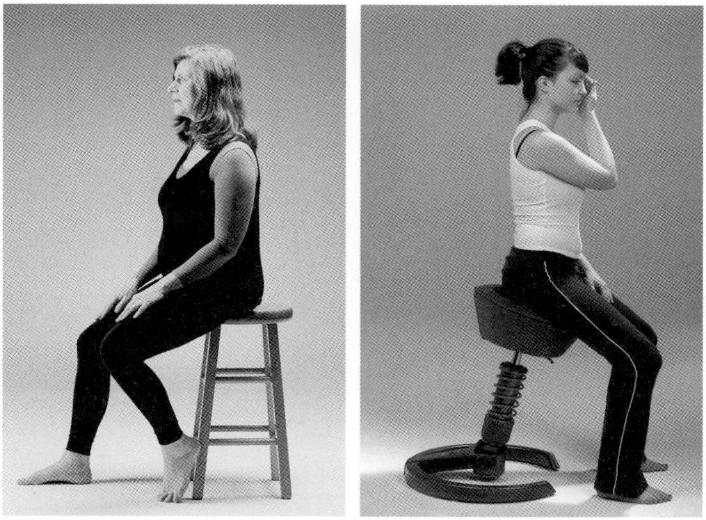

그림 9.7a, 9.7b. 고관절 소켓이 무릎보다 높은 위치에 앉기

대체자세 2) 다리를 교차해서 앉기

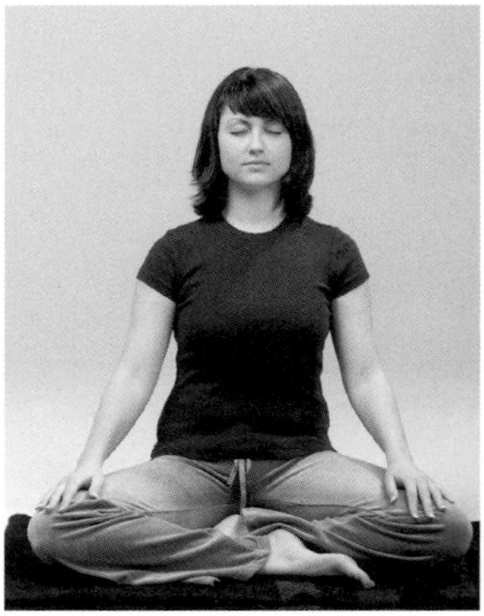

그림 9.8.

뼈들 사이의 관계가 정확해야 바른 자세가 만들어진다. 관절이 자기 중심을 잡고 축을 중심으로 배열되어 있으며 다른 뼈들과 올바른 관계를 형성하고 있으면 근육 보상이 일어나지 않는다. 그런데 근긴장이 강해서 오래 앉아있는 것은 곤욕인 사람이라면 관절에 있는 고유수용감각을 깨우기가 쉽지 않다. 하지만 골격계의 정렬 상태를 인지함으로써 근육 균형을 만들 수 있고, 이는 언제나 골반에서부터 시작된다.

다리를 교차해서 앉기 위해서는 요근이 잘못 사용되거나 골반 불균형이 있어서는 안 된다. 또한 고관절 소켓이 열려 있어야 한다. 허리를 바르게 세우고 좌골 앞부분으로 앉는 게 불편하다면 접은 담요나 요가 블록, 또는 방석을 좌골 아래에 깔고 앉아서 지지력을 보완하라.

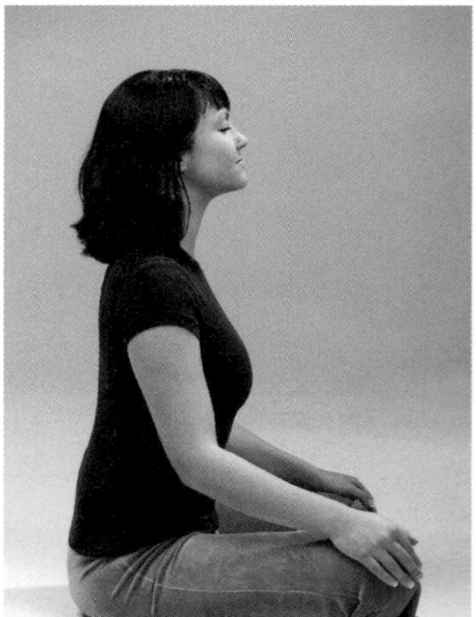

그림 9.9. 요근을 긴장한 채 앉기

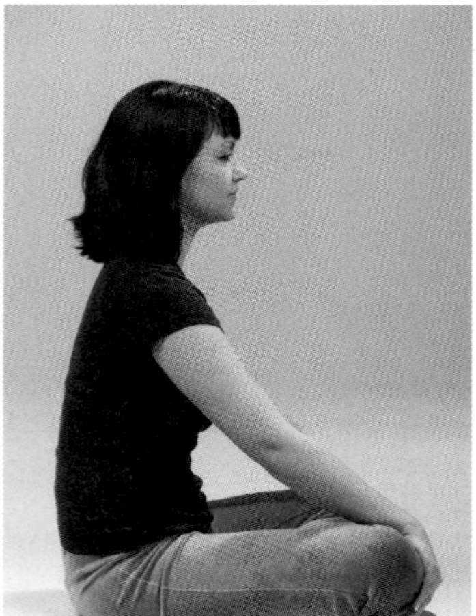

그림 9.10. 골반이 무너진 상태로 앉기

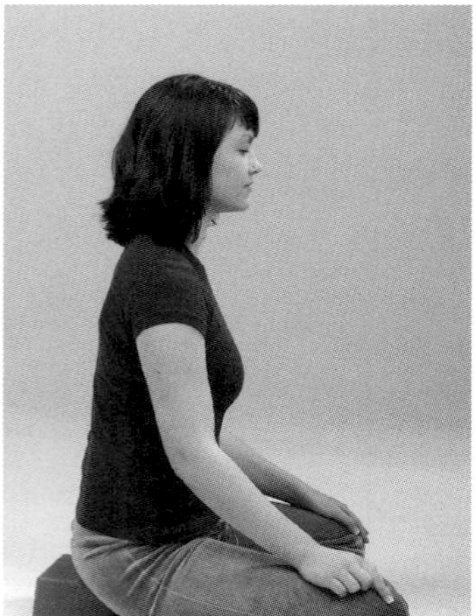

그림 9. 11. 골반을 지지하며 앉기

앉은 자세에서 최적의 골반 균형을 만드는 요령

- 고관절 소켓이 열리고, 요추가 이완된 상태로 앉는다.
- 구부정하게 앉지 말고 필요하다면 좌골 아래에 견고한 지지물을 놓는다.
- 뒷주머니가 있는 옷은 피해서 골반이 기우는 것을 방지한다.
- 골반 균형이 좋지 않다면 다리를 교차해서 앉는 것보다 발이 지면에 안착되는 자세를 찾는다.
- 꼬리뼈를 당겨서 골반이 뒤로 기울게 하지 말라. 꼬리뼈가 떠오르는 자세를 만들면 골반의 유연성이 확보된다.
- 다리를 교차해 앉을 때 고관절 소켓이나 무릎에 불편함이 느껴진다면 무릎 아래에 접은 수건이나 베개를 넣어 관절을 지지한다.
- 요근을 이완시키면 몸무게가 약간 앞으로 이동하며 상체의 안정성을 유지할 수 있다. 구부정하게 앉아 몸을 긴장시키지 말라.
- 머리가 위를 향하게 해서 골반과 두개골 균형을 유지하라.

탐험3 : 골반 안정성 재구축

■ 목적 : 골반 중심화 만들기

■ 주의사항 : 골반이 불안정하면 코어에 문제가 발생해 통증의 원인이 될 수 있다. 여기서 하는 탐험으로 골반의 고유수용감각이 증진될 것이다. 이 수련을 하는 데 있어 특정한 기술이나 노력이 필요치는 않다. 거울이나 파트너 피드백을 활용해 자신의 골격 정렬을 바르게 할 수 있다. 일단 자세가 갖추어지면 눈을 감고 균형 감각이 주는 느낌을 음미하라.

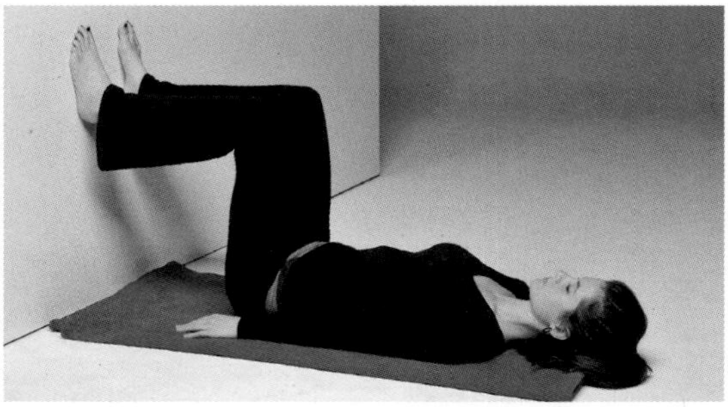

그림 9.12. 누운 자세에서 골반 안정성 재구축reestablishing

■ 준비물 : 담요 또는 카펫이 깔린 바닥, 평평한 벽. 요가 샌드백과 같이 가벼운 무게감을 주는 물건(대체동작 1, 2를 할 때 필요)

■ 방법 : 등을 바닥에 대고 누운 자세에서 무릎을 굽혀 양발을 벽에 댄다. 이때 무릎은 고관절 소켓 바로 위쪽에 위치해야 하며, 종아리는 지면과 수평을 이룬다. 약 5분 정도 이 자세를 유지하면서 쉰다. 그런 다음 한쪽으로 몸을 굴려서 일어난다.

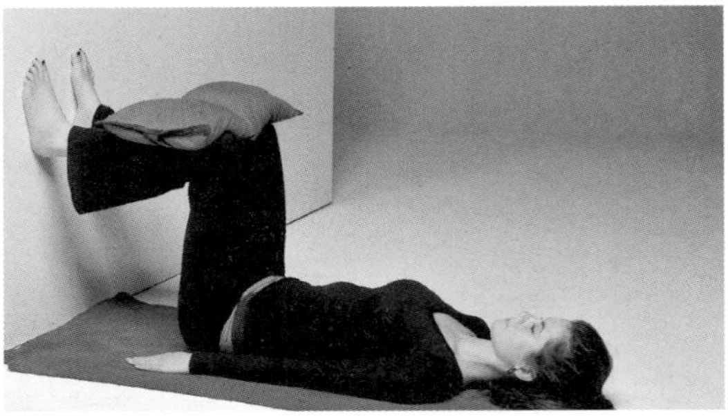

그림 9.13. 무릎에 샌드백을 올려놓은 자세

대체동작 1) 무릎에 샌드백 올려놓고 탐험

요가 샌드백이나 비슷한 무게가 나가는 물건을 무릎 위에 올려놓고 수련하면 감각인지를 높일 수 있다. 무게에 의해 고관절 소켓 안의 고유수용감각이 증가하며 골반을 지면과 안착시키는 것이 수월해진다.

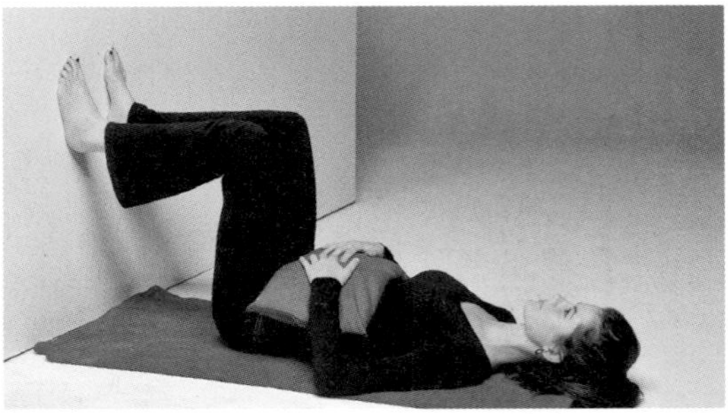

그림 9.14. 골반에 샌드백을 올려놓은 자세

대체동작 2) 골반에 샌드백 올려놓고 탐험

- 목적 : 중심화 된 중립 골반 만들기
- 방법 : 요가 샌드백처럼 가벼운 물건을 복부 코어에 올려놓으면, 고유수용감각이 증가하여, 골반을 지면에 안착시키고 균형을 잡는 데 도움을 준다.

탐험4 : 엎드려 기도하는 자세에서 골반 균형 재구축

- 목적 : 중심화 되고, 균형잡힌 골반 재구축 하기
- 준비물 : 평평하게 접힌 담요나 카펫이 깔린 바닥
- 방법 : 양손과 양 무릎을 바닥에 댄 상태에서 양쪽 견관절과 고관절을 일렬로 배열시킨다. 무릎이 고관절 소켓 바로 아래에 위치하도록 한다. 종아리와 발은 곧게 뻗어있고, 발목관절과 발가락은 지면에 닿아있다. 고관절에서부터 앞으로 굽힌다. 무릎 바로 위에 고관절 소켓을 그대로 둔 채 상체를 그대로 바닥에 굽히는지 거울이나 파트너를 통해 피드백 받는다. 상체를 굽힌 자세에서 이마가 양손에 닿도록 하며 복부 근육을 살짝 수축하여 척추가 무너지지 않도록 주의한다. 4분 정도 이 자세에서 무게감에 의식을 집중하면서 지면에서 골반으로 올라오는 리바운드를 느낀다. 꼬리뼈를 치골 방향으로 당겨 허리가 뒤로 젖혀지게 않게 한다. 대신 고양이나 다람쥐 꼬리처럼 위로 살짝 마는 느낌으로 동작한다. 천천히 일어나 앉은 다음 충분한 시간을 두고 느낌을 음미하라. 그런 다음 일어나서 걸어본다.

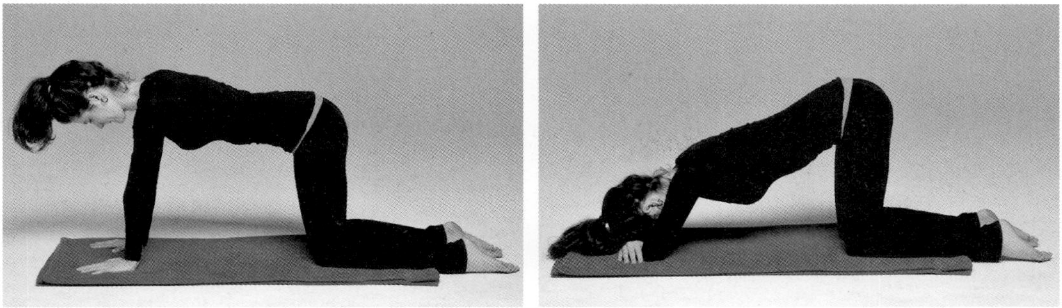

그림 9.15a, 9.15b.

탐험5 : 고관절 소켓 연결성 살리기

- 목적 : 골반 그릇에 고관절 소켓 연결성 살리기
- 주의사항 : 공을 사용하는 것은 주의하도록 한다. 통증을 느끼거나, 골반 균형을 깨뜨리고 고관절 소켓 앞부분의 감각 인지를 방해한다면 공의 사용을 피하는 것이 낫다. 공을 사용하지 않고도 다음 탐험을 성공리에 수행할 수 있다.
- 준비물 : 접은 담요 또는 카펫이 깔린 바닥. 테니스공이나 라켓볼. 다리를 지지하기 위한 슬로모볼
- 방법 : 안정위에서 시작한다. 우선 8장에서 했던 이완 수련을 한다. 그러고 나서 등을 바닥에 댄 상태에서 양발을 편다. 부드러운 테니스공이나 라켓볼을 오른쪽 고관절의 대전자 부위 뒤쪽 움푹 패인 곳(담경락의 30번째 혈자리인 환도혈 – 옮긴이)에 댄다. 이 부위는 고관절 외회전근이 있는 곳이다.

오른쪽 무릎을 굽혀 오른발이 왼다리 발목 위에 오도록 한다(요가의 '나무 자세' 변형). 이 자세에서 무릎에 긴장이 느껴지지 않는다면 그 밑에 슬로모볼을 넣어서 지지한다. 손가락으로는 오른쪽 고관절 소켓 부위를 가볍게 마사지 한다. 하지만 압박을 세게 주지는 않는다. 고관절 소켓에서 전해오는 감각에 집중하면 요근이 부드러워지는 감각을 느낄 수 있다. 요근이 부드러워짐에 따라 대퇴골의 둥근 머리는 고관절 소켓에서 굴러서 외회전 하게 된다. 대퇴골이 굴라감에 따라 다리는 외회전이 일어나며, 오른발은 왼다리 안쪽을 따라 위쪽으로 3센티미터 정도 올라간다. 이 동작을 하면서 골반이 기울거나 무너지면 중립 자세로 되돌아온다.

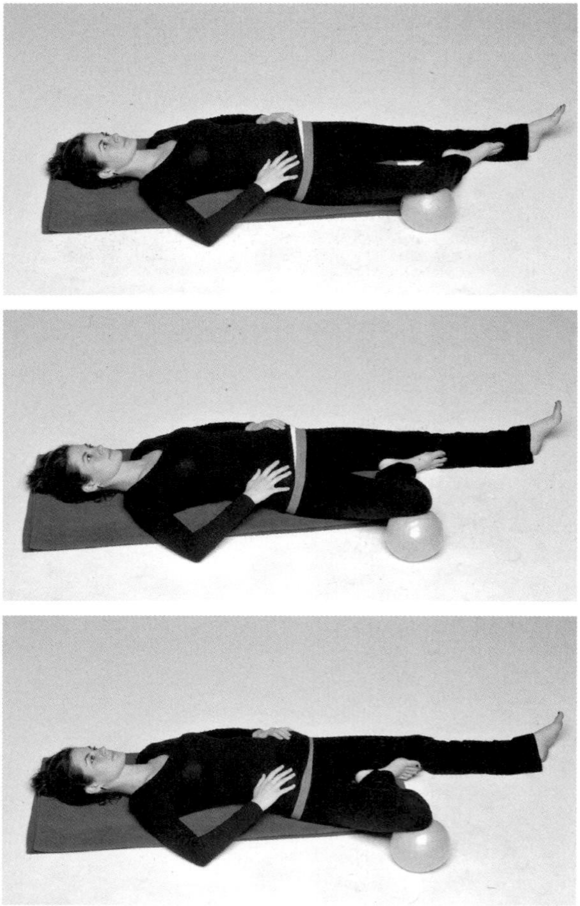

그림 9.16a, 9.16b, 9.16c. 고관절 소켓에서 골반과 다리의 관절 연결성을 살리는 동작

중립 자세에서 '요근 이완'과 '장골근 부챗살처럼 열기' 탐험을 한다. 또는 무릎 아래 공을 제거한다. 대퇴골을 고관절 소켓에 연결시키면서도 골반 균형을 유지하게 되면, 오른발을 왼다리 안쪽을 따라 위로 올리는 동작이 자연스러워진다. 결국 골반 균형을 유지하면서 오른발을 왼쪽 허벅지 안쪽을 지나 서혜부까지 닿을 수 있을 것이다. 물론 이 과정이 몇 개월 정도 걸릴 수도 있다.

한쪽이 끝났으면 다른 쪽에서도 탐험을 계속한다.

■ 주의사항 : 장요근 복합체가 이완되고 고관절 소켓에서의 관절 연결성이 살아나 고유수용감각이 높아져야 골반 통합이 제대로 이루어진다. 고관절 소켓 부위가 이완되지 않으면 하지를 외회전 시킬 때 습관적으로 무릎, 허리, 또는 골반이 비틀린다. 이는 요가나 댄스에서 하는 '나무자세'처럼 서서 한발로 몸무게를 지지하는 동작을 할 준비가 아직 되지 않았다는 의미이다.

골반 균형을 유지하는 요령

- 고관절 소켓에서부터 다리의 모든 움직임이 구동되게 하라. 다리 움직임을 보완하려고 골반을 비틀거나 이동시키지 말라.
- 골반 그릇을 중립으로 하라. 골반의 균형이 잡혀 있어야 소마인지가 제대로 유지되며 다른 탐험을 시작하는 초석이 된다.
- 골반의 깊이와 넓이를 창출하라. 장골근을 부챗살처럼 여는 것이 엉덩이 근육의 힘을 높이고 상호 균형을 높이는 데 필수적이다. 또한 천장관절 인대의 통합성을 유지하는 데에도 중요한 역할을 한다. 장골근을 열게 되면 골반의 3차원적인 움직임을 가능케 하여 모든 코어 움직임을 지지해준다.

탐험6 : 다리 근육의 연결성 살리기

- 목적 : 골반 그릇에서 다리 근육을 독립적으로 활용하기
- 준비물 : 접은 담요 또는 카펫이 깔린 바닥. 직경이 18~25센티미터 정도 하는 공(대체동작 1번을 할 때 필요). 필라테스 링(대체동작 2번을 할 때 필요)
- 방법 : 안정위 자세에서 시작하며, 8장에서 배운 '요근 이완' 기법을 먼저 탐험하라. 왼쪽 무릎을 굽히고 왼발은 바닥을 짚는다. 오른발은 편 상태로 놔둔다. 오른다리를 앞뒤로 (누운 자세이므로 정강이가 하늘을 향했다 바닥을 향하는 것을 빠르게 반복한다. 이때 발뒤꿈치는 바닥에서 떼지 않는다. – 옮긴이) 빠르게 움직인다. 오른발에서부터 움직임이 일어나 발목과 무릎을 지나 고관절 소켓까지 움직임이 전해진다. 발과 다리가 움직일 때 균형 잡힌 골반이라면 코어의 중심을 유지하며 따라 움직이지 않는다. 손가락으로 고관절 소켓 부위를 감지한다. 다리가 움직임에 따라 고관절 주변의 근육이 느슨해지고 고유수용감각이 깨어난다. 같은 요령으로 다리를 바꾸어 시행한다.

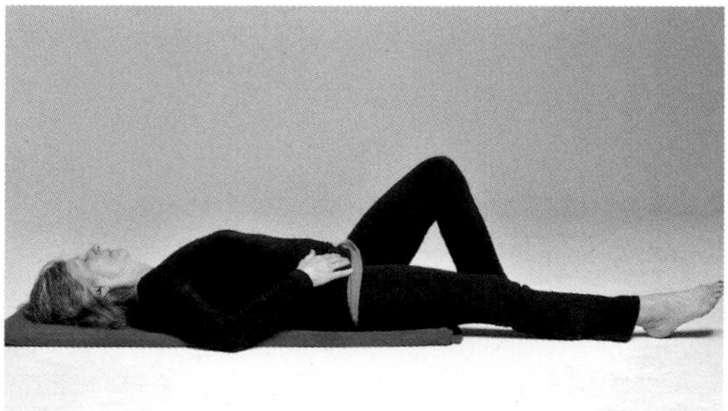

그림 9.17. 발에서 고관절 소켓까지 다리를 빠르게 움직인다.

대체동작 1) 공을 이용해 내전근 이완

허벅지 안쪽과 치골 주변의 긴장을 이완하려면 우선 안정위에서 탐험을 시작한다. 무릎 사이에 바람이 가득 든 공을 놓고 양쪽에서 압박한다. 이번에는 무릎에서 조금 더 위쪽의 허벅지 양쪽에 공을 넣고 또 다시 공을 압박한다. 계속해서 치골 근처까지 공을 가져가서 같은 요령으로 상부 내전근들을 강하게 수축하며 공을 압박한다.

공을 제거한 다음 양무릎을 바깥쪽으로 벌린 상태에서 양발을 붙이고 서로 민다. 다음은 이 자세를 바꾸지 말고 붙인 다리를 서로 밀면서 동시에 골반 쪽에서 멀어지게 하고, 허벅지 안쪽을 압박한다.

양발에 저항을 주면서 골반을 바닥에서 들어 올린 후 다리 안쪽의 근육이 떨릴 때까지 약 60초 정도 그 자세를 유지하라. 동작을 멈추고 안정위로 되돌아와 다리와 골반의 긴장을 푼다. 의식을 열린 상태로 두어 몸에 대한 인지를 유지하며 편하게 쉰다.

대체동작 2) 링을 이용해 내전근 이완

대체동작 1번과 요령은 같다. 여기서는 공 대신 필라테스 링을 활용한다.

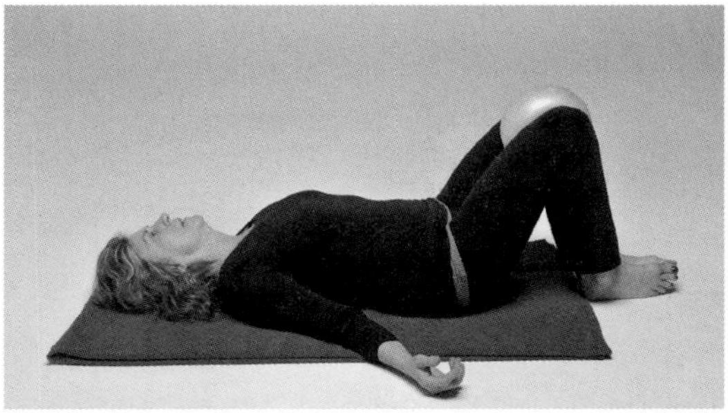

그림 9.18a. 안정위에서 무릎 사이에 공을 놓고 압박하기

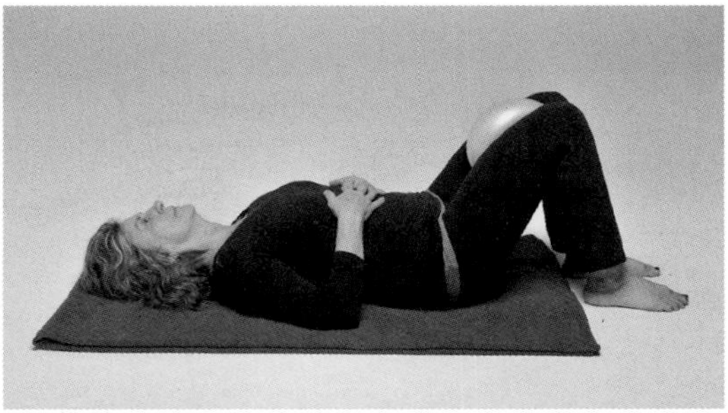

그림 9.18b. 양 허벅지 사이에 공을 놓고 압박하기

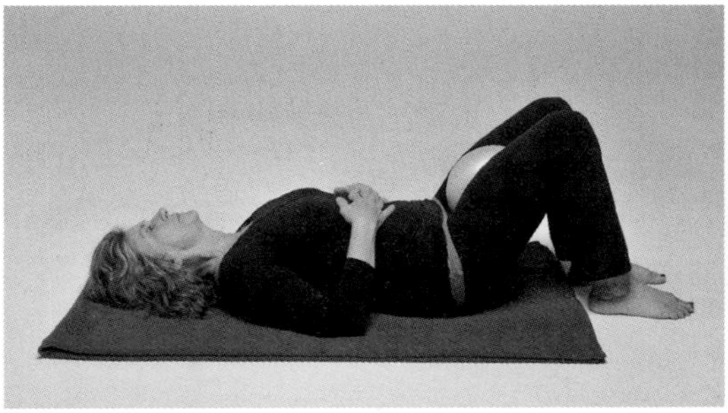

그림 9.18c. 공을 치골까지 가져가서 압박하기

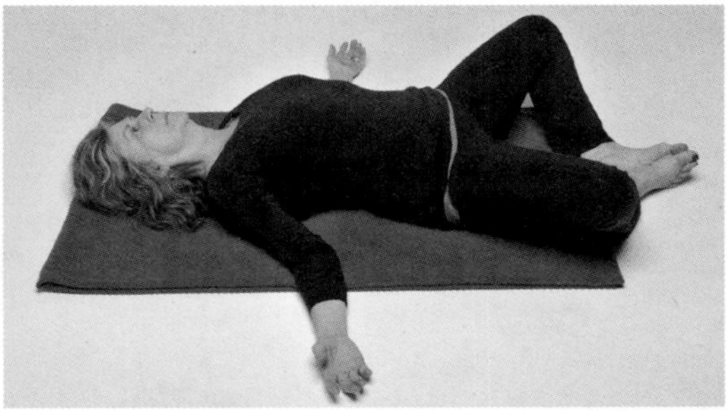

그림 9.18d. 양발을 붙이고 민 다음 골반에서 멀어지게 하기

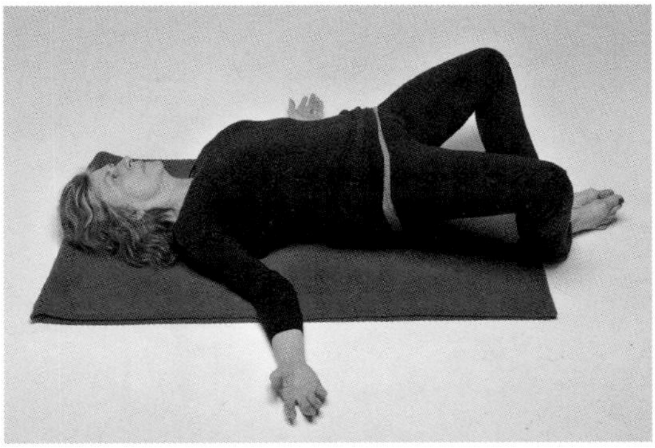

그림 9.18e. 양발에 저항을 주어 골반을 바닥에서 들기

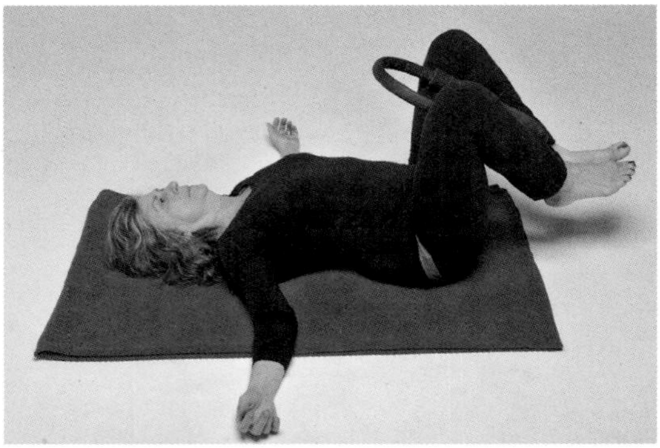

그림 9.19. 필라테스 링을 활용해 다리 안쪽 근육 이완

탐험7 : 골반과 고관절 중심화 만들기

■ 목적 : 골반과 대퇴골의 관절 연결성을 좋게 하고 중심화 이루기

■ 준비물 : 접은 담요 또는 카펫이 깔린 바닥. 피트니스 폼 롤러. 평평한 벽(대체동작 1번 할 때 필요)

■ 방법 : 안정위에서 요근 이완을 하고 시작한다. 골반 밑에 폼 롤러를 넣는다. 골반의 균형을 맞춘 후 양발로 바닥을 민다. 그런 다음 양다리를 굽혀서 위로 들어올린다. 먼저 오른다리를 회전시키면서(골반을 회전시키는 것은 아니다) 동작을 하다가, 오른발 발목을 왼쪽 무릎 위에 올려놓는다. 이때도 골반은 균형을 유지한다. 그 다음 오른손을 오른쪽 무릎 아래, 왼손은 왼발 아래 놓는다. 오른다리(발에서 무릎까지)는 지면과 수평을 유지하고, 오른발은 발등 쪽으로 굽힌다. 왼쪽 무릎은 오른발 발목을 지지하며 골반 중심을 유지한다. 왼쪽 종아리는 지면과 수평을 이루고, 왼발은 발등 쪽으로 굽힌다.

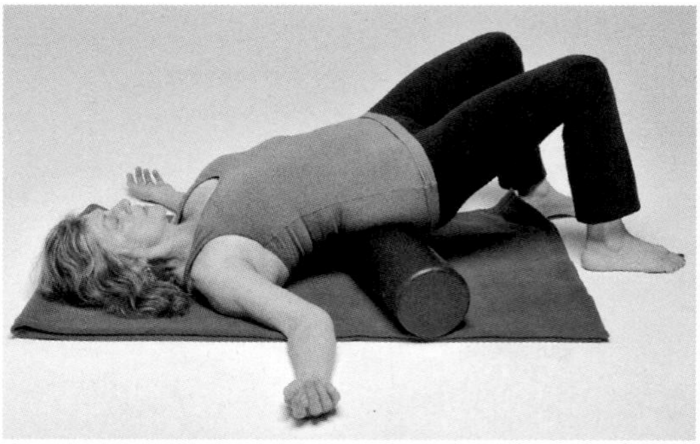

그림 9.20a. 폼 롤러 위에서 골반 균형 맞추기

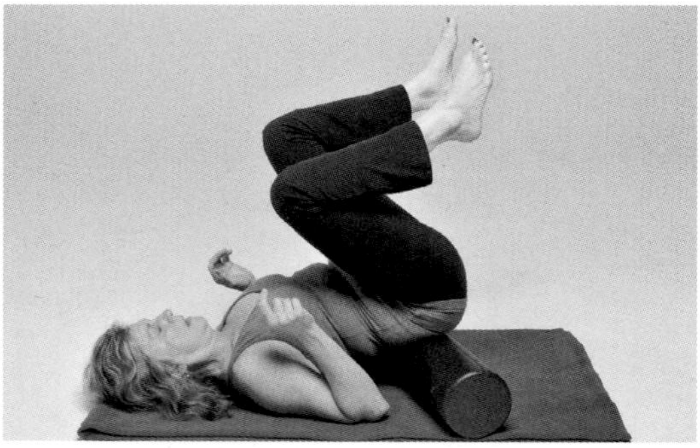

그림 9.20b. 양발을 굽히고 발목은 발등 방향으로 굽힌다

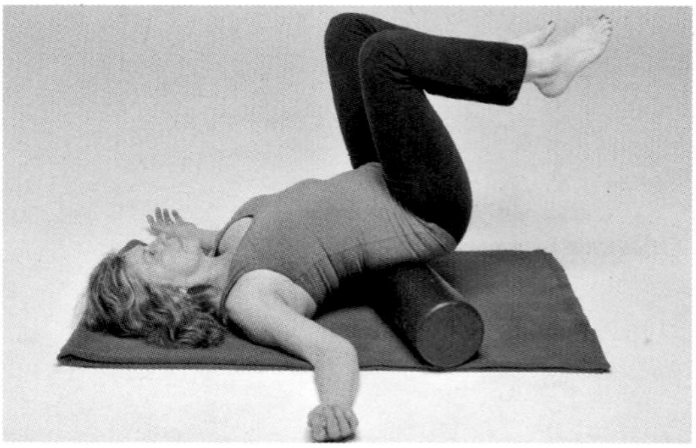

그림 9.20c. 골반 균형을 유지한 상태에서 고관절을 안쪽으로 돌린다

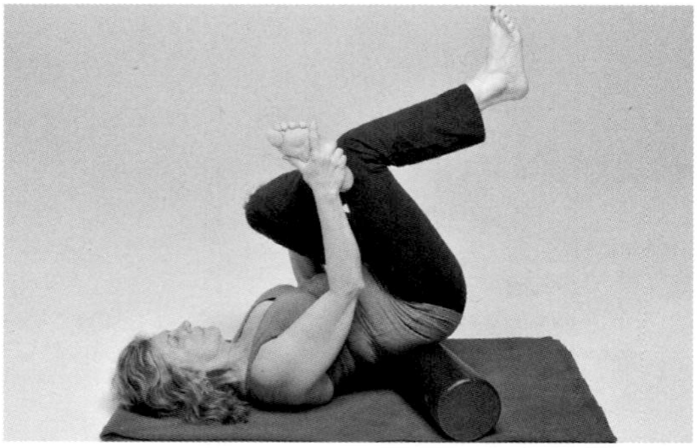

그림 9.20d. 반대편 무릎 위에 발목을 올려놓는다.

양쪽 다리를 복부 쪽으로 가져오게 되면 오른쪽 고관절이 열린다. 다시 중심으로 되돌아간 후 오른쪽 고관절 쪽으로 몸을 굴린다. 몇 번 반복하고 나서 양다리를 복부로 가져온다. 이 동작은 고관절의 바깥쪽 감각을 깨운다. 중심으로 되돌아와서 이번엔 왼쪽 고관절 쪽으로 몸을 굴리는 동작을 반복한다. 이 동작을 하면서 고관절의 안쪽 감각을 느껴본다. 다시 중심으로 되돌아 온다. 이번엔 오른손으로 오른 무릎을 잡고 복부쪽으로 양다리를 가져오면서 가볍게 저항을 준다.

이 동작은 고관절 앞쪽의 감각을 깨운다. 손으로 저항을 주면서 대퇴골 골두가 골반 소켓에 깊게 안착된 느낌을 감지하게 된다. 중심으로 되돌아와서 양발과 다리를 지면에 내려놓고 안정위를 취한다. 다리를 바꾸어서 탐험하기 전에 오른쪽 고관절이 어떻게 변했는지 확인한다. 이제 같은 요령으로 반대쪽을 탐험한다. 절구관절로 이루어져 있는 양쪽 고관절이 바르게 배열되면서 골반 균형이 변한 것을 감지한다.

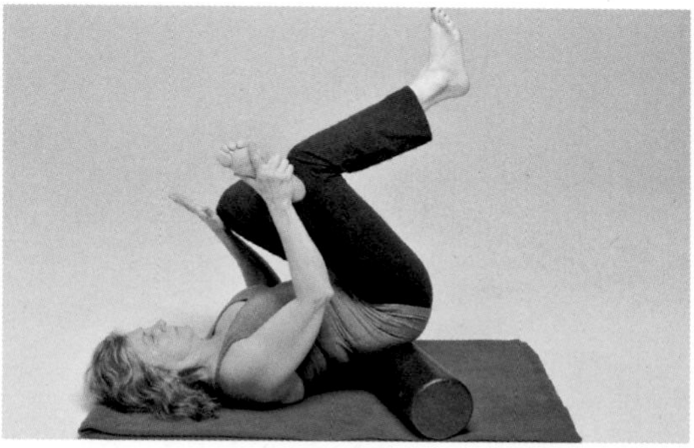

그림 9.20e. 양발을 복부로 가져오면 고관절 뒤쪽이 열린다.

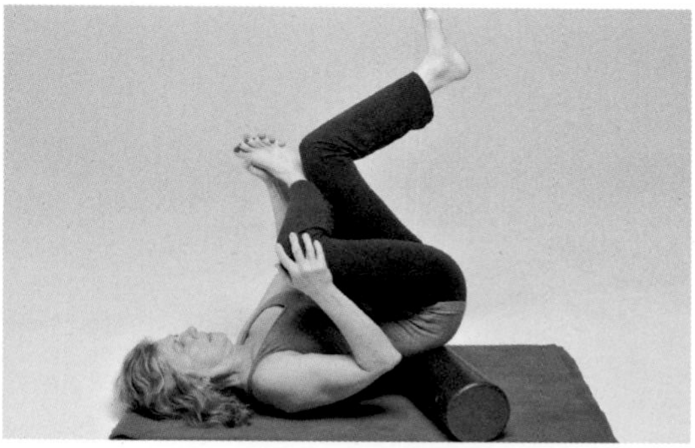

그림 9.20f. 동작을 하는 중에 중립 골반 상태로 되돌아 온다

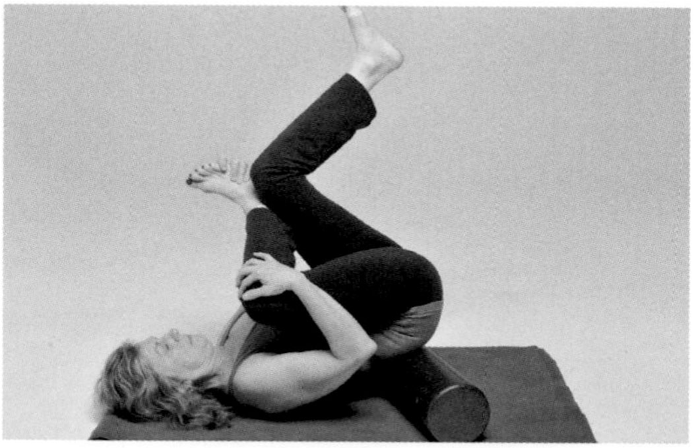

그림 9.20g. 손으로 저항을 주면 고관절 앞쪽이 열린다.

대체동작 1) 고관절에서 골반 중심화

'골반 안정성' 탐험에서 했던 것처럼 양발로 벽을 지지하면서 시작한다. 왼발은 벽을 짚고 오른발을 굽혀 오른쪽 발목이 왼쪽 무릎 위에 오게 한다. 손을 무릎에 대고 가볍게 저항을 주면 고관절이 열리며 중심화를 이룬다. 한 번에 한 다리씩 시행한다.

탐험8 : 골반 안쪽 인대 톤 확보

- 목적 : 골반 인대의 톤을 확보해 골반 균형을 재구축한다.
- 준비물 : 접은 담요 또는 카펫이 깔린 바닥
- 방법 : 안정위에서 시작한다. 골반 균형을 유지하며 왼손을 뻗어 왼발목을 잡는다. 왼발을 위로 들어 올리면서 발목은 발등 굽힘을 하며 대퇴골을 골반 소켓에 안착시킨다. 고관절 소켓과 골반은 균형을 이루며 무릎과 일렬로 배열된다. 왼발을 차려는 동작을 할 때 왼손으로 왼발목에 저항을 준다. 하지만 실제로 자세가 변하지는 않는다(발목과 손 사이에서 등척성수축이 일어난다. – 옮긴이) 약 30초 정도 저항을 유지했다가 풀고 나서 왼다리를 바닥으로 가져온다. 그러고 나서 골반의 전체 구조를 감지해본다. 골반 안쪽 인대의 톤이 확보되면 골반 그릇 뒤쪽 깊은 곳에서 톤이 느껴질 것이다. 뭔가 잘못된 느낌이 들면 대체동작 1번을 탐험한다.

대체동작 1) 골반 안쪽 인대의 톤 확보 다른 버전

안정위에서 시작하며 골반은 균형을 이루게 한다. 무릎이 고관절 소켓 위에 위치할 때까지 다리를 들어 올리며 무릎을 굽힌다. 이때 종아리는 지면과 수평을 이루며 발목은 발등 굽힘을 하고 있다. 팔 또는 손으로 무릎을 감싸 안은 상태에서 발을 밀면서 저항을 준다. 30초 정도 저항을 줄 때 자세 변화는 생기지 않는다. 움직이면서 동시에 저항을 줬기 때문이다. 이완하고 나서 안정위로 되돌아온다. 이 대체동작을 통해 골반 균형이 증가했는지 확인한다.

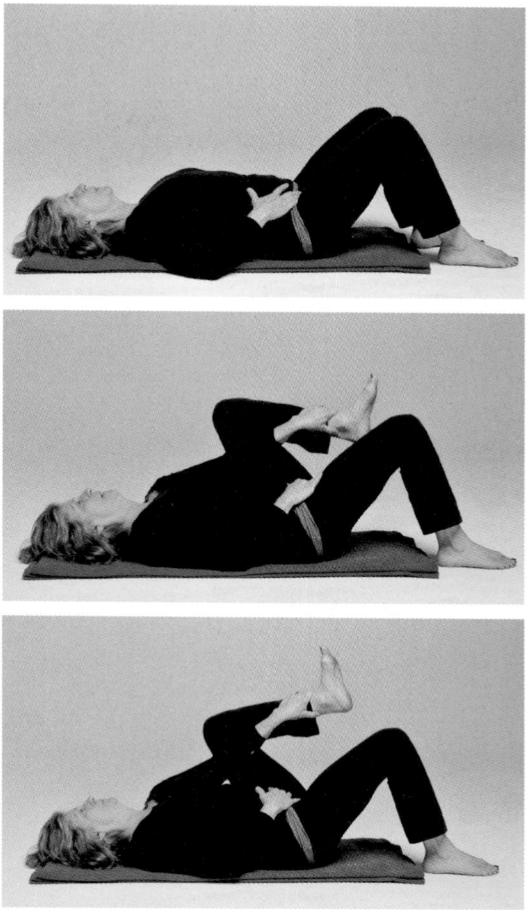

그림 9.21a, 9.21b, 9.21c. 골반 안쪽 인대의 톤을 확보하는 동작

탐험9 : 고관절 외회전근 이완

- 목적 : 고관절 외회전근의 고유수용감각을 촉진시켜 골반 균형을 높인다.
- 주의사항 : 이 동작은 잘못하면 무릎과 허리의 상처를 재발시킬 수도 있다. 고관절 외회전근을 이완시킬 때 몸에 피로감이 느껴지지 않도록 주의한다. 강하게 하지 말고, 적당히 멈추어 쉬었다 처음 자세로 되돌아오는 방식으로 탐험을 한다. 고관절 소켓에 모든 의식을 집중하고 고관절 안에서부터 움직임이 구동되게 한다.
- 준비물 : 접은 담요와 카펫이 깔린 바닥. 침대나 낮은 테이블(대체동작 2번을 할 때 필요)
- 방법1 : 오른쪽으로 돌아 누운 자세에서 시작한다. 무릎은 나란하게 굽하고, 골반은 오른쪽 대전자 약간 앞쪽을 바닥에 지지한 채로 중심을 잡고 있다. 왼다리의 외회전근을 탐험할 때 무게중심이 뒤로 쏠릴 수 있으므로 몸무게를 살짝 앞으로 이동시킨다. 왼손으로 왼쪽 고관절 소켓 부위를 감지하며 골반 움직임을 모니터 한다.

왼발 전체를 들어 올리면서 동작을 시작한다. 왼발이 공간 속에서 뒤로 움직여 골반 그릇 아래쪽에서 균형을 이루면 요근은 부드러워진다. 왼쪽 무릎은 굽힌 상태에서 발을 이완해 무릎 높이보다 조금 낮춘다. 이때 허리와 골반은 중립 상태를 유지해야 한다. 그렇지 못하다면 이 탐험을 해서는 안된다. '인지'가 바로 요근을 이완시키고 다리를 자유롭게 움직일 수 해준다. 힘으로 하게 되면 고유수용감각을 떨어뜨린다. 왼다리가 골반 아래쪽에서 정렬되면 두 번째 방법으로 넘어간다.

- 방법2 : 요근을 이완시키면서 대퇴골 골두가 고관절 소켓 안에서 바깥쪽으로 마치 문고리처럼 돌아간다고 상상하라. 상상력만으로도 올바른 움직임을 일으키기에 충분하다. 대퇴골 골두가 골반 소켓 안에서 돌아가게 되면, 고관절 외회전 근육들이 구동된다. 이 과정에서 장골근이 부챗살처럼 열린다. 한 번 고관절 외회전 근육들이 구동되는 느낌을 찾게 되면, 고관절의 톤을 유지하며 무릎을 펴서 발을 뻗는다. 발을 지면으로 내리면서도 외회전 근육들이 구동되는 느낌을 계속 유지한다. 이제 일어나서 양쪽 고관절의 느낌을 비교해본다. 같은 요령으로 반대쪽도 탐험한다.

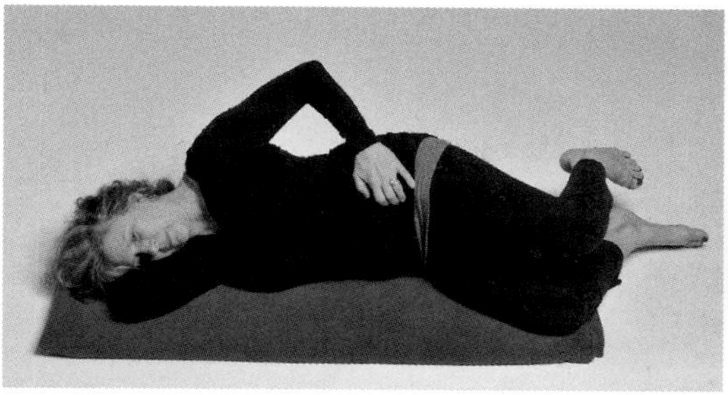

그림 9.22a. 골반 중심을 잡고, 다리를 굽힌 상태에서 시작한다.

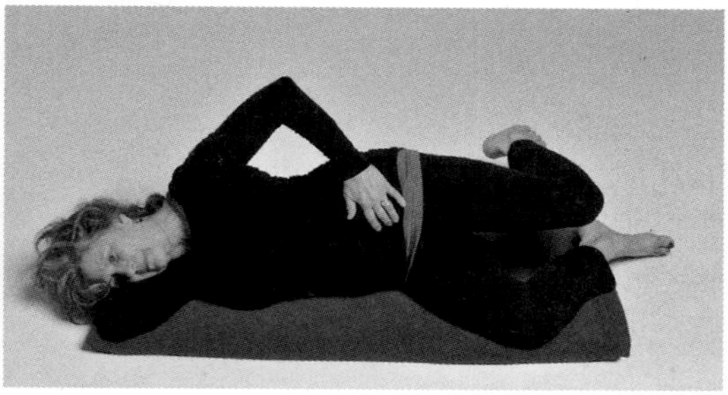

그림 9.22b. 요근을 부드럽게 하면서 다리를 들고 움직임을 구동시킨다.

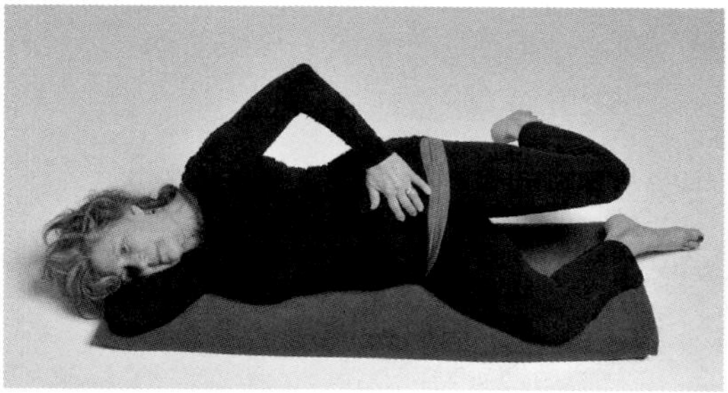

그림 9.22c. 요근을 부드럽게 유지하며 다리를 골반 아래쪽으로 움직인다.

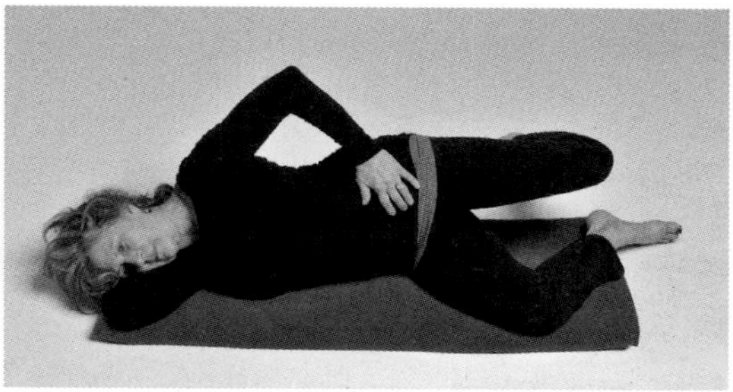

그림 9.22d. 장골근이 부챗살처럼 열리고, 외회전 근육들이 구동된다.

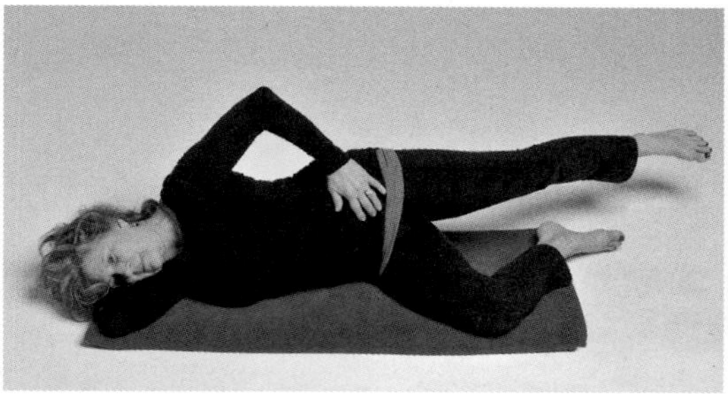

그림 9.22e. 외회전 근육이 구동되는 느낌과 그때의 톤을 유지한 상태에서 다리를 뻗는다.

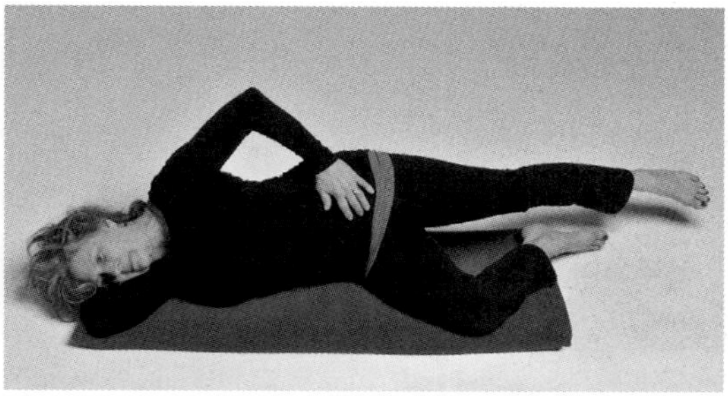

그림 9.22f. 외회전 근육이 구동되는 느낌을 유지한 상태에서 다리를 바닥으로 낮춘다.

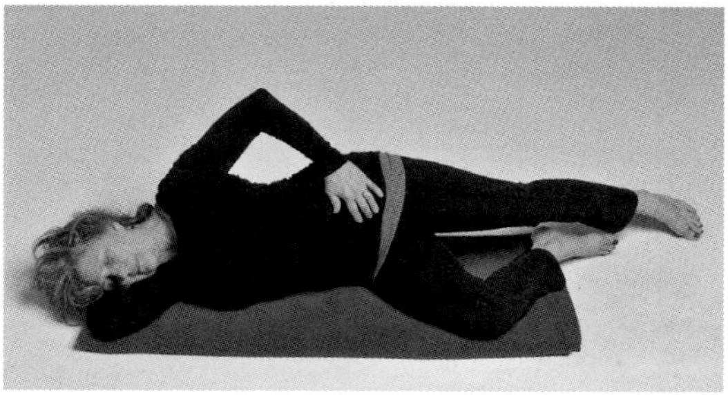

그림 9.22g. 골반 균형을 유지한 상태에서 다리만 움직인다.

고관절 외회전 근육의 고유수용감각을 높이는 요령

- 다리를 바닥으로 낮추면서도 고관절 외회전 근육의 고유수용감각 수용기가 자극받는 느낌을 계속 해서 감지한다.
- 많이 쓰는 다리 근육이 자체적으로 교정될 수 있는 시간을 주어라. 뼈 주변의 근육이 늘어나야 새로운 형태의 골격계 정렬이 발생한다. 그러므로 근육이 늘어나 재배열 될 수 있는 시간이 필요하다.
- 골반 균형을 유지하라. 골반이 기울게 하지 말라. 골반이 기울어 다리 움직임을 따르면 다리 근육이 이를 보상하며 허리에 긴장과 압박이 발생한다.
- 골격계의 바른 배열을 유지한 채로 동작한다. 아래쪽의 대전자 약간 앞쪽으로 몸무게가 가해지게 하면 골반과 코어 중심을 잡는 데 도움이 된다.

대체동작 1) 고유수용감각 촉발시키기

골반 안정성이 갖추어져 있다면 다리를 부드러운 U자 모양으로 앞뒤로 움직여보라. 그러면 고관절의 고유수용감각이 증가하게 된다.

대체동작 2) 양쪽 고관절 외회전근 동시에 구동시키기

얼굴을 아래쪽으로 하고 침대나 낮은 테이블 위에 엎드린다. 이때 양발은 테이블 바깥쪽으로 나와 있다. 골반 중심을 유지하며 양다리와 발을 붙이고, 뒤꿈치를 맞닿게 한다. 이때 발목은 발등으로 굽힌다. 이 자세에서 고관절 외회전근에 집중하게 되면 양쪽의 고유수용감각 수용기들을 모두 촉발시킬 수 있다. 먼저 발뒤꿈치를 모은 상태에서 발끝을 떨어뜨려 벌린다. 이 움직임이 장골근이 부챗살처럼 열리는 힘에 의해 대전자에서부터 발생하도록 하라. 고관절 외회전근에 톤이 생긴 느낌이 날 때까지 몇 차례 반복한다.

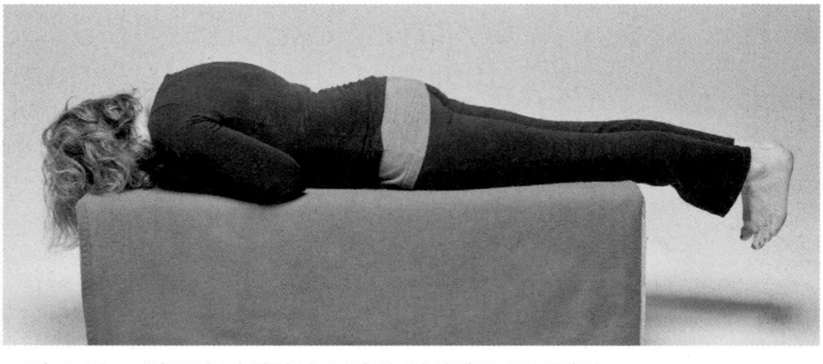

그림 9.23a. 엎드린 자세에서 고관절 외회전근 구동하기

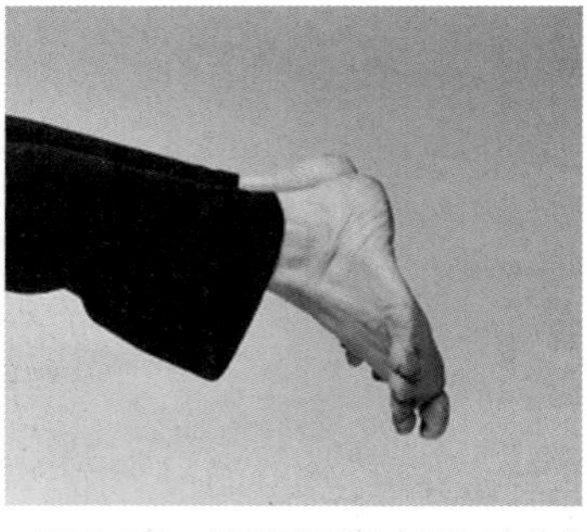

그림 9.23b. 발뒤꿈치를 붙인 상태에서 고관절을 외회전 시킨다

탐험10 : 네발기기 자세에서 골반 균형 유지

- 목적 : 다양한 자세에서 골반 균형 유지하기
- 네발기기 자세를 해보면 골반의 불안정성, 요근의 딱딱함, 그리고 다리 근육의 긴장이 잘 드러난다. 이 자세에서 장골능이 지면과 평행을 유지하려면 요근이 이완되어 있어야 하고 좌우 장골은 하나인 것처럼 움직여야 한다. 다리를 펴면서 들어올릴 때 골반은 코어와 하나인 것처럼 움직여야 하고, 엉덩이와 다리의 근육 움직임에 따라 앞으로 굴곡되거나 한쪽으로 비틀려서도 안된다.
- 준비물 : 접은 담요나 카펫이 깔린 바닥.
- 방법 : 네발기기 자세에서 몸무게는 네 개의 절구관절을 통해 바닥으로 흘러간다. 절구관절 바로 아래에 팔과 다리가 위치하도록 한다. 몸무게 이동이 4개 또는 3개 관절을 지나갈 때에도 일정하게 이루어지도록 조정하고, 최정적으로 반대편 팔과 다리 두 지점 만으로 교차해 버티는 자세에도 같은 결과가 일어나도록 연습한다. 다리를 뒤쪽으로 곧게 펼 수 있으려면 요근이 이완되어 있어야 한다. 이 동작을 할 때 허리에 압박이나 붕괴가 생기거나, 골반이 앞으로 기울지 않도록 주의한다. 복근의 톤과 골격계 인지를 유지하고 있으면 골반 균형을 유지하는 데 도움이 된다. 같은 요령으로 다리를 바꾸어 시행한다.

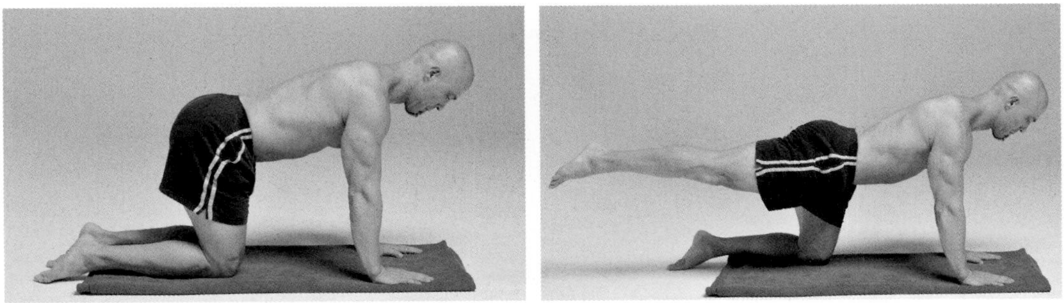

그림 9.24a, 9.24b. 네발기기 자세에서 골반 균형 잡기

탐험11: 코어 박스 스쾃

- 목적: 중심선에서 골반 그릇에 대한 탐험
- 준비물: 등받이 없는 의자나 박스. 메디신볼medicine ball(대체동작 1번을 할 때 필요)
- 방법: 이 탐험을 할 때 거울을 활용하면 정확한 골격계 정렬을 유지하는 데 도움이 된다. 등받이 없는 의자 앞에 서서 골반 균형을 잡는다. 좌우 발은 일정한 거리를 유지한다. 고관절을 굴곡하며 골반을 뒤로 움직여 의자에 앉는다. 이 동작을 할 때 무릎이 아니라 코어에서부터 움직임이 일어나도록 하라. 무릎은 발목 위에, 몸통은 곧게 펴고, 머리와 몸통은 일렬로 정렬된 상태를 유지한다.

스쾃Squat 자세를 제대로 하기 위해서는 신체의 중심선, 호흡, 그리고 다리에 의식 집중을 해야 한다. 몸무게가 발 바깥쪽으로 쏠리지 않도록 주의하고 허벅지는 열린 상태를 유지한다. 앉은 자세에서 일어서기 위해서는 우선 몸무게를 살짝 앞으로 이동시킨다. 그러고 나서 허리를 편 상태에서 다리로 바닥을 민 다음 곧바로 일어난다. 이때 무릎은 열린 상태를 유지하며 발과 발목 위에 정렬되어 있어야 한다.

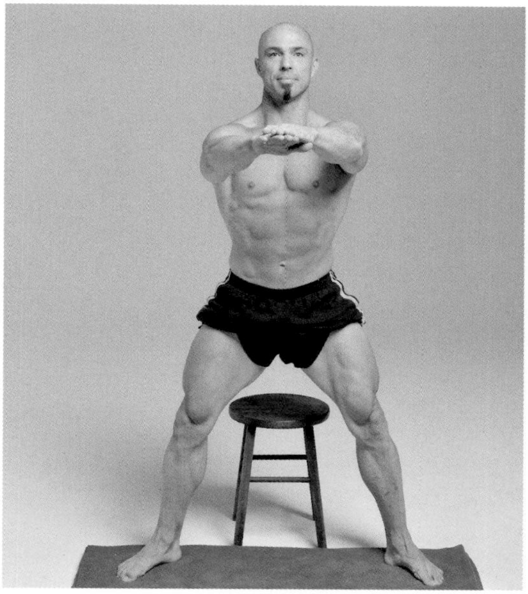

그림 9.25a. 골반 중심화를 이룬 상태에서 시작

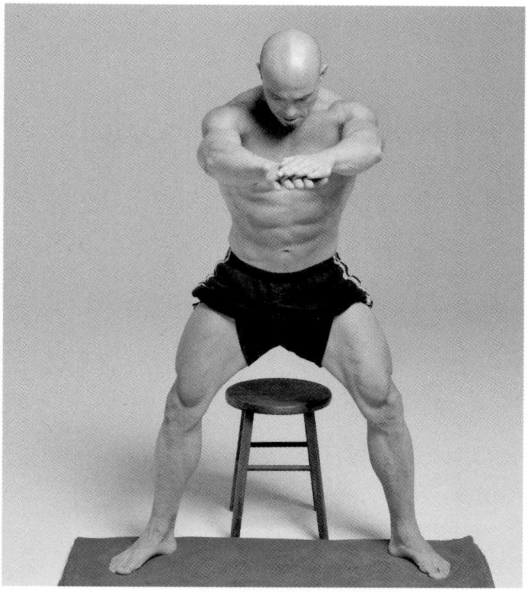

그림 9.25b. 좌우 발끝이 같은 각도를 이루고 적절한 거리를 유지하는지 확인

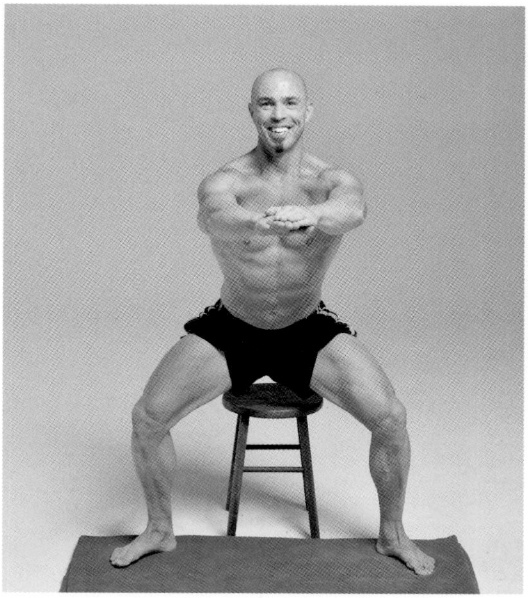

그림 9.25c. 고관절을 굴곡하며 골반을 뒤로 움직여 의자로 가져가기

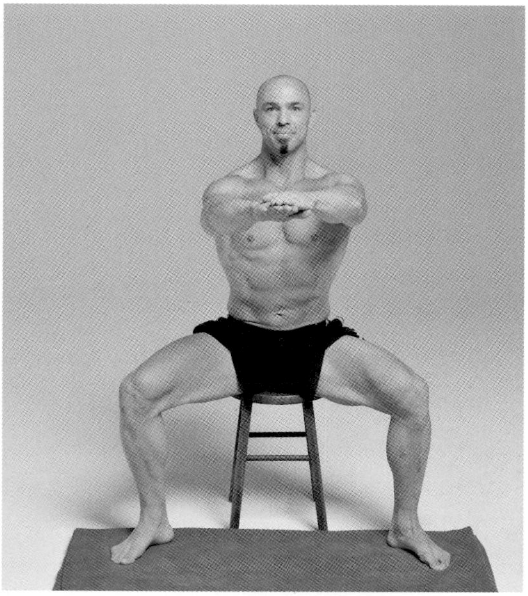

그림 9.25d. 바닥을 밀며 바른 자세로 일어나기

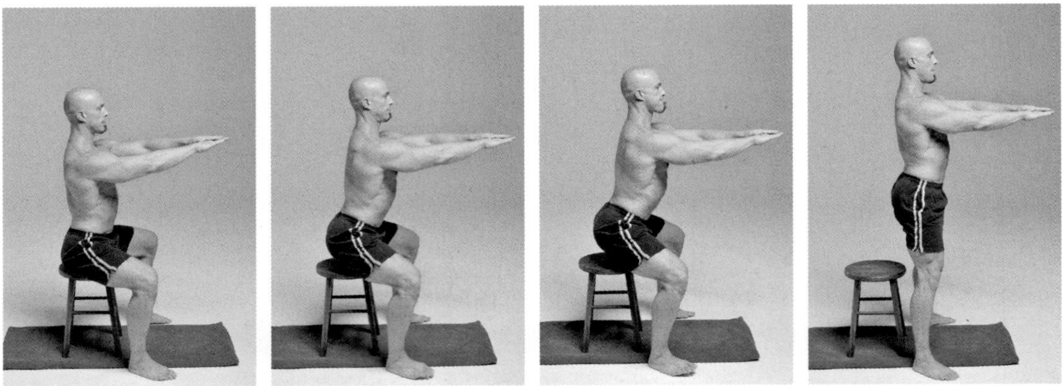

그림 9.26a, 9.26b, 9.26c, 9.26d. 넓게 벌린 발과 발목에 무게가 고르게 분포되도록 한다.

대체동작 1) 손에 무게를 첨가

양손으로 작고 무게가 나가는 메디슨볼(가죽이 덮인 무거운 공으로, 지름이 대략 45센티미터 정도 된다. 부드러운 소재의 여러 겹 뭉쳐서 만들며, 서로 던지고 받는 운동용으로 사용되는 공이다. – 옮긴이)을 가슴 앞에서 잡고 일어선다. 이렇게 하면 골반 코어가 움직일 때 인지를 높일 수 있다.

탐험12 : 골반-두개골 연결성

- 목적 : 골반기저부 근육과 턱/입의 근육을 연결
- 준비물 : 접은 담요나 카펫이 깔린 바닥. 빨대(대체동작 1번을 할 때 필요)
- 방법 : 한쪽으로 돌아누워 몸을 태아자세로 만든다. 머리와 팔다리는 중심선을 따라 고르게 배열시킨다. 이때 수건을 머리 밑에 놓아서 받치거나 골반과 바닥이 평행하게 자세를 조정한다. 머리와 골반을 앞쪽으로 살짝 말 때 그 움직임은 꼬리뼈에서부터 구동한다. 동작을 함에 따라 척추가 열리는 느낌에 의식을 집중한다. 꼬리뼈에서 머리까지 척추를 따라 중심축의 움직임을 감지하면서 움직임이 걸리거나 멈추는 지점을 확인하라. 척추 어느 부위가 유연성이 떨어지는가?

의식적으로 항문괄약근을 조이고, 턱을 강하게 물어본다. 그러고 나서 천천히 푼다. 부드럽게 물결 같은 파동이 발생해 척추를 앞뒤로 움직이는 것을 감지한다. 두개골과 골반이 서로 가까워졌다 멀어지는 유동적인 움직임도 탐험한다.

대체동작 1) 코어횡격막 자극

입을 커다란 O자 모양이 되게 벌렸다, 작은 O자로 만들어본다. 이 과정에서 입천장을 자극하며 앞뒤로 움직이는 펄스가 생긴다. 입을 벌렸다 오무렸다 하는 동작은 골반기저부pelvic floor 횡격막을 자극하게 된다. 골반의 근육들은 입의 변화에 영향을 받고, 그 반대도 마찬가지이다. 입천장에 혀를 대었다 떼는 동작을 해보면 입을 벌렸다 오무렸다 할 때의 감각 인지에 도움이 된다. 입천장의 움직임과 골반기저부 횡격막 움직임이 서로 연계되었음을 감지할 수 있을 것이다. 심지어 입의 아주 작은 움직임조차도 골반 그릇에 영향을 미친다.

미소를 짓거나 웃어보라. 그러면 코어횡격막core diaphragms(코어횡격막이란 입천장, 호흡횡격막, 골반기저부 횡격막을 말한다. – 옮긴이)이 여기에 반응할 것이다. 빨대를 입으로 불거나 빠는 동작을 할 때에도 둥그런 횡격막 근육이 활성화 되며, 이는 중심선을 깨우는 데 도움이 된다.

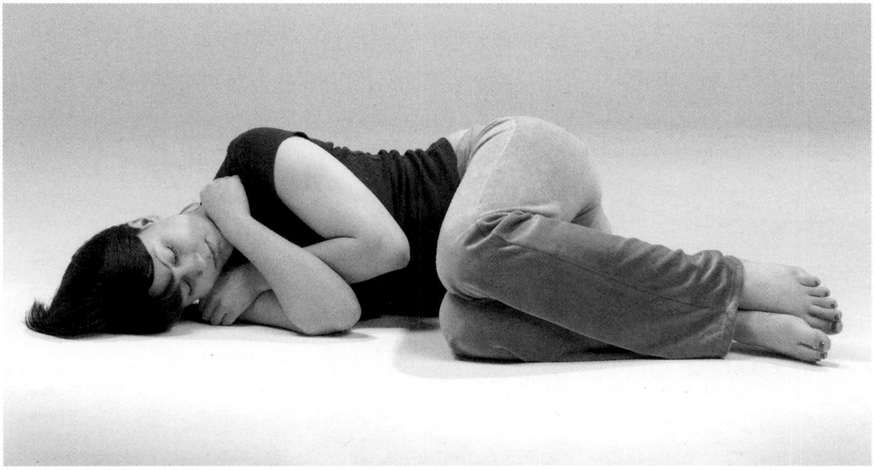

그림 9.27. 골반–두개골 연결성 탐험

탐험13 : 균형 잡힌 골반 주변 구조화

■ 목적 : 코어의 구조화를 이루는 중심인 골반 그릇에 의식 집중하기

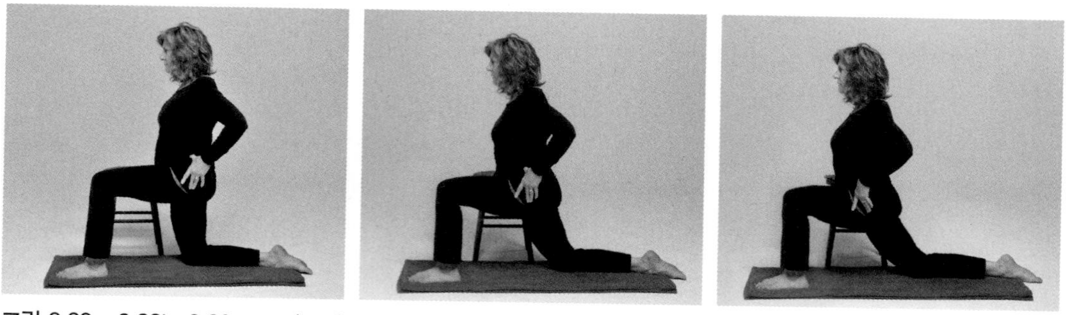

그림 9.28a, 9.28b, 9.28c. 코어로써 기능하는 골반

■ 준비물 : 접은 담요나 카펫이 깔린 바닥. 요가 스트랩(대체동작 1번을 할 때 필요). 박스나 등받이 없는 의자(대체동작 2번을 할 때 필요)

■ 방법 : 골반을 중심화 시킨 자세에서 시작한다. 어떤 탐험을 하던 골반 균형을 유지하는 데 의식을 집중하는 것이 다리와 팔 자세를 바르게 하는 데 핵심이다.(그림 9.28을 따라 하라)

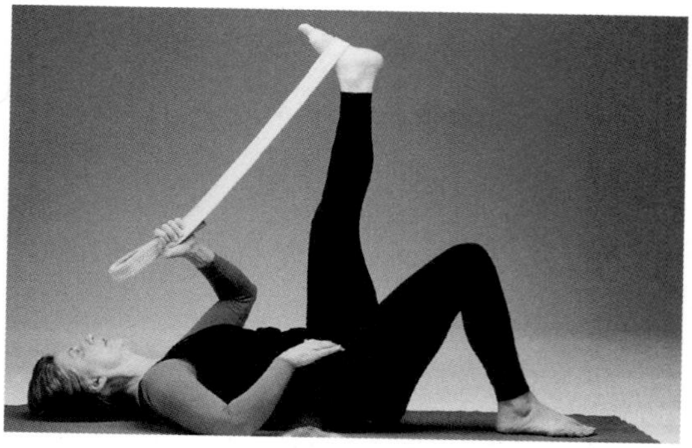

그림 9.29. 스트레칭 하며 골반 균형 잡기

대체동작 1) 스트레칭 하면서 골반 균형 잡기

고무로 된 스트랩을 활용해 다리 근육을 통제하며 골반 중심을 잡는다. 햄스트링 근육을 스트레칭 할 때 고관절에서부터 움직임이 일어나게 한다.

대체동작 2) 다리를 들어 올리며 골반 균형 잡기

박스나 등받이 없는 낮은 의자를 활용해 골반과 무릎 사이의 균형 관계를 탐험하라. 골반 균형을 유지하면서 다리를 들어올린다. 그리고 골반 균형을 유지하면서 박스 위에 올라간다.

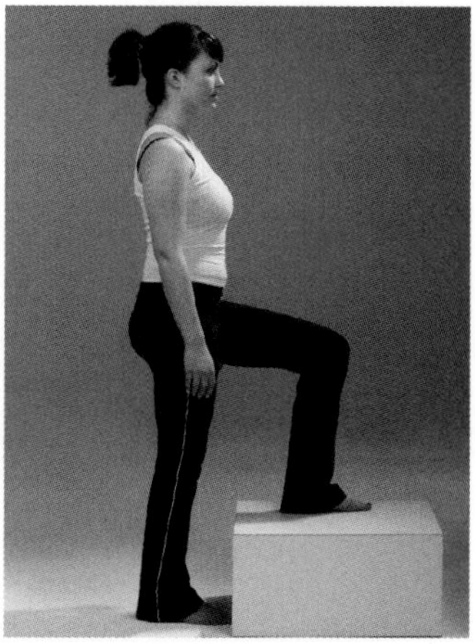

그림 9.30. 다리를 들어 올리며 골반 균형 잡기

탐험14 : 유양돌기와 천장관절 균형

■ 목적 : 골반 균형 재구축을 위해 천장관절 기능장애 치유하기

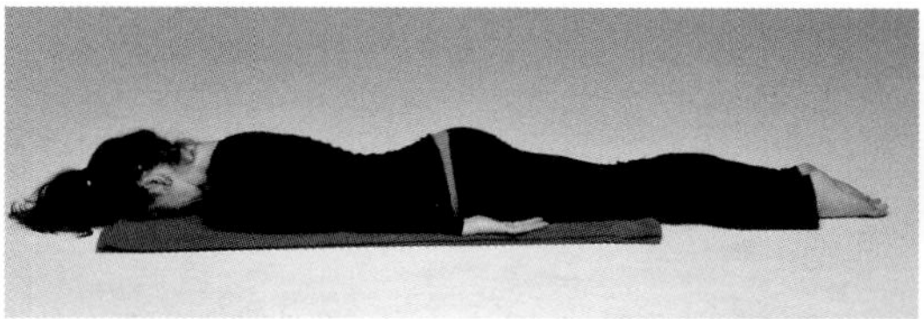

그림 9.31a. 이마로 바닥을 누르며 목 반사 활성화시키기

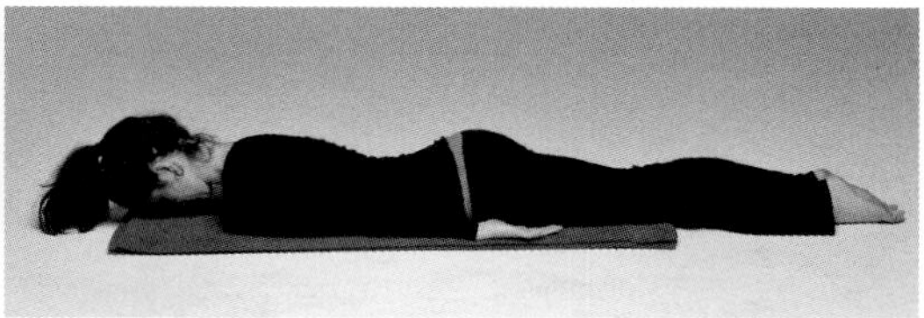

그림 9.31b. 골반을 움직이지 않고 머리를 들어올리기

그림 9.31c. 머리를 한쪽 방향을 살짝 돌려 이마를 바닥에 안착시키기

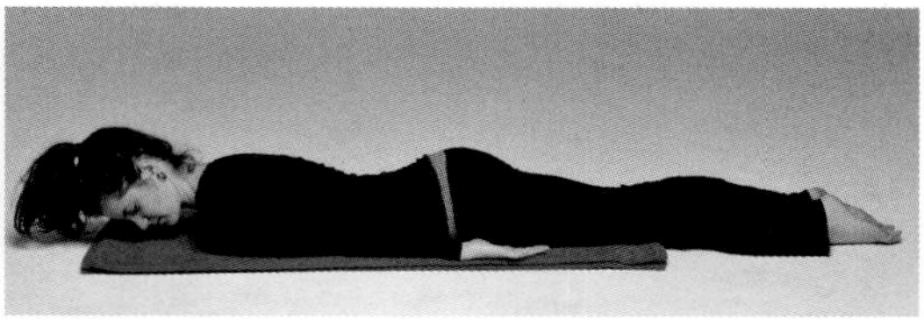

그림 9.31d. 머리를 들어 올려 반대 방향으로 살짝 돌리기

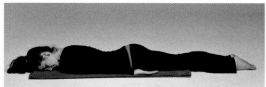

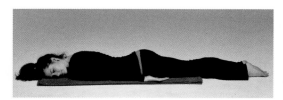

그림 9.31e. 계속 반복. 골반이 들리거나 이동하면 멈춘다.

■ 준비물 : 접은 담요나 카펫이 깔린 바닥. 또는 침대

■ 방법 : 얼굴을 아래로 하고 바닥에 엎드린다. 이때 발과 종아리는 붙인다. 팔은 몸통 바로 옆에 두고 손바닥은 골반 좌우 끝 바로 아래에 놓는다. 이마로 바닥을 가볍게 누르면 탐험을 시작한다. 이 압박에 의해 목의 근육이 활성화되고 머리-목 정위반응head-neck righting reflex이 자극받는다.

이제 머리를 바닥에서 3센티미터 정도 들고 한쪽으로 살짝 돌린다. 이 상태에서 그대로 머리를 바닥으로 내린 후 쉰다. 중립 자세를 되돌아오지 않고 한쪽 방향씩 좌우로 반복하며 목의 가동범위를 조금씩 넓힌다. 이마로 바닥을 압박하며 목 근육을 활성화시키고, 들었다가 한쪽으로 약간 돌렸다 다시 내린 후 쉬는 과정을 반복한다. 반복 횟수가 증가할수록 목의 움직임도 증가한다. 만일 천장관절 문제가 있는 사람이라면 이 동작을 할 때 머리의 움직임에 따라 골반이 반응하며 들리거나 굴곡하고 또는 비틀리는 지점이 생길 것이다. 문제는 고개를 돌린 반대쪽의 천장관절 주변 인대에 있을 것이다. 이는 유양돌기 주변 근육이 긴장되어 반대쪽 천장관절에 영향을 미친 것으로 볼 수 있다. 이러한 긴장 패턴이 발견되면 머리를 바닥에 편히 쉬게 한 상태에서 귀 아래 유양돌기 주변 조직들을 부드럽게 마사지 해주어라. 유양돌기 주변의 긴장이 빠지면 골반 균형이 좋아질 것이다.

탐험15 : 코어 골반 요동

■ 목적 : 골반 주변 관절 연결성을 자유롭게 하는 움직임 탐험

■ 준비물 : 접은 담요나 카펫이 깔린 바닥. 견고하고 평평한 의자. 슬로모볼(대체동작 2번을 할 때 필요). 커다란 짐볼(대체동작 3번을 할 때 필요).

■ 방법 : 안정위에서 시작한다. 먼저 발바닥으로 지면을 누른다. 목과 허리가 긴장되지 않은 상태에서, 부드럽게 꼬리뼈를 위아래로 만다. 이때 천골, 골반 그릇, 그리고 고관절 소켓을 탐험한다. 골반이 물결처럼 앞뒤로 움직이는 힘에 의해 머리가 반응하는지 확인한다.

대체동작 1) 의자에 다리를 지지한 자세에서 골반 요동 탐험

다리를 의자에 올려놓으면 몸은 중력과 새로운 관계를 맺는다. 꼬리뼈의 움직임에 따라 골반에서의 무게이동과 움직임 각도를 탐험하라.

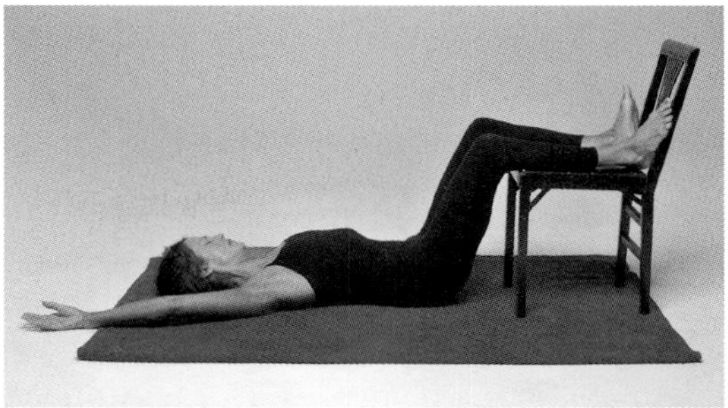

그림 9.32. 의자를 활용한 골반 요동

대체동작 2) 슬로모볼로 골반을 지지한 자세로 골반 요동 탐험

공기가 절반 정도 빠진 슬로모볼을 골반 아래에 놓고 요동 운동을 시작한다.

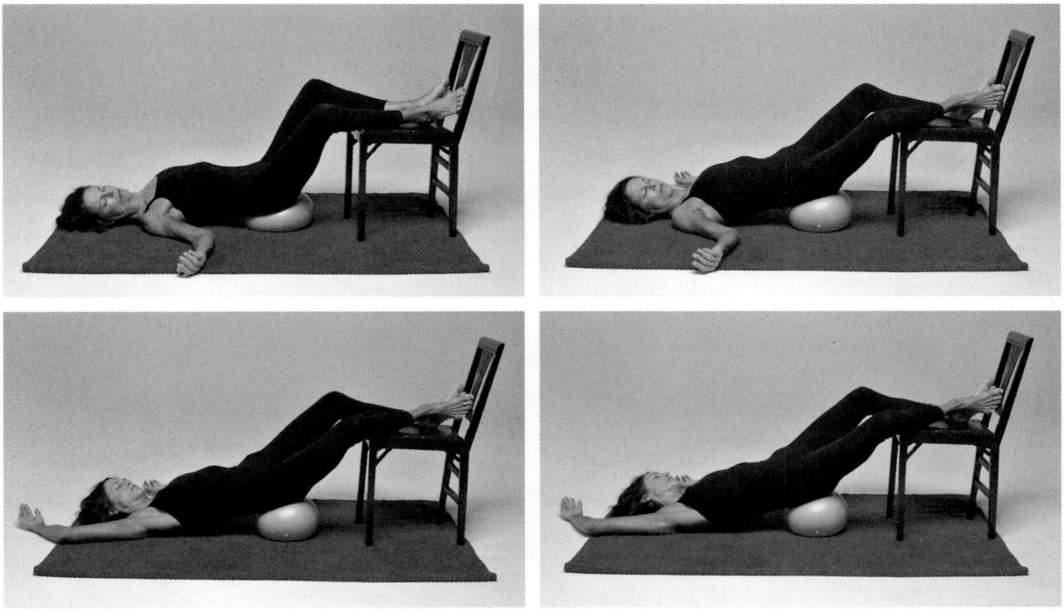

그림 9.33a, 9.33b, 9.33c, 9.33d. 공으로 골반을 지지하며 요동 운동

대체동작 3) 짐볼에 앉아서 골반 요동 탐험

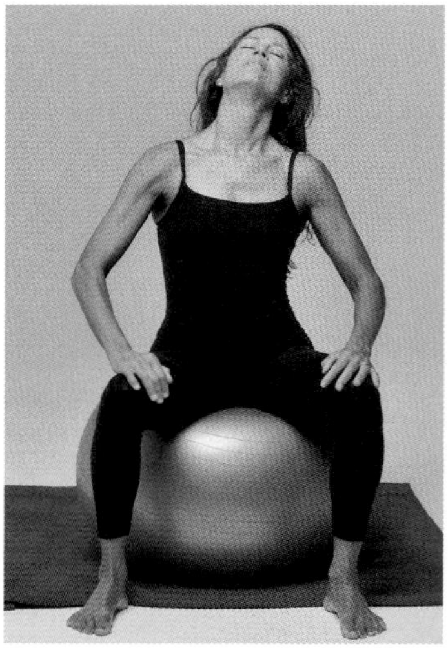

그림 9.34. 짐볼에 앉은 자세에서 골반 요동

커다란 짐볼에 앉는다. 이때 무게는 좌골 앞부분으로 오게 하고 발은 지면에 견고하게 안착시킨다. 코어를 회전시키며 골반 그릇의 움직임을 탐험한다. 치골 앞쪽, 꼬리뼈, 그리고 양쪽 고관절 소켓의 무게와 모양을 감지하라. 회전 운동을 할 때 몸무게가 다리와 발로 내려가는 느낌이 어떠한지 확인한다. 지면에 안착되어 안정성을 유지하고 있는 발과 다리에서부터 올라오는 유동적인 움직임과 골반 그릇의 감각을 구분해서 감지해보라.

탐험16 : 팔과 골반의 연결성

- 목적 : 광배근을 펴면서 팔과 골반의 관계를 감지한다.
- 주의사항 : 팔 근육이 어깨관절을 지배해 끌고 가지 않도록 주의한다. 동작을 하다 손이 바닥에서 뜨면 탐험을 멈추고 이완한 다음에 다시 시작한다. 손이 바닥에 닿은 상태를 유지하며 갈 수 있는 데까지 움직인다.
- 준비물 : 접은 담요나 카펫이 깔린 바닥. 부드러운 슬로모볼(대체동작 1, 2번을 할 때 필요)
- 방법 : 한쪽으로 돌아누워 무릎을 굽히고 골반과 몸통의 균형을 잡는다. 몸무게를 살짝 앞으로 숙여 골반 아래쪽의 대전자 앞쪽으로 지지하며 양 무릎은 붙인다. 몸무게가 뒤로 쏠리지 않도록 주의한다. 위쪽에 있는 손을 무언가 갈구하는 느낌으로 바닥으로 뻗는다. 그 자세에서 천천히 원을 그리며 손을 위로 움직인다. 손은 머리 위쪽으로 커다란 원을 그린다. 이때 팔꿈치는 부드러운 상태를 유지한다. 골반은 균형을 유지한 상태에서 손의 움직임을 따라 상체 전체가 늘어나며, 머리, 목, 그리고 눈은 손의 움직임을 따라간다.

광배근이 자유롭게 늘어나서 확장되면 팔의 관절 연결도 좋아지며 움직임이 살아난다. 이는 팔을 움직일 때 골반이 따라서 당겨지는 것을 예방한다. 천천히 느리게 힘을 주지 말고 움직인다. 한쪽 방향으로 가상의 원을 그리며 돌아간 다음 반대로 되돌아온다. 중립자세로 되돌아온 후, 반대쪽으로 몸을 돌려 같은 요령으로 반복한다.

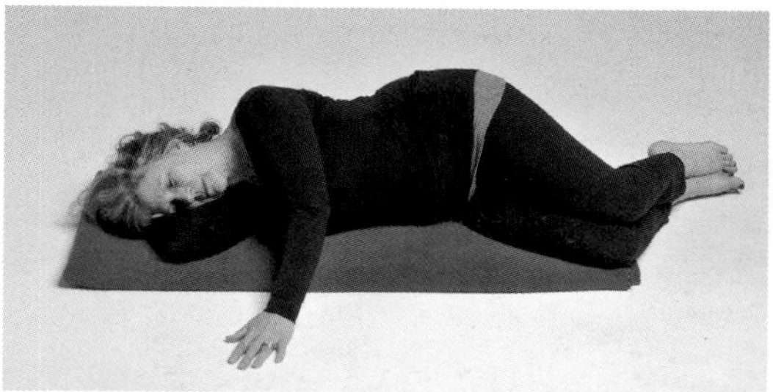

그림 9.35a. 대전자 약간 앞쪽으로 골반을 지지하고, 손끝은 바닥에 닿는다.

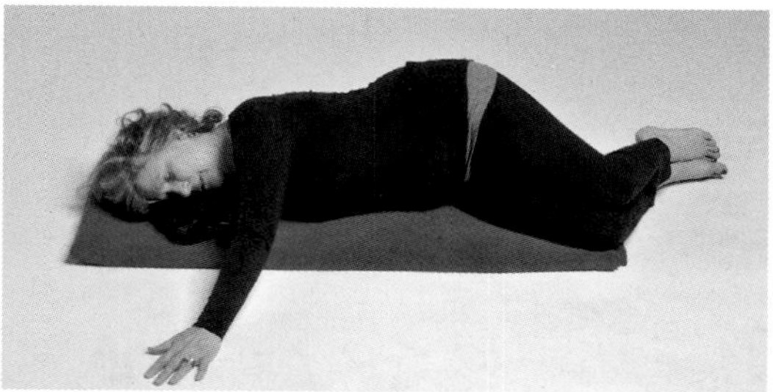

그림 9.35b. 골반 코어는 중립을 유지하며 팔을 신장한다.

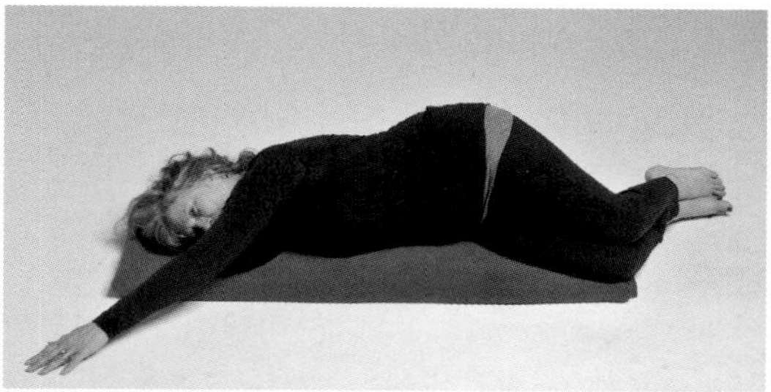

그림 9.35c. 팔의 움직임을 따라 시선도 함께 간다.

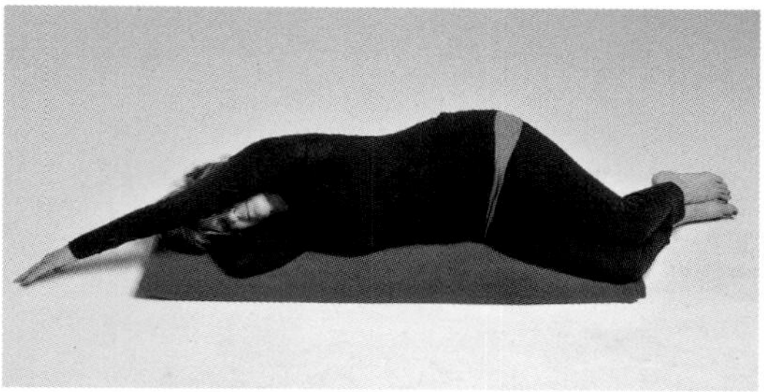

그림 9.35d. 원을 그리면서 손끝은 바닥에 닿아 있다.

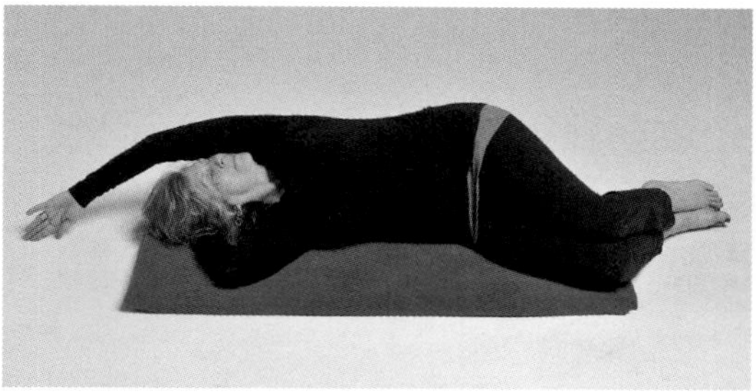

그림 9.35e. 머리, 목, 시선이 손을 따라가지만 골반은 중립 상태를 유지한다.

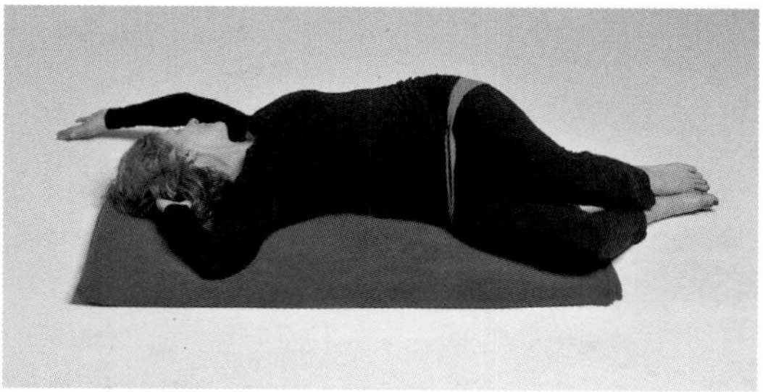

그림 9.35f. 팔의 움직임을 따라간다.

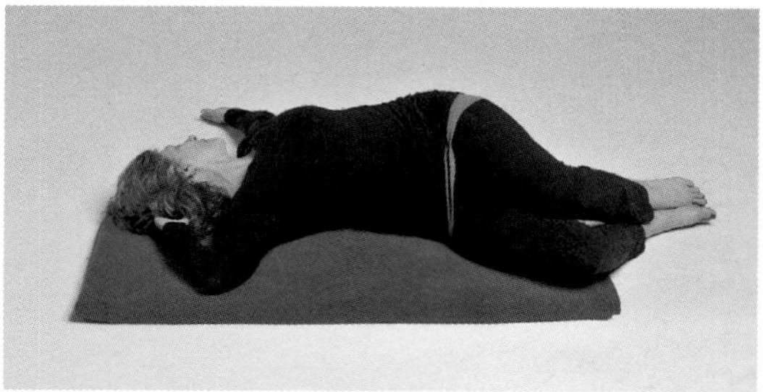

그림 9.35g. 상부 요근을 부드럽게 하며 골반 코어가 들리지 않게 한다.

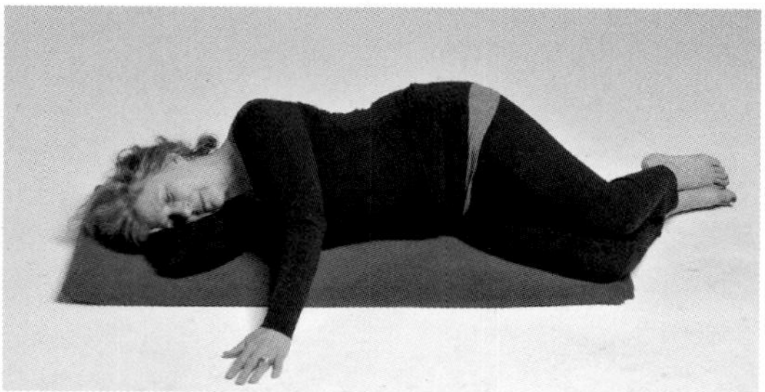

그림 9.35h. 처음 자세로 되돌아온다.

■ 주의사항 : 동작을 할 때 습관적으로 머리를 긴장하며 턱을 당기게 되면 팔의 움직임과 광배근 확장이 제대로 이루어지지 않는다. 손이 가는 곳을 좇아 머리와 눈이 자연스럽게 따라간다. 이렇게 하면 팔의 가동범위가 최대로 증가하게 된다.

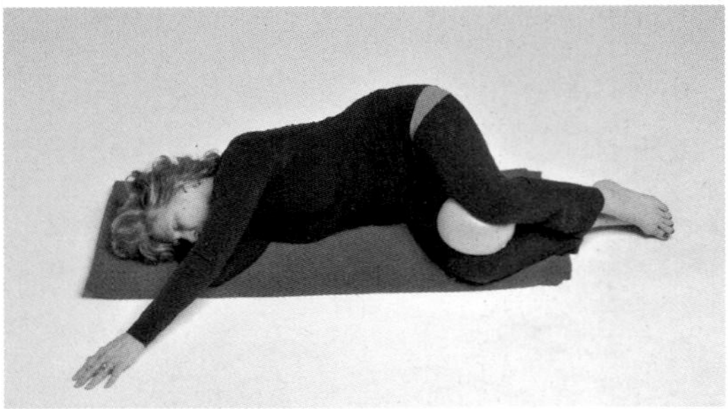

그림 9.36. 공을 가지고 골반을 지지하며 광배근 신장시키기

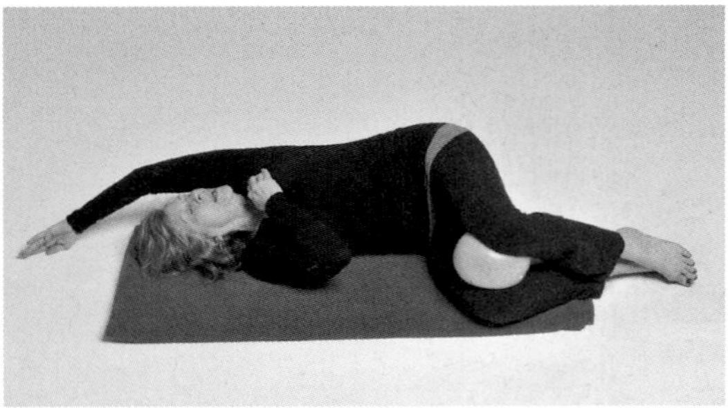

그림 9.37. 팔의 가동범위가 제한되는 부위에서 마사지하기

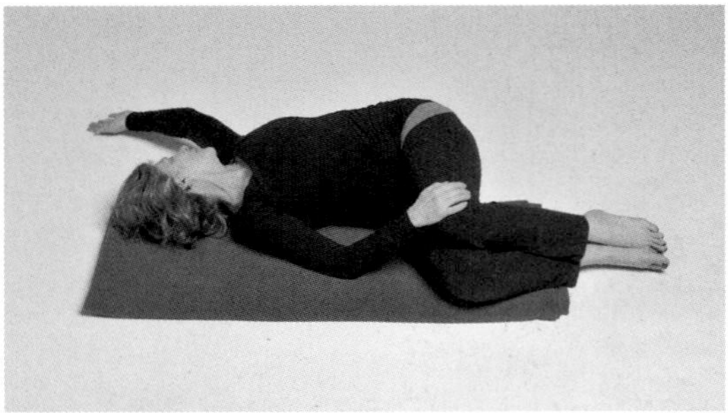

그림 9.38. 골반 균형을 유지한 자세로 광배근 스트레칭

대체동작 1) 공을 가지고 광배근 신장

광배근이 짧아져서 골반을 잡아당긴다면, 공을 무릎 사이에 놓고 골반 지지력을 높인다.

대체동작 2) 팔의 움직임이 제한되었을 때 요령

만일 팔 근육에 긴장이 있다면 팔을 가볍게 흔들어서 인지를 높인다. 팔과 가슴의 근육이 매우 긴장되어 있으면 골반을 당기는 요소로 작용한다. 이때 다리를 약간 벌리면 팔의 가동범위를 늘릴 수 있다. 항상 손끝이 바닥에서 들리지 않게 한다. 손이 바닥에서 들린다면 들리지 않고 움직일 수 있는 지점으로 가져와 팔 앞쪽, 가슴 부위, 그리고 겨드랑이 주변을 가볍게 마사지 한다.

대체동작 3) 골반 균형을 유지하며 광배근 스트레칭

아래쪽에 있는 손으로 무릎을 잡고 손을 스트레칭 하면 광배근을 더욱 길게 신장시킬 수 있다.

탐험17 : 앉은 자세에서 광배근 이완

- 목적 : 골반 균형을 증진시키기 위해 광배근을 확장시킨다.
- 준비물 : 접은 담요나 카펫이 깔린 바닥, 피트니스 폼 롤러, 의자(대체동작 1번을 할 때 필요)

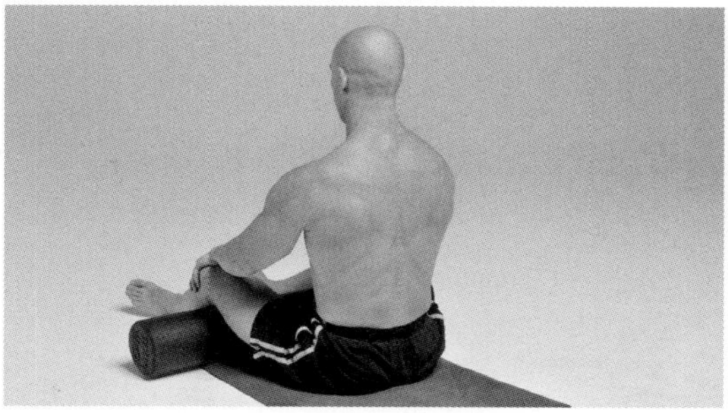

그림 9.39a. 좌골 앞쪽으로 허리를 세우고 앉는다.

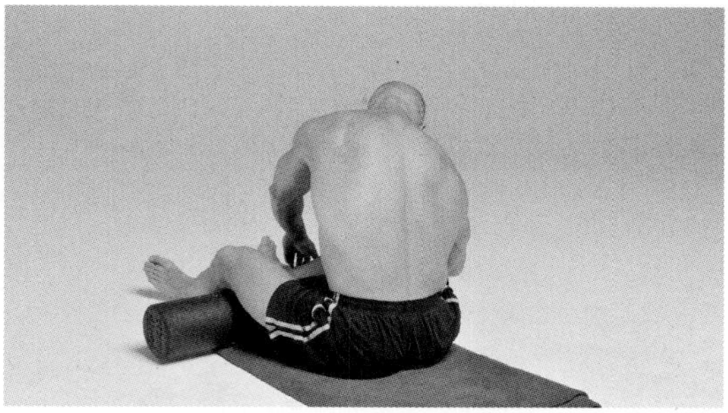

그림 9.39b. 모든 관절을 유연하게 만든다.

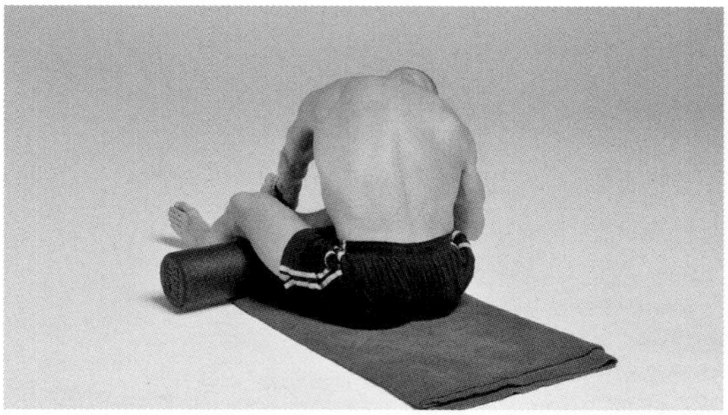

그림 9.39c. 광배근을 늘리면서 골반 균형은 유지한다.

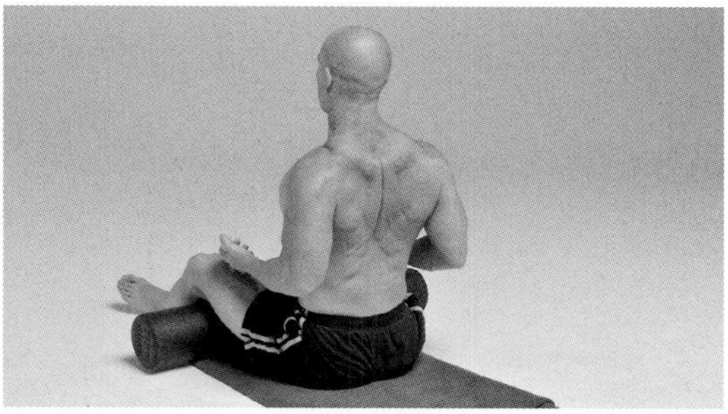

그림 9.39d. 허리를 활처럼 젖히면서 흉곽은 앞으로 이동하게 한다.

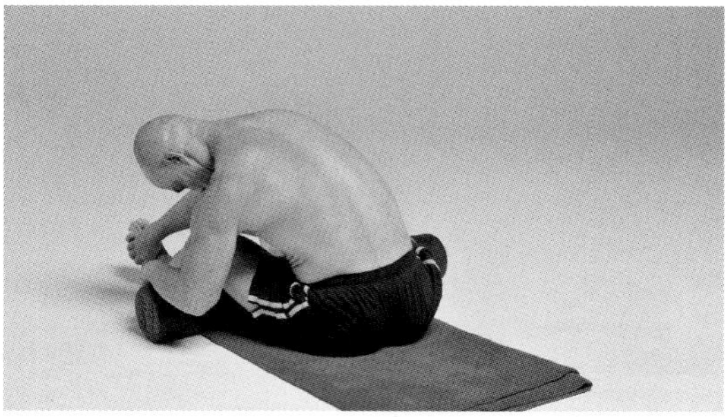

그림 9.39e. 반대 방향으로 반복한다.

■ 방법 : 무릎 밑에 폼 롤러를 놓고 좌골 앞쪽으로 앉는다. 이때 허리를 바르게 펴고 골반 균형을 유지한다. 한쪽 손을 뻗어 반대쪽 발 바깥쪽을 잡는다. 무릎과 팔꿈치는 굽힌 상태를 유지한다. 이 자세에서 발을 상하 전후로 부드럽게 움직여 광배근을 이완시키며 늘린다. 다 했으면 중립자세로 돌아와 양쪽 견갑골을 모으는 동작을 한다. 같은 요령으로 반대 방향으로도 시행한다.

대체동작 1) 척추 신장

의자에 앉아 상체를 앞으로 숙인다. 골반 균형이 유지된 상태에서 팔이 바닥에 닿아있다. 이때 몸무게는 의자에 놓여있다.

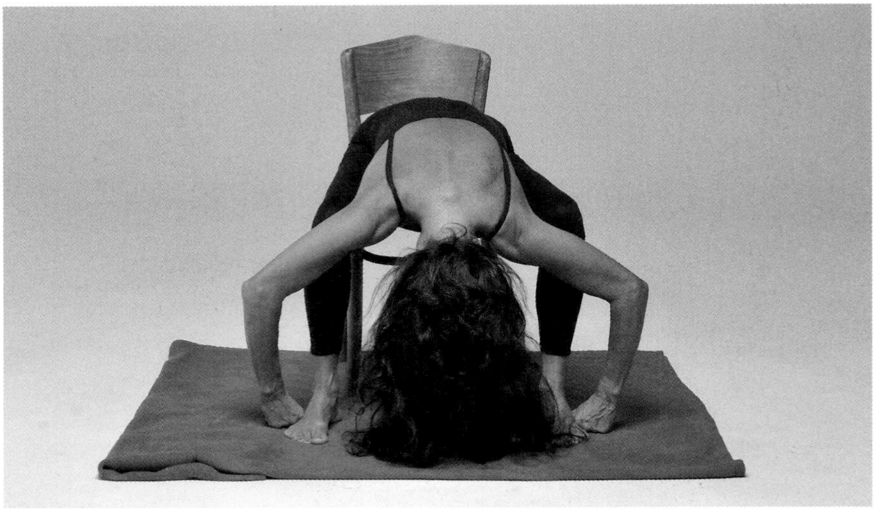

그림 9.40. 골반 균형을 유지한 채 척추 신장하기

탐험18 : 선 자세에서 광배근 스트레칭

- 목적 : 광배근을 스트레칭 한다.
- 준비물 : 문고리 또는 견고하게 세워진 폴 대
- 방법 : 문고리나 폴 대를 지지물로 활용한다. 바로 선 자세에서 손을 뻗어 폴대를 잡는다. 한쪽 발을 나선형으로 움직이며 팔이 늘어나게 한다. 이때 광배근이 늘어나는 느낌이 나야 한다. 그러고 나서 앞쪽으로 몸을 구부리며 스트레칭 한다. 골반 균형을 유지한 상태에서 동작하며, 팔이 골반을 당기거나 기울지 않게 한다. 무릎을 굽힌 상태에서 몸무게에 의해 광배근이 최대로 늘어나도록 한다. 몸을 위아래로 흔들거나 나선형으로 움직이며 요동을 주면 광배근 조직이 더욱 늘어난다. 중립 자세로 되돌아와 반대쪽도 같은 요령으로 시행한다.

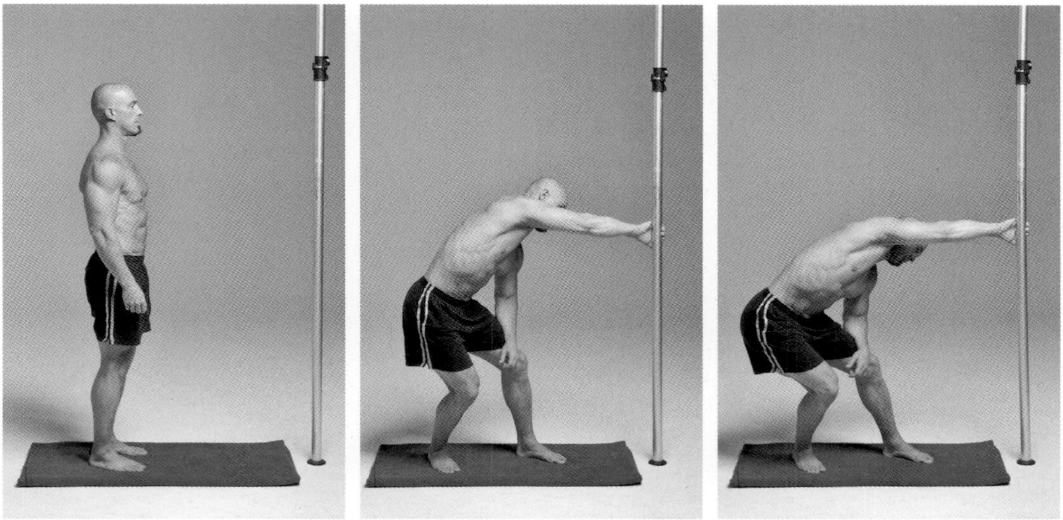

그림 9.41a 9.41b, 9.41c. 골반 균형을 유지한 상태에서 광배근 열기

10장

뼈 인지 높이기

탐험1 : 살아있는 뼈 감지하기

- 목적 : 뼈와 접촉하기
- 준비물 : 조용하게 앉아있을 수 있는 곳. 파트너와 함께하면 좋다.
- 방법 : 부드럽게 주먹을 쥐거나 너클 모양을 만들어 대퇴골(허벅지)을 따라 가볍게 두드리며 내려온다. 마치 악기를 연주하듯이 리드믹컬하게 두드리면 좋다. 대퇴골을 지나 다리로, 또 발목을 지나 발끝까지 내려온다. 한쪽을 다 했으면 두드리는 것을 멈추고 좌우 다리를 비교해본다. 뼈의 느낌이 높아졌는가?

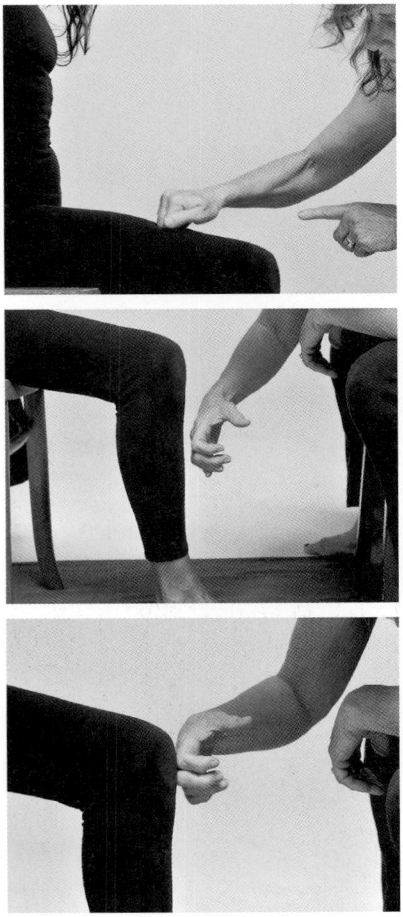
그림 10.1a, 10.1b, 10.1c. 뼈 두드리기

아킹Arcing(활처럼 젖히기), 태핑tapping(두드리기), 지글링jiggling(좌우로 빠르게 움직이기), 스톰핑stomping(발을 구르며 걷기)을 하게 되면 뼈 인지를 높일 수 있다. 특히 상완골, 대퇴골, 경골, 비골과 같이 큰 뼈 인지를 높이도록 하라. 손으로 뼈를 두드릴 때 뼈의 길이와 폭이 어떠한지 의식을 집중해 인지한다. 손끝으로 가볍게 턱뼈, 두개골, 골반의 능선과 둔부 등을 두드리며 뼈에 대한 감각을 탐험하라.

탐험2:관절 연결하기

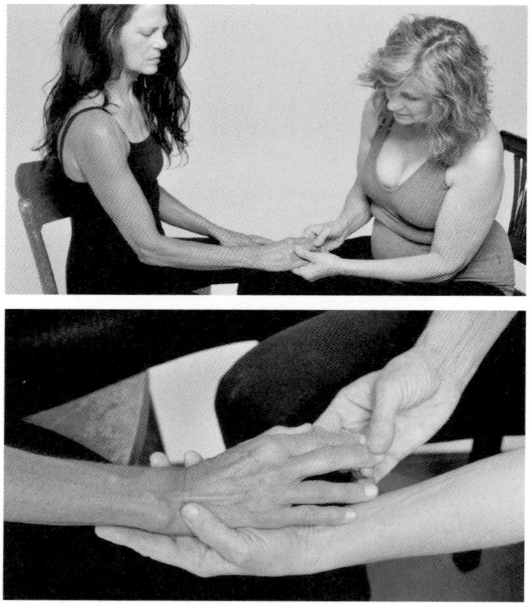

그림 10.2a, 10.2b. 관절 탐험하기

- 목적:관절 사이의 유동적인 연결성 탐험
- 준비물:앉거나 누울 수 있는 조용하고 편안한 장소. 파트너가 있으면 좋다(하지만 혼자서도 할 수 있다).
- 방법:파트너와 함께 하면 좋다. 당신이 다른 사람의 파트너가 될 수도 있다. 한 사람은 능동적으로 세션을 해주고, 다른 사람은 수동적이며 열린 자세로 그 세션을 받는다. 세션을 해주는 사람은 받는 사람의 몸에서 전해지는 신호를 단순히 따라가기만 하면 된다.

먼저 파트너의 손을 잡고 중지에서부터 탐험을 시작하라. 한 번에 한 손가락씩 관절 끝 첫 번째 마디를 부드럽게 움직이게 한다. 최대로 느리게 시행하라. 움직임이 작으면 작을수록 더 심오한 결과가 생길 것이다. 관절 안에서 일어나는 움직임을 따라가라. 손을 파트너에게 잡힌 사람은 움직임에 자신을 맡긴 채 있는 그대로 자신을 풀어놓아라. 관절이 움직이고자 하는 그 움직임 그대로의 자연스러운 길을 따라가라. 관절이 굴곡, 신전, 회전하고자 하면 그 움직임을 따라가고, 내전 외전하면 또 그 움직임을 부드럽게 따라가라. 관절 안에서 나선형 움직임이 생기는 게 가장 중요하다. 힘은 조금도 줄 필요가 없다.

여기서 하는 미묘한 감각인지 탐험은 세션을 받는 사람뿐만 아니라 해주는 파트너 모두에게 하나의 '춤'이 될 수 있다. 각 관절에서 전해지는 유동적인 에너지가 다른 모든 관절로 흘러 들어가면, 근육의 긴장이 이완된다. 이 섬세한 에너지로 인해 관절도 그 정렬을 이루며 다른 관절에도 그 힘을 전달한다. 그 결과 더 많은 에너지 순환이 일어난다. 열린 마음으로 코어의 중심을 잡고 있으면 당신뿐만 아니라 파트너에게도 깊은 체험이 전해질 것이다. 주의해서 집중하고 있으면 하나의 관절이 회전하며 신체의 다른 모든 관절에 연결되는 느낌을 받게 될 것이다. 두 사람이 얼마나 깊고 멀리 갈 수 있는지 탐험해보라. 다 되었으면 서로 위치를 바꾸어서 다시 시작한다. 아래는 나의 체험기이다.

오래 전 오쏘-바이오노미Ortho-Bionomy 프랙틱셔너를 만났는데, 그가 내 손가락 하나를 움직여서 요근을 '이완' 시키는 것을 보여주겠다고 했다. 원래 그는 롤핑Rolfing 프랙틱셔너 였는데 이젠 오쏘-바이오노미에 기반한 세션을 한다고 말했다. 오쏘-바디오노미는 유도와 정골요법Osteopathy 원칙에 기반을 둔 기법으로 교정반사corrective reflexes를 재설정 하는 기법이다. 그의 설명에 매료되어 한 번 해보라고 했다. 내가 편히 앉아 쉬는 동안 그는 내 중지를 탐험하며, 돌리고, 압박하고 그리고 잡기를 몇 초간 계속 했다. 그가 내 중지 손가락 관절을 이완시키자 에너지가 홍수처럼 흘러 넘쳐 나의 코어로 들어가는 것을 느낄 수 있었다. 에너지의 움직임이 골격계 안으로 들어가자 관절 사이에 연결성이 감지되었다. 모든 관절들이 마치 실에 꿰어진 진주알처럼 느껴졌다. 결국 척추 마디마디가 풀리고 코어의 요근 긴장도 이완되었다.

탐험3 : 안정위

- 목적 : 척추 마디마디를 감지함으로써 뼈 인지를 깊게 한다.
- 주의사항 : 신체 어느 부위의 인지 수련을 하던 가장 먼저 고려해야 할 점은 열린 상태로 접근하는 태도이다. 또한 집중하지 않은 다른 부위가 긴장되지 않도록 하라. 특히 무게감이 등을 관통해 퍼져나가는 그 흐름을 인지해야 한다. 안정위에서 발바닥은 바닥에 붙이고 허벅지 안쪽은 부드럽게 한다. 성기에서 항문으로 이어지는 부위를 이완시키고 턱도 부드럽게 열린 상태를 유지한다. 흉곽은 호흡에 따라 자연스럽게 움직인다. 탐험을 함에 따라 감지 능력이 높아지고 점점 더 자신에 대해 많은 것을 인지하게 될 것이다.
- 준비물 : 안전하고 편안하며 조용한 장소. 바닥에 카펫 또는 접은 담요, 또는 매트가 깔려 있어서 머리에서 꼬리뼈까지 몸통을 대고 누울 수 있어야 한다. 몸통 전체가 일정한 높이를 유지하며 바닥과 평행을 이룰 수 있게 한다. 발밑에는 발이 미끄러지지 않는 매트를 깔면 좋다.
- 방법 : 안정위로 누워라. 여기서 의식을 꼬리뼈 끝에 둔다. 꼬리뼈에서 척추 끝까지 비단 스카프가 감싸고 있는 것처럼 인지하며 척추 마디마디의 모양과 부피를 감지해보라. 의식이 흩어지면 감지되는 마지막 척추 마디에 다시 의식을 집중하고 계속 해나가면 된다.

집중력이 흩어지는 부위가 어디인지 확인하고 되돌아온다. 감지하기 어렵거나 집중력을 잃는 척추 마디는 보통 긴장 부위인 경우가 많다. 머리와 척추가 만나는 지점도 탐험하라. 귀 높이 정도이며 매우 중요한 부위이다.

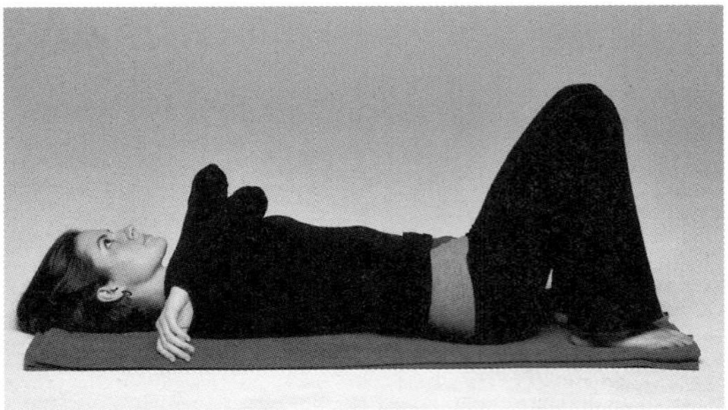

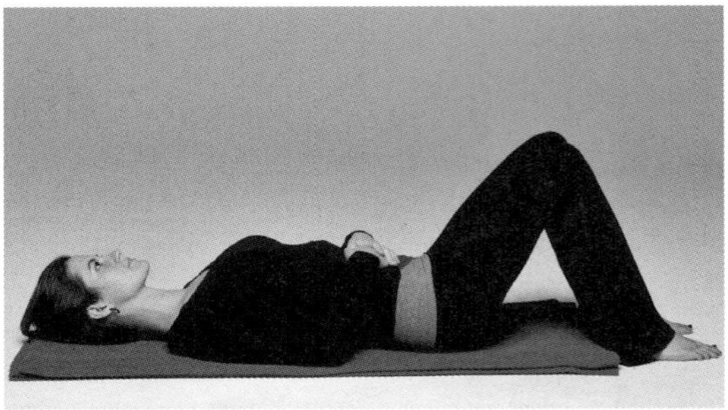

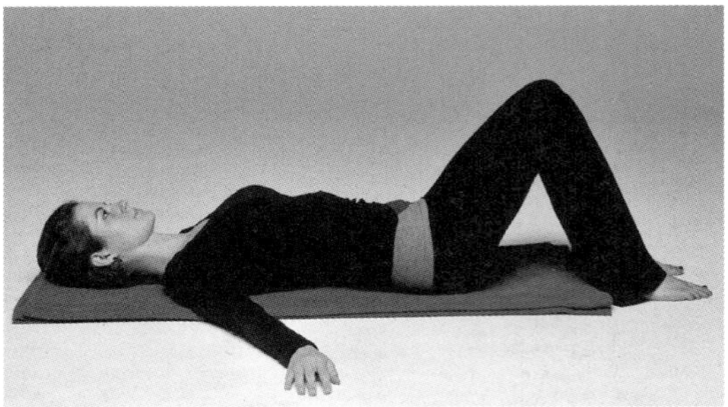

그림 10.3a, 10.3b, 10.3c. 안정위에서 할 수 있는 팔 자세

대체동작 1) 두개골의 관절 연결성 확보

두개골의 무게를 감지하며 머리와 척추가 만나는 축 부위를 탐험하라. 두개골과 척추의 관절 연결이 얼마나 자유로운지 확인한다. 머리를 뒤쪽 아래로 조금 굴리면 두개골, 턱뼈, 눈 소켓 등에서의 무게감이 증가한다. 혓바닥을 입 안에서 이리저리 움직인 다음, 말아서 입천장을 터치한다. 혀의 움직임에 의식을 집중하고 입 안의 새로운 감각을 따라가라. 탐험을 마치면 머리가 움직여 한쪽으로 돌아가게 내버려 둔다. 얼마간 쉬면서 감각을 음미한 후 자리에서 일어난다.

탐험4: 척추 컬링

- 목적; 척추 긴장 이완하기
- 준비물: 접은 담요나 견고한 매트가 깔린 바닥
- 방법: 옆으로 돌아누워 아이처럼 몸을 굽힌다(무릎은 굽히고 몸통은 C자 모양으로 컬링curling 자세를 취한다). 바닥에 닿아 있는 뼈의 무게를 감지하고 나서 인지를 통해 몸 전체를 스캔한다. 몸 어느 부위로 무게가 집중되는가? 어디 부위가 위로 뜬 느낌이 나는가? 긴장이 느껴지는 부위는 어디인가? 무언가를 '하려고' 하지 말고 단지 현재 척추에서 느껴지는 긴장과 부드러움 상태를 인지하라.

긴장은 '고정점'을 만든다. 긴장 부위에서 멀어지지 말고 오히려 그곳으로 다가가라. 몸을 앞뒤로 좌우로 가볍게 흔들어 갇힌 에너지를 이완시키면, 척추가 살아나는 느낌을 받을 수 있다. 감각이 그대를 이끄면 이끄는 대로 따라가라. 이 과정에서 미묘하고도 깊은 변화가 발생한다. 아래는 나의 체험기이다.

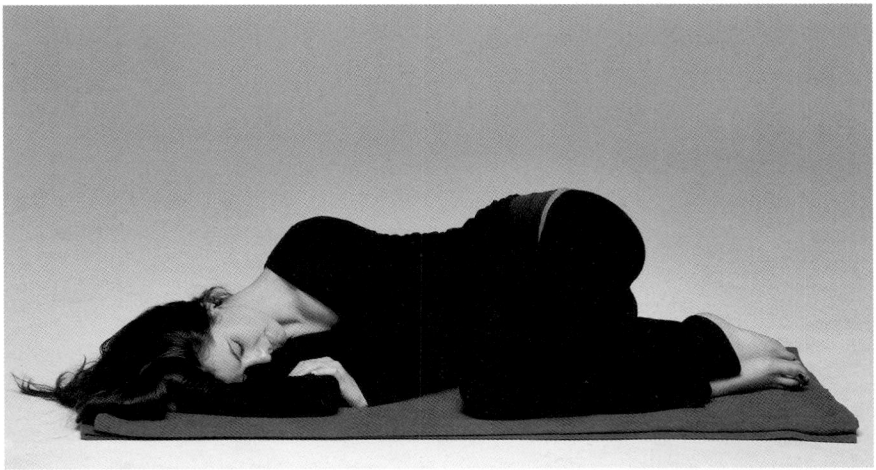

그림 10.4. 척추 컬링Spinal Curling

따뜻한 감각이 척추를 타고 아래로 내려가며 몸을 부드럽게 하는 움직임이 감지된다. 감각이 느껴지면 거기에 따라 생각, 이미지, 감정이 올라오지만, 나는 감각에만 계속 집중한다. 복부 코어에서 파동이 생기며, 그 율동에 따라 척추의 움직임이 발생하면서 가볍게 나를 흔드는 힘이 앞뒤 좌우로 일어난다. 처음에 그 움직임은 뭔가 부자연스럽고 어색하다. 하지만 척추에 계속 집중하고 있으면 점점 부드러운 움직임으로 변하고, 인지는 척추 전체로 확장된다. 척추 한 부위에서 헐렁하거나 또는 딱딱한 느낌(저긴장 또는 과긴장)이 감지되면, 나는 줄에 꿰인 진주알을 떠올린다. 그러면 척추 한 마디 한 마디가 서로 연결되어 있는 느낌이 든다. 파동은 점차 느려지며 물결처럼 고요하게 호흡 속으로 퍼져나간다. 그러면 편안한 가운데 척추를 관통해 흐르는 에너지 흐름이 느껴진다.

탐험5 : 척추 컬링과 아킹

- 목적 : 중심선의 역동성 인지
- 주의사항 : 척추에 문제가 있는 사람은 이 탐험을 피한다.
- 준비물 : 커다란 피트니스 볼(짐볼)

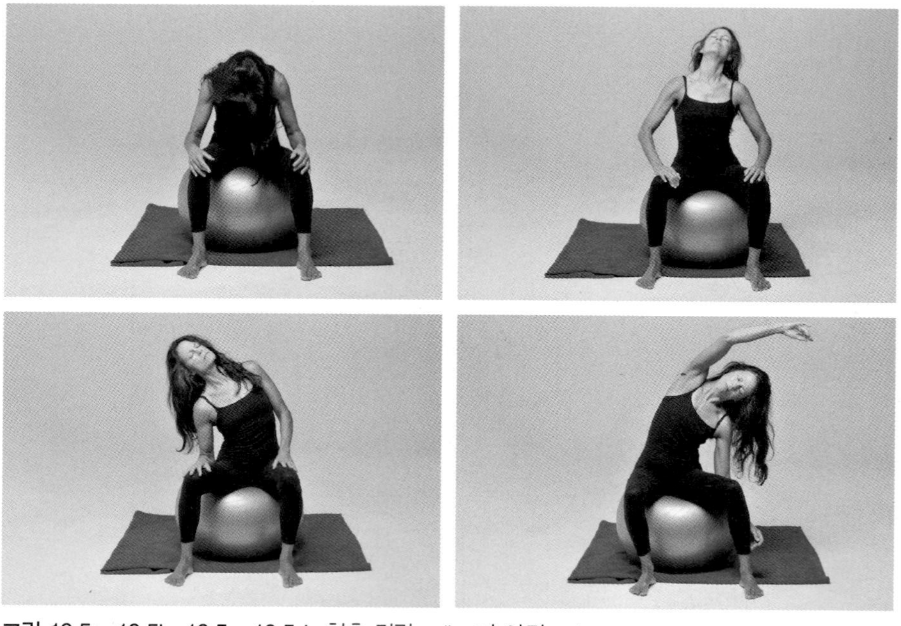

그림 10.5a, 10.5b, 10.5c, 10.5d. 척추 컬링curling과 아킹arcing

■ 방법 : 양발은 지면에 견고하게 붙이고 좌골 앞쪽으로 짐볼 위에 앉는다. 그러고 나서 척추에 의식을 집중한다. 골반 중심은 잘 잡혀 있는가? 몸무게는 척추를 관통해 흐르는 느낌이 나는가? 무게가 양다리와 발을 통해 지면으로 전해지는가? 그렇지 않다면 가볍고 골반을 움직여 자세를 조율한다. 먼저 상체를 앞으로 무너뜨렸다 코어에서부터 다시 세우는 동작, 즉 컬링curling과 아킹arcing 동작을 하고 좌우 측굴(물고기가 헤엄치는 것과 비슷한 동작)을 탐험한다. 동작은 선형적으로 이루어지는 것이 아니다. 지구에 가까이 갔다 멀어지는 흐름이 생기며 이 과정에서 근긴장이 생기지 않게 한다. 그러면 뼈가 지닌 자연적이고 유동적인 느낌이 점점 깊어질 것이다.

대체동작 1) 뼈 흔들기

한쪽 팔을 밑으로 축 늘어뜨린 후 팔의 무게에 의해 흔들리게 하라. 팔이 가볍게 좌우로 흔들리면 척추도 위아래로 움직였다 모든 방향으로 그 움직임이 퍼져나간다.

이렇게 가볍게 흔드는 동작은 긴장 패턴을 느슨하게 해주고 뒤틀림을 풀어준다. 자신의 긴장 패턴에 따라 움직임의 형태와 방향이 달라진다. 이때 눈과 머리가 긴장하며 통제되고 있는지 확인한다. 팔을 자연스럽게 흔드는 동작에 따라 머리와 눈도 부드럽게 풀려나가도록 내버려두어라.

탐험6 : 공을 활용해 중심선 탐험하기

■ 목적 : 중심선 감지하기

■ 주의사항 :

■ 준비물 : 접힌 담요나 견고한 배트가 깔린 바닥, 공기가 든 슬로모볼

■ 방법 : 등을 대고 바닥에 누운 자세에서 공기가 약간 빠진 슬로모볼을 심장 뒤쪽 척추 부위에 놓는다. 이 부위는 상부 요근의 바로 뒤쪽이다. 공에 공기가 너무 많이 차서 척추를 지나치게 밀지 않고, 편안한 느낌을 유지해야 공위에 누운 자세가 안정성을 갖는다. 몸무게를 공에 모두 맡겨라. 공에 무게를 맡겨놓은 상태에서 몸을 좌우로 움직인다. 몸무게가 공에 안착될수록 척추를 통해 파동같은 움직임 요동이 발생할 것이다. 해초가 바다에서 움직이듯 물결같은 움직임이 척추를 통해 다방향으로 나아간다. 상하 좌우 요동과 측면 컬링 동작을 탐험하라. 팔은 머리 위 바닥 또는 몸 측면에 놓여있다. 몸 가까

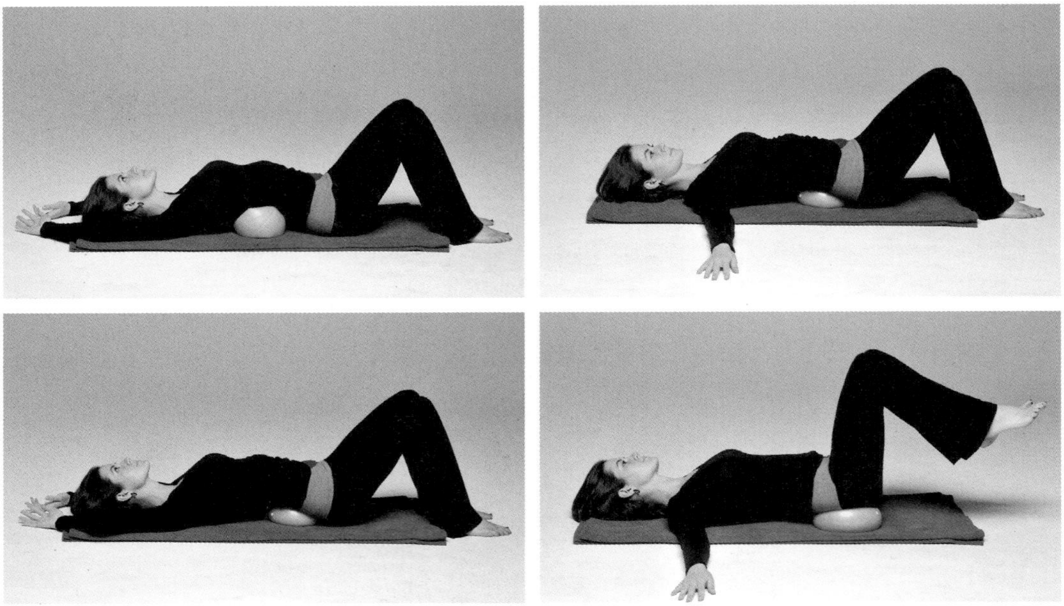

그림 10.6a, 10.6b, 10.6c, 10.6d. 공을 활용해 척추 탐험

이에 팔을 둘 수도 있고 가슴 위에 올려놓아도 괜찮다. 한 부위를 탐험했다면 공을 중심선(척추)의 다른 부위로 이동시키며 같은 요령으로 탐험한다. 중심선 전체에 충만감이 생길 때까지 계속한다.

흉곽이 위로 들리자 척추 주변에 긴장이 느껴졌다. 내가 항상 습관적으로 긴장하던 부위였다. 아니면 그렇다고 늘 생각해왔던 곳이다. 긴장 부위가 이완되길 바라며 느리게 척추 파동을 만들었다. 또 다시 코어에서부터 퍼져 나와 몸을 관통해 빠르게 위로 지나가는 흐름이 느껴진다. 이 긴장 패턴은 내게 매우 익숙하다. 척추 파동 만들기를 멈추고 긴장 부위 '탐험'에 나섰다. 턱 근육을 단축시키고 가슴을 위로 끌어올리는 그 긴장은 어디에서 비롯된 걸까? 이 감각에 달라붙어있는 생각, 이미지, 감정은 무엇일까? 감정은 주로 반항심, 위기감, 갈망, 그리고 두려움이었다. 난 늘 내가 뒤에 남겨질 거라는 생각을 한다. 어린 소녀였을 때 이미지가 떠오르는데 그건 나보다 더 나이 들고 몸집이 큰 사람들에게 달려가는 모습이다. 그들 세계의 일원이 되길 갈망하는 감정도 느껴진다. 가족들 중 내가 가장 나이가 어리고 또 내겐 시간이 그다지 많지 않다는 생각도 떠오른다. 늑골 주변에서 깊은 슬픔이 느껴져 이번엔 그 감각을 탐험해보았다. 내가 바라던 느낌은 아니지만 이 탐험으로

인해 내가 어디쯤 와 있는지 알게 되었다. 얼마 후 에너지 파동이 골반기저부로 퍼져나가는 것이 감지되고 의식은 다시 척추로 향한다. 골반과 척추를 흔드는 움직임이 발생하며 이는 아킹 동작으로 이어졌다. 꼬리뼈와 머리가 뒤로 활처럼 휘어지자 턱은 부드럽게 변하며 열린다. 척추를 굴곡하고 신전하는 움직임이 발생하자 척추뼈 마디마디는 마치 아코디언을 연주하는 것처럼 하나 둘 열리기 시작한다. 편안하고 가벼워지는 느낌이 중심선 전체로 퍼져나간다.

대체동작 1) 공 없이 중심선 펴기

옆으로 돌아누워 아이와 같은 자세를 만든다. 척추를 부드럽게 유지하며 천천히 굽혔다 편다. 움직임이 느리게 퍼져나갈수록 꼬리뼈와 턱의 관계가 인지된다. 한쪽이 움직이면 다른 쪽이 이에 반응한다. 마치 거울처럼 서로 마주보는 있는 것 같다. 이 과정에서 생기는 리듬과 자신의 인지가 같이 갈 수 있도록 내버려두어라.

천천히 움직이면서 흉추와 심장을 둘러싼 긴장에 의식을 집중한다. 그러면 내면 깊숙한 곳에서 슬픔이 전해져 온다. 긴장 부위를 억지로 이완시키려 하지도 않고, 그걸 받아들이지도 않는다. 단지 인내심 있게 기다리며 느껴지는 감각을 사랑스러운 마음으로 바라본다. 할 수 있는 모든 일을 하고 기다리면, 지금 이 순간 속에 나를 맡길 준비가 되었음을 알 수 있다. 천천히 눈을 감고 옛 기억 속으로 잠겨든다. 무게감을 다시 느끼며 눈을 뜨고 척추 요동운동을 한다. 몇 차례 파동을 몸으로 퍼트린 후 중립 자세로 몸을 되돌린다. 모든 것이 끝나면 생각은 고요해지고 호흡은 자연스러워진다. 그리고 척추 중심선spinal midline 전체를 지나가는 따뜻하고도 '맛있는' 감각이 전해진다.

탐험7 : 네발기기 자세에서 척추 아킹

- 목적 : 네발기기 자세에서 능동적으로 척추 중심선 아킹
- 주의사항 : 코어가 이완된 상태에서 요추를 압박하지 않고도 동작을 할 수 있다는 자신감이 있기 전에는 이 탐험을 하지 않는 것이 낫다.
- 준비물 : 접은 담요나 카펫이 깔린 바닥. 손과 무릎을 편안하게 지지할 수 있을 만큼 안정감 있는 매트가 필요하다.

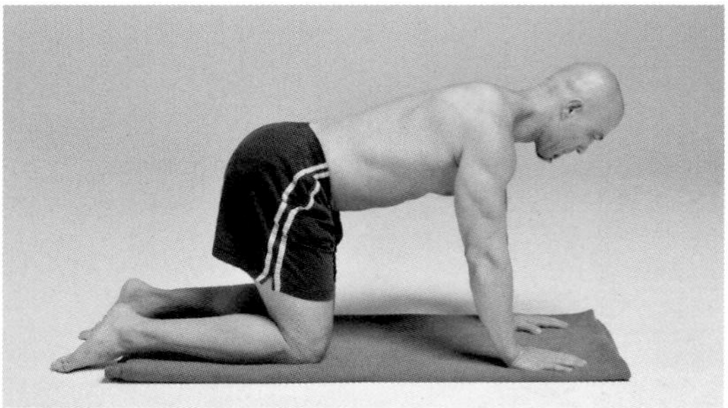

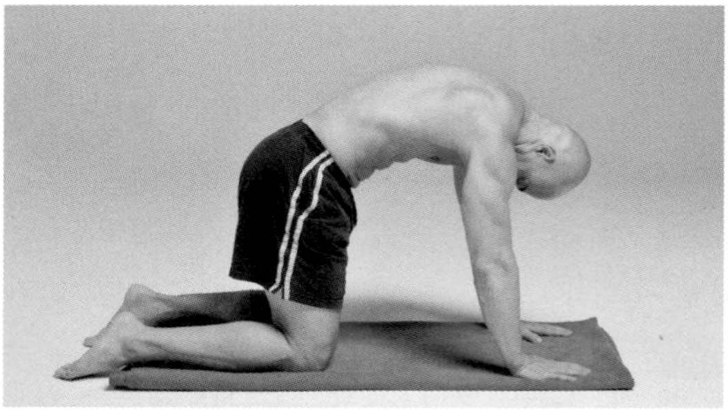

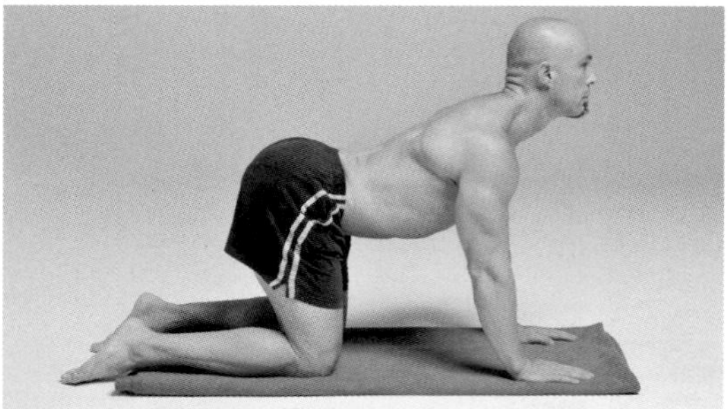

그림 10.7a, 10.7b, 10.7c. 네발기기 자세에서 척추 아킹 동작

- 방법 : 고관절 밑에는 허벅지, 견관절 밑에는 팔이 올 수 있도록 네발기기 자세를 만든다. 이 자세에서 팔과 다리는 '실에 꿰인 진주알'처럼 서로 밀접한 관계성을 가지며 정렬되어 있다. 요가에서 하는 '고양이 자세'와 같다. 아킹Arcing은 등을 밀어 올리며 고양이가 척추를 스트레칭 하는 것과 유사한 동작이다. 코어에서부터 위로 올라가는 힘이 구동되면, 척추에서 근육 긴장이 분리되며 머리와 꼬리뼈는 서로 가까워진다.

코어에서부터 아킹 동작을 할 때 척추 중심선을 감지하며, 팔과 다리가 절구관절과 안정적으로 연결되는지 확인한다. 관절을 유연하게 만들어 팔꿈치 관절이 자물쇠처럼 잠기지 않도록 주의한다. 그러면서 몸무게가 지면으로 흘러가는 느낌을 감지한다. 움직임은 유동적이어야 하며 척추는 부드러운 활처럼 지속적인 탄성을 유지해야 한다.

대체동작 1) 잠들어 있던 '원시물고기' 본능 깨우기

척추를 앞뒤로 움직이는 컬링curling과 아킹arcing 동작에 좌우로 물고기처럼 움직이는 동작을 첨가한다. 좌우로 움직이는 동작에서는 머리와 꼬리뼈가 측면으로 가까워진다. 측면요동Lateral undulations은 인체 중심선에 숨어있던 오래된 기억, 즉 원시물고기primal fish 시절의 경험을 자극하여 척추를 더욱 생동감 있게 만든다.

탐험8 : 앉은 자세에서 척추 아킹

■ 목적 : 골반 그릇을 통합시키고 복부 근육의 기능을 온전하게 활용해 유연한 척추 만들기

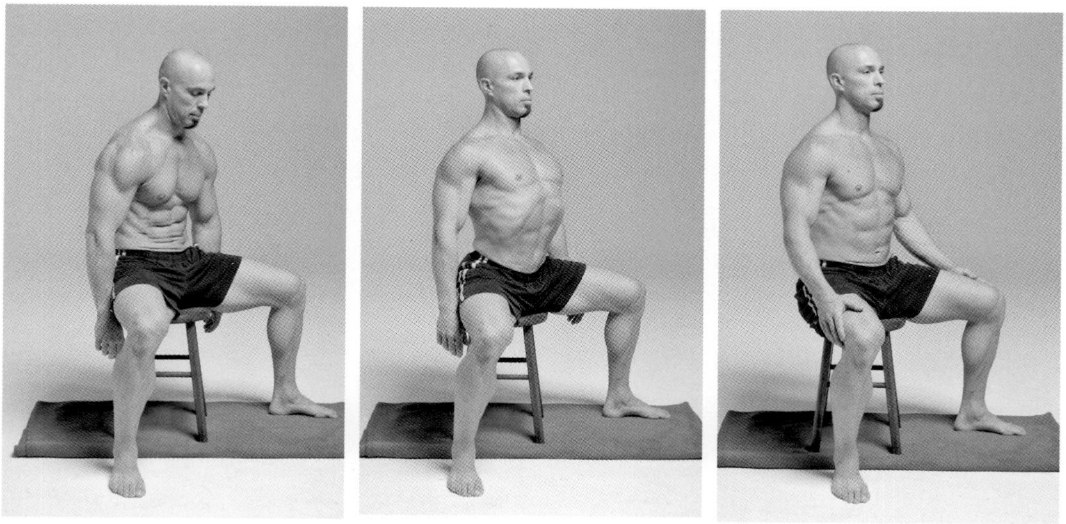

그림 10.8a, 10.8b, 10.8c. 앉은 자세에서 척추 아킹

■ 준비물 : 등받이 없는 의자(발과 지면을 견고하게 안착시킬 수 있을 정도의 높이를 지닌 의자). 슬로모볼(대체동작 1번을 할 때 필요). 견고한 폴대나 무거운 테이블의 다리(대체동작 2번을 할 때 필요)

■ 방법 : 의자에 허리를 바로 세우고 앉는다. 이때 무게는 좌골 앞쪽으로 지지한다. 골반의 중심이 잡히면 의자, 바닥, 그리고 지구에 자신이 뿌리내리는 것을 감지하라. 몸무게는 뼈를 통해 전달된다. 골반에서 의자를 지나 바닥으로, 그리고 결국엔 지구로까지 스며든

다. 골반과 지면의 이러한 연결성을 감지할 수 있는가?

몸통을 공간 속에서 그대로 뒤로 이동시켜 몸무게가 고관절 소켓 부위로 오도록 만들어라. 이제 다시 앞으로 이동시켜 무게가 고관절 소켓 앞으로 오도록 만든다. 이렇게 몸을 앞뒤로 움직이면서 몸의 중심선을 통해 전달되는 파동 감각을 탐험하라. 몸을 조금만 움직여도 척추와 요근이 반응한다. 골반에서 일어나는 움직임은 그게 아무리 미세하다고 할지라도 머리에서 감지할 수 있다. 앞뒤로 움직이는 동작이 골반에서부터 일어나도록 해야 한다. 왜냐하면 머리가 전방으로 이동한 자세(전방머리자세 또는 거북목 – 옮긴이)에서는 척추 전체를 인지하는 능력이 저하되기 때문이다.

꽃봉오리와 양치식물이 스스로를 닫는 것처럼, 배꼽 코어로 잡겨드는 동작을 시작으로 중심선을 통해 자연스러운 파동이 위쪽으로 일어난다. 머리가 코어에서부터 발생하는 움직임에 자연스럽게 따르도록 내버려두어라.

발바닥으로 지면을 누르면서 코어를 앞으로 이동시키면, 몸무게도 자연스럽게 앞으로 이동하면서 몸이 펴지는 동작이 발생한다. 배꼽에서부터 움직임이 일어나면 골반도 자연스럽게 앞으로 가며 척추를 타고 위로 올라가는 흐름이 생기면서 몸 앞쪽이 열린다. 이는 아코디언이 닫히고 열리는 것과 유사하다. 복부 근육(배꼽)은 닫히는 것에 관여하고 골반과 중심선(척추)은 열리는 것에 관여한다. 몸이 코어에서 멀어지며 몸을 신전extending시키는 것이 아니다. 골반 중심을 유지하며 발에서 전해지는 지지력을 받으며 척추 각 마디가 신장lengthening 된다.

대체동작 1) 스쾃 자세에서 척추 아킹

견고하게 발을 지면에 지지하고 스쾃 자세를 취하며 골반을 안정화시킨다. 고정된 폴대나 테이블 의자를 이용해 잡아서 몸을 지지한다. 좌우 손으로 반대편 팔을 잡고 어깨 높이로 올려 지면과 수평이 되게 한다. 중력이 척추 중심선을 따라 움직이는 것을 감지하며 시작하며 항문 괄약근은 부드럽게 이완한다. 천골은 좌우 장골과 올바른 관절을 이루며 골반 전체는 중심선과 하나로 통합된다.

이제 고관절 소켓을 중심으로 골반을 부드럽게 락킹rocking(골반이 앞뒤로 굴곡하는 움직임 – 옮긴이) 시켜라. 골반이 앞뒤로 움직이며 몸을 아킹/컬링 하게 되면서 생기는 파동이 중심선을 타고 머리에 전달되는 것을 감지하라. 움직임이 제대로 일어나지 않을 때 느낌은 어떠한가? 측면으로 물고기처럼 움직이며 고관절에서의 무게 이동은 어떻게 바뀌는지 확인한다. 그러고 나서 중립 자세로 되돌아온다. 팔과 다리의 지지 상태를 그대로 유지한 채 꼬리뼈에서 머리까지 중심선을 타고 올라가는 두 종류의 움직임(앞뒤 요동과 좌우 요동)의 관절가동범위를 탐험하며 이들이 어떻게 다른지 확인한다.

탐험9: 볼 위에서 스쿼트 자세로 리바운딩

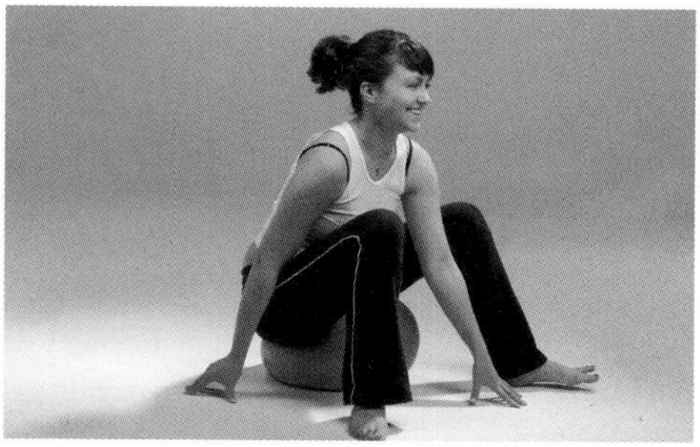

그림 10.9. 공위에서 리바운딩

- 목적: 뼈와 횡격막 안에서 리바운딩 자극하기
- 준비물: 커다란 슬로모볼 또는 비치볼
- 방법: 커다란 슬로모볼 위에 스쿼트 자세로 앉아 양손으로 바닥을 짚는다. 양손과 양발로 약간의 바운스를 넣어 바닥을 밀면서 몸을 상하로 움직이면 손과 발의 아치를 통해 리바운드rebound 힘이 전해진다. 올라갈 때는 지면반발력이 어떻게 위로 올라오는지 감지하고, 내려올 때는 리바운드 힘이 위로 전해져 몸 전체의 횡격막들에 전달된다. 얼마나 많은 횡격막을 감지할 수 있는가? 반응하지 않는 횡격막의 위치는 어디인가? 이제 골반을 앞뒤로 살짝 바운스를 넣어 굴리면서 골반기저부 횡격막에 집중한다. 발바닥에서의 반응을 감지할 수 있는가? 입천장에서는 어떤 느낌이 나는가?

탐험10: 코어로 기기

- 목적: 발달패턴을 자극해 골격계의 고유수용감각 깨우기
- 주의사항: 발달패턴Developmental patterns을 깨우면 골격계 인지를 높이고 고유수용감각 시스템을 자극할 수 있다. 기기Crawling는 팔과 다리를 교차해서 움직이는 동작으로, 견관절과 고관절의 관절 연결성을 자극하며 골격계 인지를 깨우는 데 이바지한다. 아이들이 기기 동작을 적게 하거나 또는 전혀 하지 않는다면 문제가 있다는 증거이다. 기기 탐험을 통해 신체의 에너지, 신경, 그리고 골격계를 성숙시킬 수 있다.

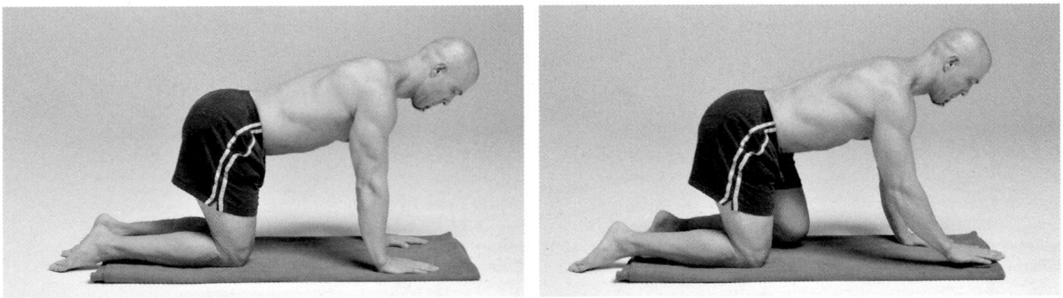

그림 10.10a, 10.10b. 팔과 다리를 교차해서 기기

- 준비물 : 무릎을 보호할 수 있는 편안한 카펫이나 담요. 무릎 패드를 착용해도 된다.
- 방법 : 양손과 양 무릎, 즉 네발로 기기 위해 먼저 몸을 앞뒤로 가볍게 흔든다. 견관절과 고관절의 볼과 소켓에 의식을 집중한다. 우선 몸무게가 팔과 무릎을 통해 지면으로 전해지는 느낌을 탐험한다. 네발을 통해 전해지는 느낌을 즐겨라.

팔과 다리는 관절 소켓 바로 아래에 놓여 있어야 하며, 몸을 앞뒤로 흔드는 동작을 할 때 코어에서부터 발생한 파동에 의해 움직임이 구동되게 한다. 코어에서부터 움직임이 느껴지면 몸에 대한 인지를 유지한 상태에서 기기 탐험을 한다. 처음 이 탐험을 할 때는 인지가 방해받아 움직임 패턴에 혼란이 올 수 있는데, 이는 팔다리를 교차해서 움직이는 데 의식이 뺏기기 때문이다. 속도를 늦추고 팔다리를 교차해서 움직이는 동작에 집중하라(오른손이 나갈 때 왼발이 나가며 비대칭적인 움직임이 생긴다. 오른손과 왼발 또는 왼손과 오른발이 움직이는 연동 패턴이 부드럽게 이루어지지 않으면 움직임에 혼동이 생길 수밖에 없다. – 옮긴이).

오른손과 왼발이 동시에 앞으로 움직이는 중에도 골반 그릇이 기울지 않게 한다. 뒤쪽의 다리와 앞쪽의 손이 마치 줄에 꿰인 진주알처럼 서로 커뮤니케이션 한다는 느낌으로 동작하라. 기기 동작이 몸에서 자연스럽게 이루어질 때까지 속도를 높이거나 낮추며 시행한다. 차츰 기분 좋은 느낌에 의해 앞으로 나아가는 움직임이 생길 것이다. 바닥을 가로질러 여러 번 움직인 후 멈추었다가 자리에서 일어선다. 시간을 두고 견관절과 고관절의 소켓에서 느껴지는 새로운 감각을 음미한다.

대체동작 1) 뒤로 기기

뒤로 기는 동작을 탐험하라. 뒤로 기어가는 동작은 아이들의 운동 발달 과정에서 또 다른 발달 단계이다.

탐험11 : 페이싱을 통해 머리 위치 확보

- 목적 : 목과 목구멍을 열어 중심선 위쪽에서 머리의 위치를 확보한다.
- 주의사항 : 상부 척추나 목에 문제가 있는 사람들은 의사의 진단을 받은 후 이 탐험을 하도록 한다.
- 준비물 : 평평하고 접을 수 있는 담요나 견고한 매트, 피트니스 폼 롤러, 2~3 kg 정도 무게가 나가는 아령과 의자(대체동작 1번을 할 때 필요)
- 방법 : 폼 롤러로 다리를 지지하고 바닥에 앉아서 양손으로 양발을 잡는다. 허리를 세우고 시선은 정면을 바라본다(중립 자세). 반대편 목 측면 근육이 가볍게 당기는 느낌이 들 때까지 몸통과 목을 한쪽으로 기울인다. 그 다음 머리를 굽혀 바닥을 바라보며 목 뒤쪽에서부터 등 전체를 타고 스트레칭 되는 느낌을 감지하라. 여기에 머리를 좌우로 흔드는 'No' 동작과 앞뒤로 흔드는 'Yes' 동작을 첨가하면 조직에 더 큰 자극을 줄 수 있다. 이제 천정을 바라보며 목에서부터 아래로 내려가 늑골까지 늘어나며 열리는 것을 감지한다. 입을 열고 'No' 동작을 하고, 다음으로 'Yes' 동작을 한다. 처음엔 작게 시작해 여러 번 반복한 다음, 동작이 진행됨에 따라 입을 점점 크게 연다. 점점 턱을 더 높게 들고 턱 아래쪽을 열어 목구멍을 확장한다.

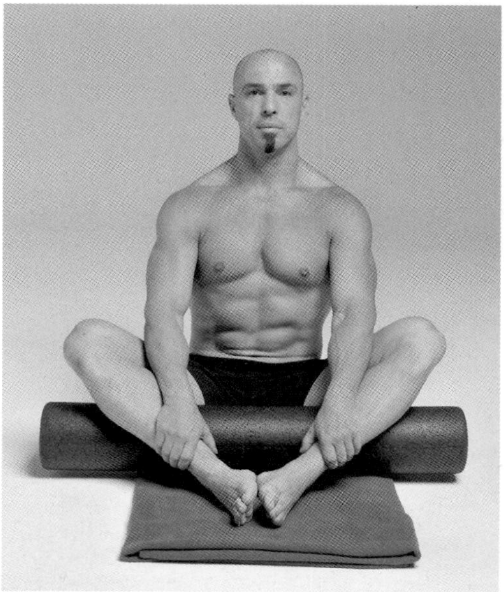

그림 10.11. 페이싱Facing

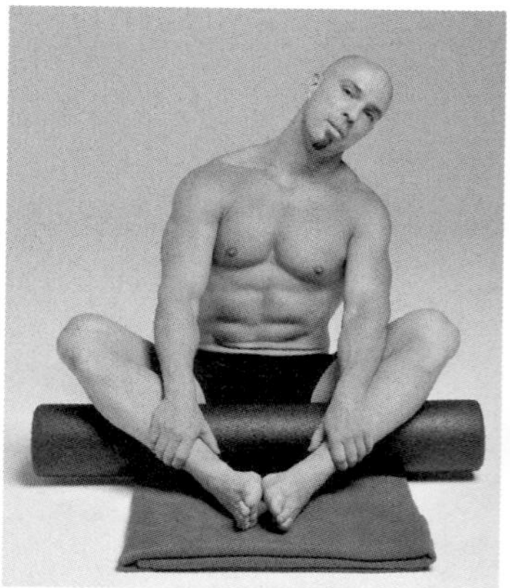

그림 10.12a. 한쪽으로 몸통과 목을 기울인다.

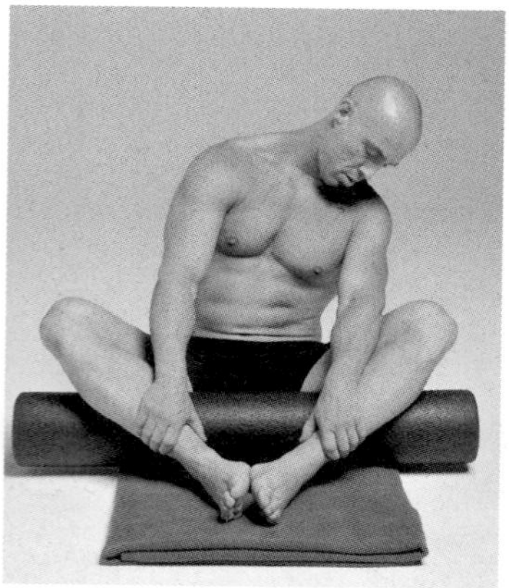

그림 10.12b. 시선은 바닥을 바라본 상태에서 'No' 동작을 한다.

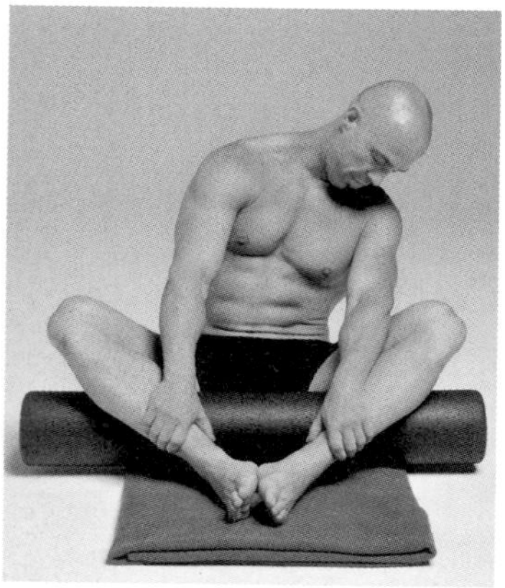

그림 10.12c. 시선은 바닥을 바라본 상태에서 'Yes' 동작을 한다.

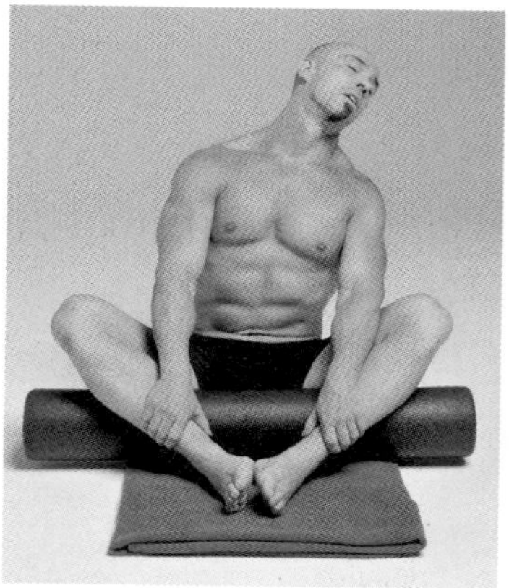

그림 10.12d. 고개를 들어 목구멍을 연다.

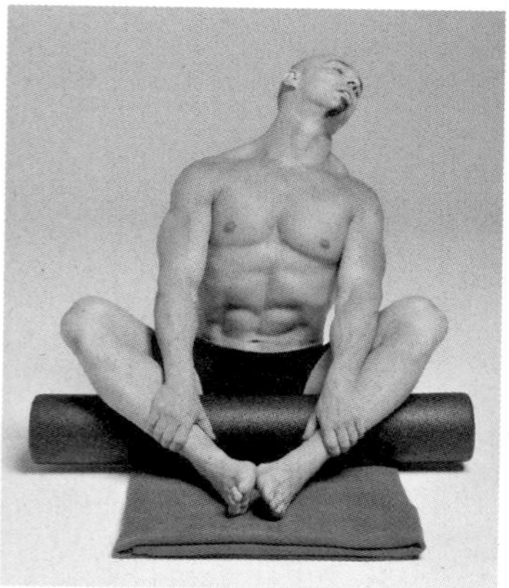

그림 10.12e. 고개를 든 상태에서 'No'동작과 'Yes' 동작을 한다.

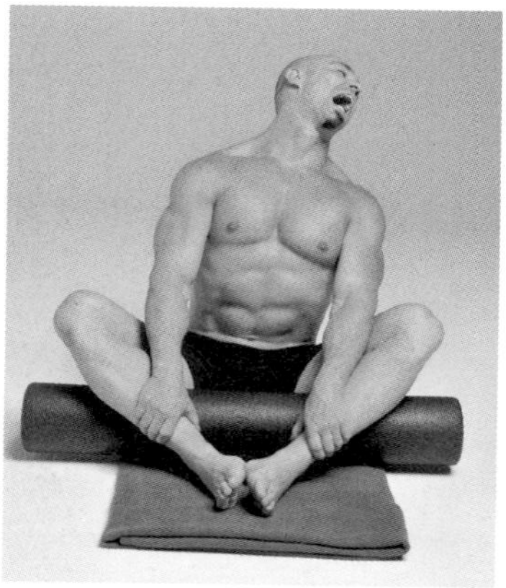

그림 10.12f. 고개를 든 상태에서 입을 열고서 'No'동작과 'Yes' 동작을 한다.

대체동작 1) 의자에 앉은 자세에서 목구멍 열기

의자에 앉아서 페이싱facing 탐험을 하는 것이 훨씬 쉬운 사람도 있다. 의자 중앙에 앉아 앞에서 했던 탐험을 같은 요령으로 시행한다. 여기서는 의자 손잡이를 발목 대신 활용한다. 또는 약 2~3 kg 정도 무게가 나가는 아령을 양손에 들고 해도 된다. 몸을 한쪽으로 기울여 반대쪽 목을 따라 스트레칭 되는 느낌을 감지하며 탐험을 시작한다.

대체동작 2) 엎드린 자세에서 바닥에 복부를 대고 페이싱

복부를 바닥에 대고 엎드린다. 이때 양팔은 몸 옆쪽에 나란히 놓여있다. 머리를 들어 올려 눈과 머리의 관계, 그리고 이들이 척추에 미치는 영향을 탐험한다. 우선 소리, 냄새, 이미지, 감정, 생각 등을 관찰한다. 머리를 든 상태에서 시선은 수평을 유지한다(중립 자세). 이 자세에서 머리를 다양한 방향으로 돌리며 볼 수 있는 모든 것들을 본다. 다시 중립 자세로 되돌아와 눈을 감은 상태에서 다방향으로 머리를 움직이며 목의 가동범위는 어떠한지 확인한다. 눈을 뜬 상태에서 같은 요령으로 반복한다. 눈과 머리를 돌리는 동작이 코어에서 어떤 움직임을 촉발시키는가?

다시 한 번 반복한다. 이번에는 배꼽에서부터 느낌을 감지한다. 복부 코어에서부터 아킹하는 힘이 생겨 머리를 들어 올리도록 하라. 다 했으면 소리, 냄새, 이미지, 감정, 생각 등을 다시 관찰한다. 그냥 머리를 들어올리는 동작하고 비교해 척추–기반spine-based 움직임을 하면 무엇이 다른가?

대체동작 3) 목구멍 열기

어떤 자세에서 탐험을 하든 머리–몸 정위반응head-body righting reflexes이 무너지면 고유수용감각 인지에 장애가 온다. 턱이 아래로 고정되면 에너지 흐름이 저하되고 지면–뼈 연결성ground-bone connection이 깨지며 밑에서 올라오는 리바운드 힘이 저하되는 것을 알아채는 것이 중요하다.

안정위에서 동작을 시작하며 8장에서 배웠던 놀람반사 탐험(공을 가지고 하거나 아니면 공 없이 시행)을 먼저 한다. 턱을 아래로 당기며 자물쇠를 잠그는 것과 같은 동작을 하면 몸에 어떤 반응이 일어나는지 확인해보라. 턱이 잠기면 척추에 어떤 영향이 가는지 확인한다. 목과 목구멍이 열리면 척추는 어떻게 반응하는지도 탐험한다. 다 되었으면 유연해지고 반응성이 살아난 머리를 활용해 놀람반사 탐험을 계속한다.

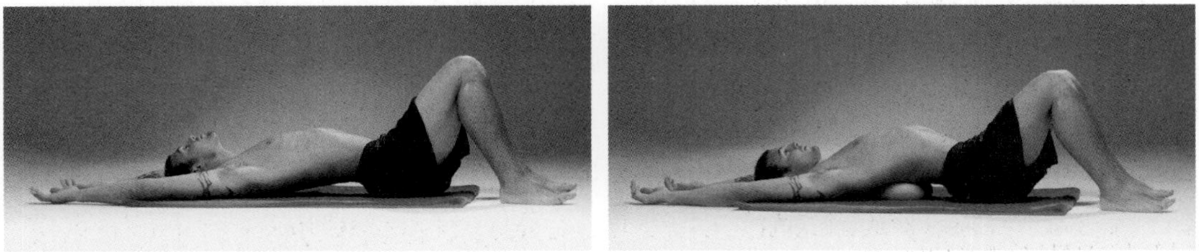

그림 10.13a, 10.13b. 목을 잠그고 목구멍을 닫았을 때와 목을 풀고 목구멍을 열었을 때를 비교

탐험12 : 요근을 보호하는 신발 고르기

- 목적 : 요근의 유연성을 증진시키며 발의 고유수용감각 시스템을 자극하는 신발 선택
- 준비물 : 요근을 보호하는 신발
- 방법 : 추위, 더위, 날카로운 물건, 그리고 시멘트나 아스팔트 같이 딱딱한 지면 위를 걸을 때 발을 보호하며 안정적인 지지력을 전해주는 신발을 선별하라. 요근의 유연성을 증진시켜주며 발의 고유수용감각 시스템을 높여줄 수 있는 신발을 매일 확인하라.

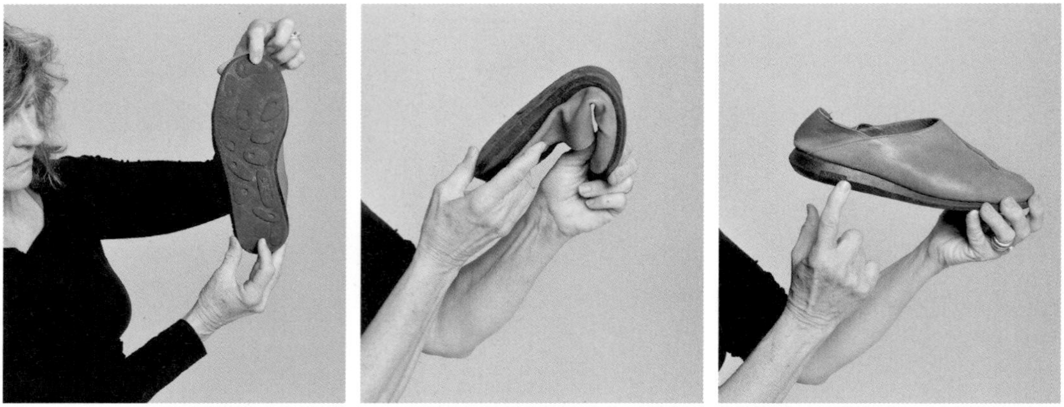

그림 10.14a, 10.14b, 10.14c. 고유수용감각을 자극하는 신발

탐험13 : 그라운딩

- 목적 : 발에 있는 고유수용감각 촉진시켜 지면 안착도, 즉 그라운딩Grounding 높이기.
- 준비물 : 라켓볼racquetball, 스매쉬볼smash ball, 그리고 평평한 벽과 의자
- 방법 : 등받이 없는 의자에 앉아서 부드러운 라켓볼을 한쪽 발바닥 아래에 놓는다. 라켓볼은 무게를 가하면 압박받아 찌그러질 정도의 탄력을 지니고 있어야 한다. 공이 지나치게 크거나 또는 자극을 줘서 발바닥에 통증을 만들 정도로 단단하다면 조금 더 작고 탄성을 지닌 것으로 교체한다. 발밑에 있는 공을 굴리며 발바닥 구석구석을 마사지 한다.

이제 발로 공을 눌렀다 뗐다 하면서 발뒤꿈치, 발바닥 아치, 발볼, 그리고 내외측면을 자

극한다. 포도를 발로 밟아 으깨는 느낌으로 하면 좋다. 발바닥 구석구석으로 공을 밟을 때 골격계를 통해 전해지는 감각을 확인한다. 공에서 발을 천천히 뗄 때 느껴지는 리바운드 감각도 감지한다. 한발에 대한 마사지가 끝나면 서서 양발의 느낌을 비교한다. 어떤 차이가 느껴지는가? 발에서 골반까지 무게감은 어떻게 변했는가? 같은 요령으로 반대쪽도 탐험한다.

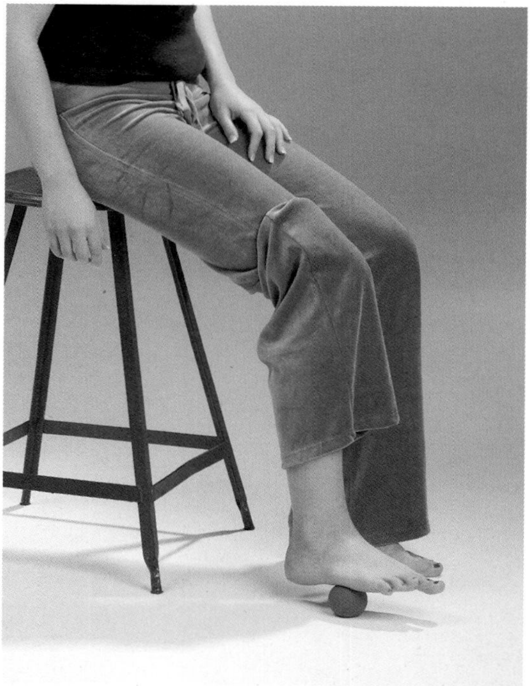

그림 10.15. 공을 활용해 발바닥의 고유수용감각 깨우기

대체동작 1) 서서 공으로 발바닥의 고유수용감각 깨우기

앞에서 했던 것과 동일한 탐험을 이번에는 서서 시행 한다. 이때 손은 벽을 짚거나 의자의 등받이 같은 것을 잡아 지지한다.

요근 보호 신발을 선택하는 요령

- 균형감 : 신발을 뒤집어서 바닥을 살펴본다. 신발 바닥이 평평한 '중립적 디자인'을 지닌 신발을 고른다. 발의 움직임을 제한하거나 비트는 신발을 피해야 한다. 몸의 움직임 패턴을 통제하는 신발은 요근 균형을 깨뜨린다.
- 유연성 : 반으로 접었을 때 접히는 '스마트 슈즈'는 발에 있는 모든 뼈의 움직임을 촉진시켜 고유수용감각을 높인다. 신었을 때 모든 발가락이 자유롭게 움직일 수 있을 정도로 유연한 신발이어야 한다.
- 중립성 : 신발 뒤쪽이 지면과 평행하거나 아주 조금 높은 정도의 신발을 고르도록 한다. 높낮이가 불균형한 신발은 몸무게를 한쪽으로 이동시켜 중심선(척추)의 건강을 해치며 역동적인 움직임을 방해한다.
- 부양감 : 딱딱한 바닥 위를 걸을 때 리바운드 힘을 주고 신체를 부양시키는 느낌으로 주는 신발, 지지력을 높여주는 탄성이 있는 물질로 만든 신발인지 확인한다.

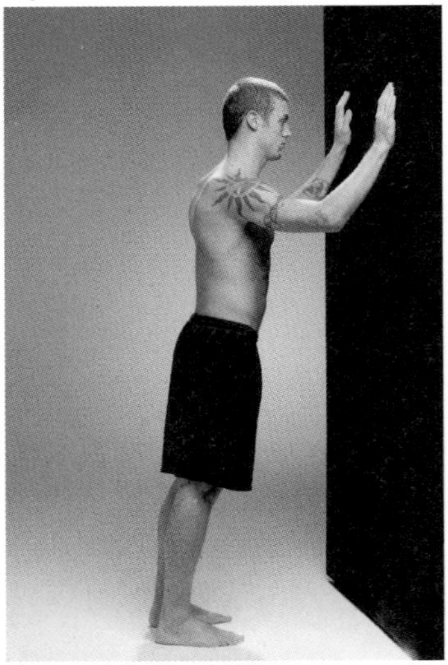

그림 10.16. 벽으로 무게 이동

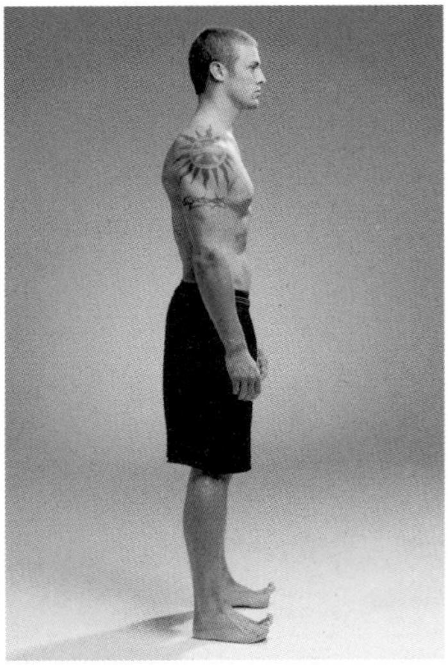

그림 10.17. 선 자세에서 고유수용감각 탐험

대체동작 2) 서서 공으로 발바닥의 고유수용감각 깨우기 - 1

손으로 벽을 짚고 서서 발목과 상부 요근을 이완시키면서 몸을 벽 쪽으로 떨어지듯이 이동한다. 몸무게가 이동할 때 발목은 부드러워지며(발목이 구부러지는 것이 아니다), 무릎관절과 고관절도 함께 이완된다. 몸무게가 벽 쪽으로 '떨어지면서 생기는 느낌'은 뼈를 통해 턱으로 전해지는데, 일종의 '위험한 느낌'과 유사하다(번지점프 할 때의 느낌과 유사하다. - 옮긴이). 이 탐험은 매우 미묘하며 깊이 있는 경험을 제공한다.

대체동작 3) 서서 공으로 발바닥의 고유수용감각 깨우기 - 2

양발에 몸무게를 고르게 분산시켜 균형 잡힌 자세로 선다. 그런 다음 발가락을 약 60도 정도 상방으로 들어 올리며 발바닥 횡격막(발바닥 아치)의 느낌을 확인한다. 이때 발뒤꿈치와 발볼 사이의 균형은 유지해야 한다. 발가락을 이완한 다음 중립 자세로 되돌아온다. 지면반발력을 끌어올림으로써 고유수용감각에 의해 몸무게가 앞으로 이동하게 되는 것이다.

대체동작 4) 서서 공으로 발바닥의 고유수용감각 깨우기 - 3

벽을 마주보고 선 자세에서 몸무게를 앞으로 이동시키며, 발바닥에 있는 근육이 스트레칭 될 때까지 발볼로 일어선다(발볼과 발가락으로 바닥을 지지하고 뒤꿈치를 든다. - 옮긴이). 그 자세를 30초 정도 유지하고 천천히 중립 자세로 되돌아와 발 전체로 몸무게를 지지한다. 이때 머리는 위로 하고, 시선은 부드러운 상태를 유지하라. 벽에서 떨어져 나와 움직여보라. 변화된 고유수용감각에 의해 걸을 때 신체가 자기교정self-correct하며 정위반사를 높이는 것이 감지될 수도 있다. 지면과의 안착도가 높아지며 균형감이 살아나고, 몸의 뼈들의 관계성이 조금 더 명료해지는 것을 감지해보라.

탐험14 : 리바운딩

■ 목적 : 뼈를 통해 전해지는 리바운드 힘을 강화 시키기

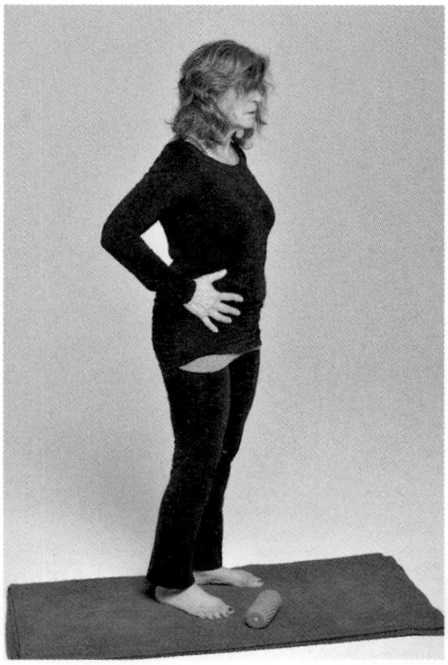

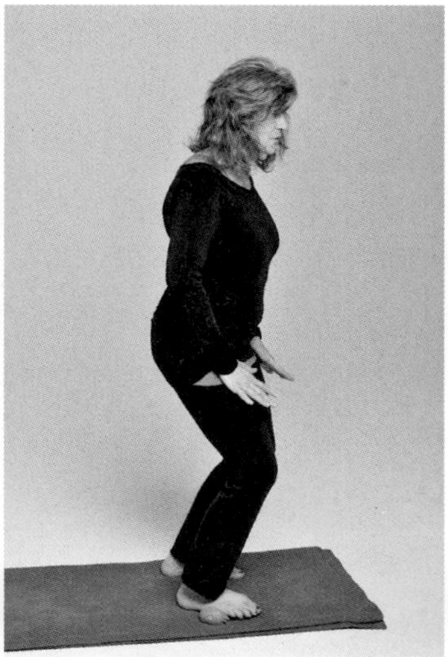

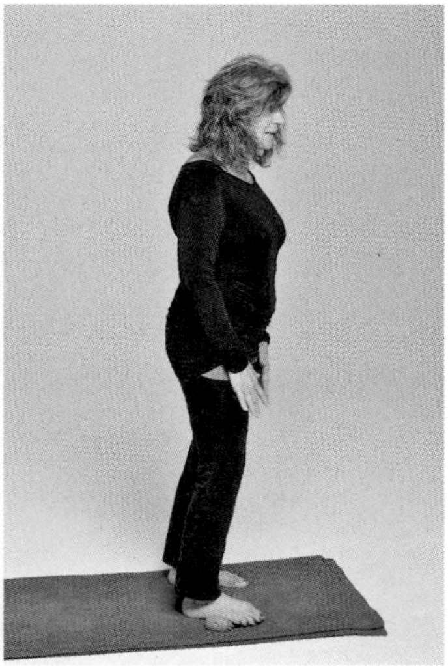

그림 10.18a, 10.18b, 10.18c. 탄력 있는 공을 발로 눌렀을 때 올라오는 리바운드 힘을 감지한다.

■ 준비물 : 탄력 있는 공이나 발바닥 아치에 맞는 고무

■ 방법 : 중립 자세로 골반 균형을 맞추어 선다. 양 무릎은 굽히고 한발은 고무공 위에 올려놓는다. 양다리 사이는 고관절 넓이로 벌리고 오른발과 왼발은 나란하게 유지한다. 골반에서부터 일어나는 움직임을 놓치지 않는 것이 핵심이다. 코어의 중립성을 유지하며 동작을 하는 중에도 골반 균형이 깨지지 않도록 주의한다. 포도알을 밟듯이 몸무게를 발로 이동시켜 공을 찌그러뜨린다. 그러고 나서 다시 힘을 푼다. 눌렀던 발의 힘을 풀 때 뼈를 통해 위로 전달되는 리바운드 힘을 감지하라. 5~6회 정도 반복하고 나서 공에서 발을 뗀 후에 두 발 사이의 느낌을 비교한다. 리바운딩rebounding이 제대로 일어나면 뼈를 타고 고관절 소켓으로 그 힘이 전해지며, 장골근을 부챗살처럼 여는 힘으로 작용한다. 발을 바꾸어 반대로 시행한다.

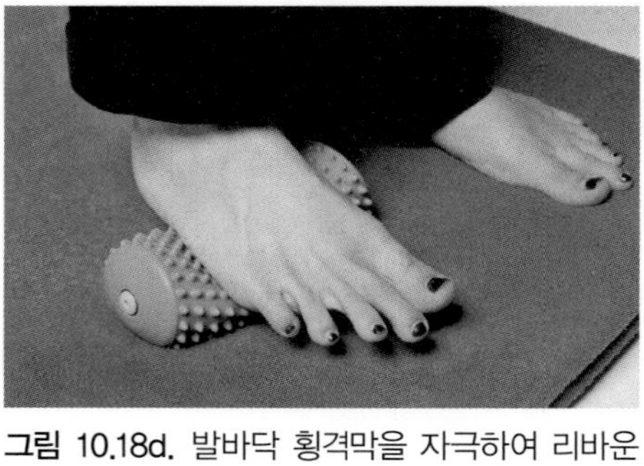

그림 10.18d. 발바닥 횡격막을 자극하여 리바운딩 탐험

대체동작 1) 보조 도구 없이 무게이동 탐험

공으로 발바닥을 자극해 고유수용감각을 깨우는 마사지를 다 했으면, 이제 특정한 도구 없이 바로 서서 발목에서부터 몸무게를 앞뒤로 이동시키는 탐험을 한다. 발목 관절을 통해 무게가 앞뒤로 이동하게 하라. 몸무게는 고관절 소켓을 지나 다리와 발을 통해 전해진다. 머리를 위로, 시선은 수평면에서 균형을 잡아라. 몸무게를 앞쪽으로 이동시키는 중에도 코어에 대한 인지를 유지하고 있어야 한다. 요근이 이완되며 뼈에 무게가 증가하는 순간의 느낌을 감지하라.

근육을 통제해서(예를 들어 요근이 긴장되어 있는 상태) 무게이동을 할 때와 골격계 지지를 통해 무게이동을 할 때를 비교해서 탐구하라. 뼈를 통해 무게 지지가 일어난다면 리바운딩 감각이 뼈를 통해 올라온다. 이렇게 아래에서 위로 올라오는 지지력(또는 리바운드 힘)이 흉골을 뜨게 만들고 두정부까지 이어진다.

골반기저부와 턱 주변 근육들이 이완되며 뼈를 통해 올라오는 무게감을 계속 인지하라. 이 과정에서 생기는 에너지 순환에 의해 특정한 감정들이 자극받는다. 특히 상처받은 느낌 또는 부끄러움 등과 같은 감정들은 머리를 아래로 축 늘어뜨린 자세와 밀접한 관련이 있다. 몸이 살짝 떠오르는 느낌(특히 흉골이 들리는 느낌)을 감지하며 머리와 눈의 균형을 유지한다.

탐험15 : 상부 척추를 깨우는 나선형 회전

- 목적 : 상부 척추 마디를 깨운다.
- 주의사항 : 몸을 나선형으로 움직이면 척추 중심선을 자유롭게 하고, 근육 긴장을 이완시키며, 근육 보상을 교정할 수 있다. 몸을 회전시키면 척추 측만을 풀고 상부 흉추의 압력을 뺄 수 있다. 측만 패턴scoliotic pattern이 있는 부위를 이미 알고 있다면 반대편으로 나선형 탐구를 할 수 있다. 하지만 어느 부위에 측만 패턴이 있는지 모른다면 그냥 양쪽으로 다 하면 된다.
- 준비물 : 견고하고 커다란 매트 또는 카펫이 깔린 바닥. 단단한 나무 막대(대략 1~1.5 미터 길이). 슬로모볼(대체동작 1번을 할 때 필요)

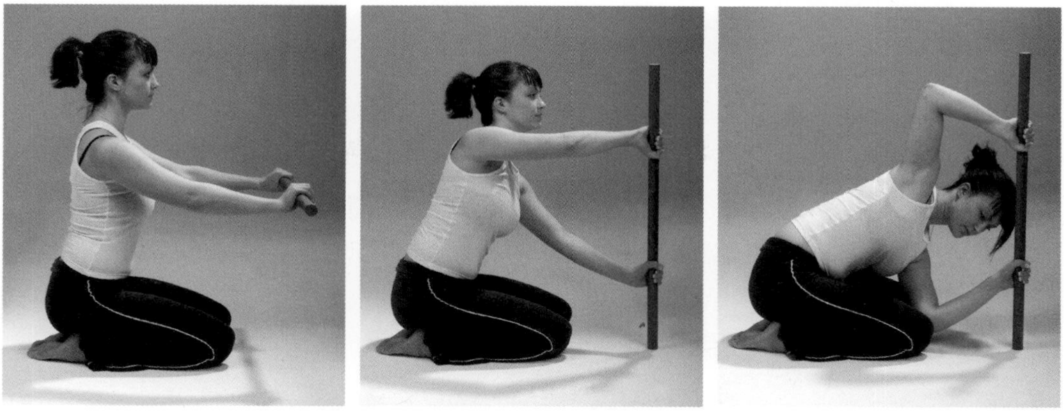

그림 10.19a, 10.19b, 10.19c. 척추를 활성화시키는 나선형 회전

■ 방법 : 양손에 나무 막대를 수평으로 잡은 채 무릎을 꿇고 앉는다. 나무 막대를 잡은 양손 사이의 거리는 어깨 넓이(견관절 소켓 넓이) 정도가 되게 한다. 골반 중심은 유지한 채로 나무 막대를 한쪽으로 회전시켜 지면과 수직이 되게 한다. 골반의 안정성을 확보하고 중심화를 이룬 상태에서 그대로 상체를 앞으로 굽힌다. 이때 머리와 몸통은 일렬로 정렬되어 있어야 한다. 이제 몸통을 위쪽 팔 방향으로 돌린다. 시선은 양팔 사이에 있다. 머리를 비틀지 말라. 대신 흉추를 통해 나선형 움직임을 만들어라. 팔꿈치는 굴곡 된 상태를 유지하고 어깨는 이완한다. 모든 감각은 상부 흉추에 집중되어 있다. 중립 자세로 되돌아와 반대 방향으로 시행한다.

대체동작 1) 의자에 앉아서 나선형 회전

견고한 의자에 공을 놓고 그 위에 앉는다. 공위에서도 골반 중심은 유지되어야 한다. 양손과 양발을 아래 방향으로 누르며 몸을 다리와 팔을 통해 그라운딩grounding 한다. 아래로 누르는 손과 발로부터 리바운드 힘이 올라와 몸의 중심선을 회전하게 하라. 머리를 비틀며 동작하지 않는다. 중립 자세로 되돌아와 코어의 느낌을 감지하라. 같은 요령으로 반대 방향으로 시행한다.

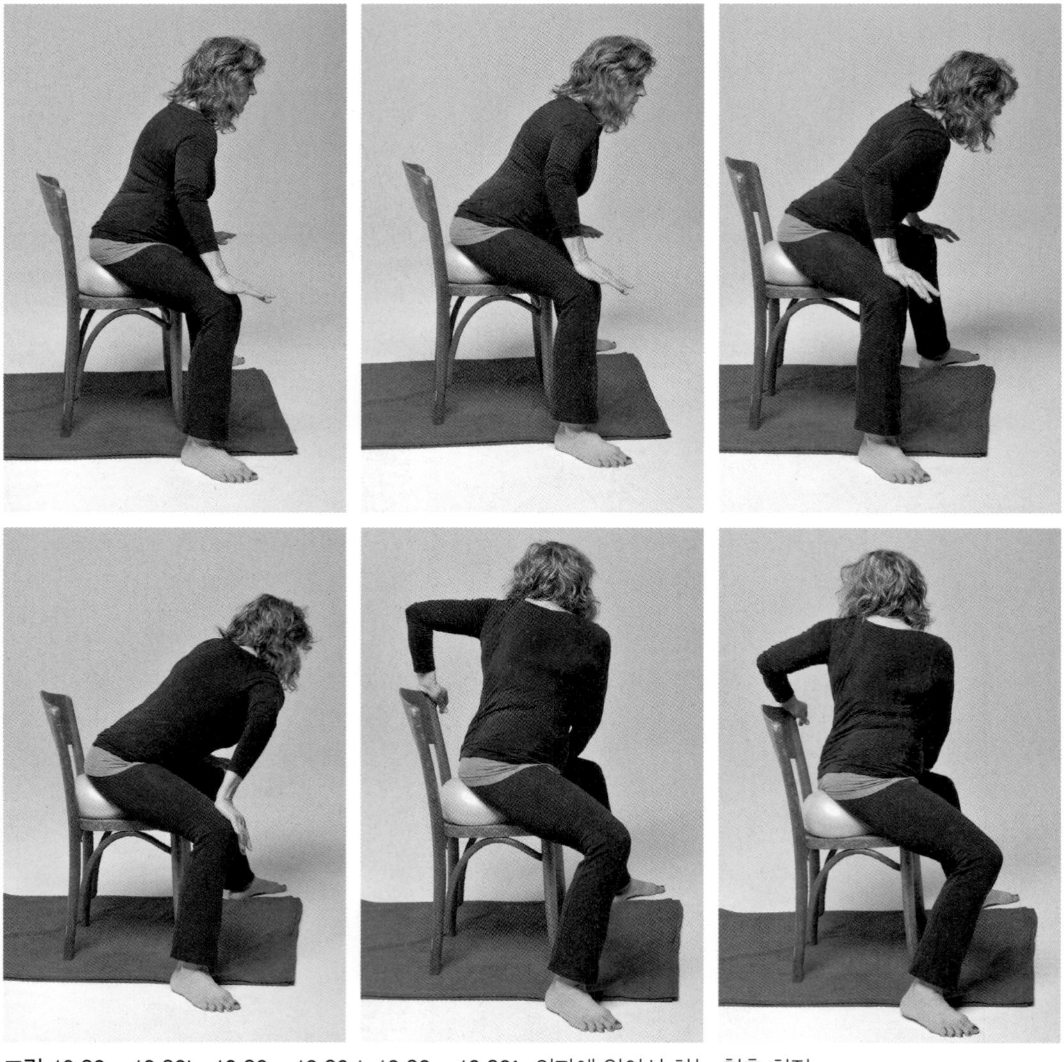

그림 10.20a, 10.20b, 10.20c, 10.20d, 10.20e, 10.20f. 의자에 앉아서 하는 척추 회전

탐험16 : 뼈 명상

■ 목적 : 중심선을 고요하게 하고 감각을 일깨우는 명상

■ 준비물 : 접은 담요나 카펫이 깔린 바닥. 수건. 조용히 명상 할 수 있는 장소

■ 방법 : 무릎을 꿇고 앉아 상체를 앞으로 숙이며 기도하는 자세를 만든다. 이마 중심이 땅에 닿도록 머리 위치를 조절한다. 이 자세에서 경추를 당기는 긴장이 있다면 접은 수건을 이마 아래에 두어 척추와 머리의 높이를 비슷하게 만든다. 목이 과도하게 스트레칭 되지 않도록 주의한다. 꼬리뼈에서 머리까지 중심선의 흐름이 생기면 가슴은 무거워진다. 꼬리뼈에서부터 척추 마디마디를 따라 인지 이동을 하며 위로 올라가 척추 전체를 부드럽게 만든다. 이를 뼈 명상bone meditation이라 부른다.

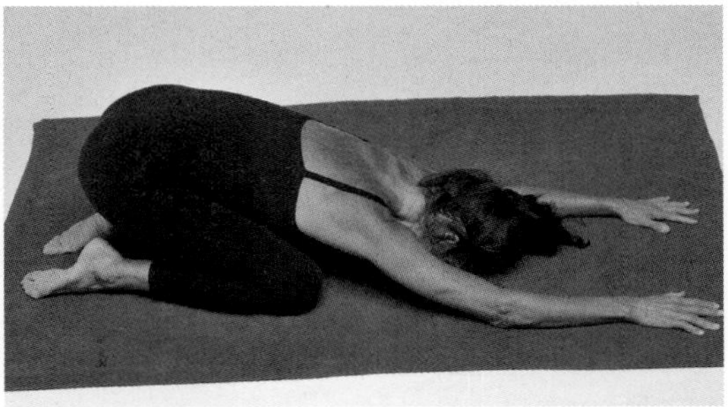

그림 10.21. 뼈 명상

대체동작 1) 아이자세에서 하는 뼈 명상

앞의 탐험과 같은 자세에서 양손을 몸 옆쪽으로 가져온다. 이를 아이자세baby's pose라고 부르며 척추를 부드럽게 해주는 자세이다. 같은 요령으로 뼈 명상을 시작한다. 호흡을 할 때마다 척추와 흉곽이 확장되는 느낌을 확인한다.

탐험17 : 코어 리칭

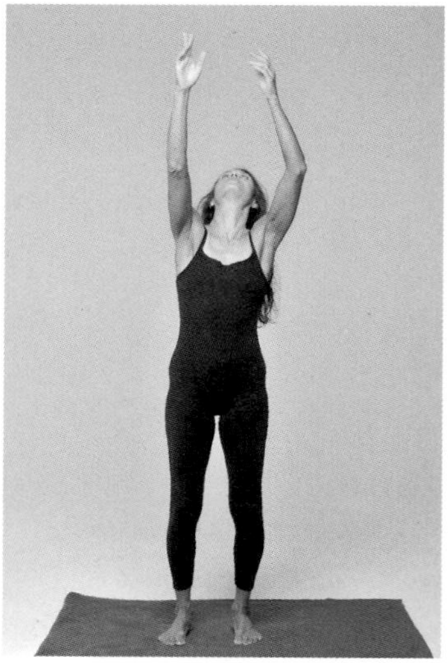

그림 10.22. 코어 리칭 Core Reaching

■ 목적 : 지면으로 그라운딩, 머리 쪽으로 리바운딩 만들기

■ 준비물 : 바닥

■ 방법 : 중력이 뼈를 타고 발로 내려가면 코어 깊은 곳에서부터 올라오는 리칭reaching 욕구에 자신을 연결시킨다. 심장에서부터 '연결'을 바라는 마음이 생기면 손을 위로 뻗으면서 동시에 뼈를 타고 다리와 발로 내려가는 흐름을 감지하라. 유동적인 팔이 역동적인 코어에부터 싹을 틔우는 느낌으로 탐험을 즐겨라.

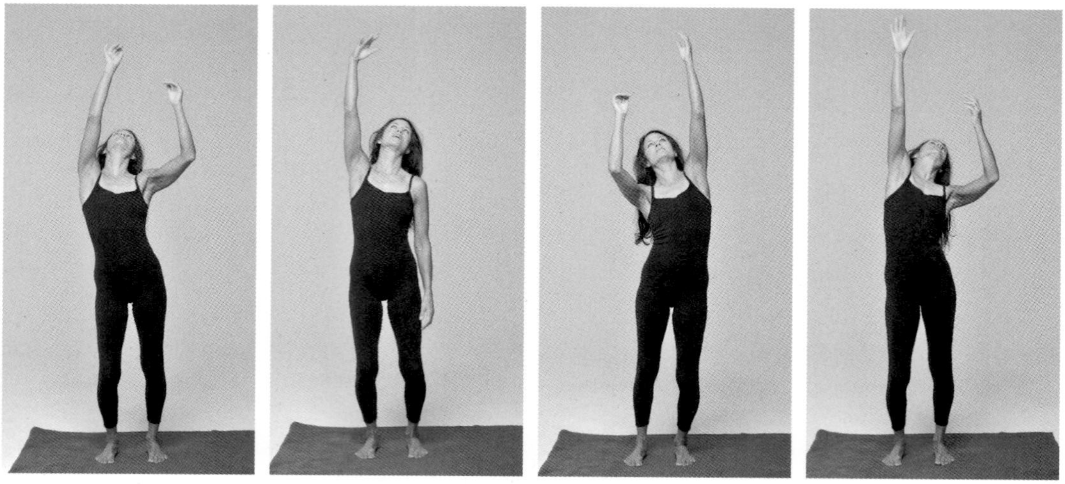

그림 10.23a, 10.23b, 10.23c, 10.23d. 연속적 리칭

대체동작 1) 연결성이 상실된 리칭

팔을 들어 천정으로 곧게 들어 올리는 것부터 탐험을 시작한다. 그라운딩이 일어나며 아

래로 내려가는 리칭과 손을 뻗을 때 위로 올라가는 리칭의 차이를 감지하라. 발이 지면과 연결되어 있지 않은 상태에서 코어 밖으로 리칭이 일어날 때 어떤 느낌이 나는지 확인한다. 몸의 오른쪽과 왼쪽의 연결성이 확보되지 않은 상태에서 리칭이 일어나면 어떤 일이 일어나는지도 확인하다.

탐험18 : 코어 워킹

- 목적 : 걸을 때 머리와 눈의 바른 위치 만들기
- 준비물 : 방해받지 않고 자유롭게 걸을 수 있는 장소
- 방법 : 머리를 세우고 눈을 부드럽게 한 상태에서 의식은 복부 코어에 둔 채 걷는다. 머리는 수평선상에 맞추어져 있다.

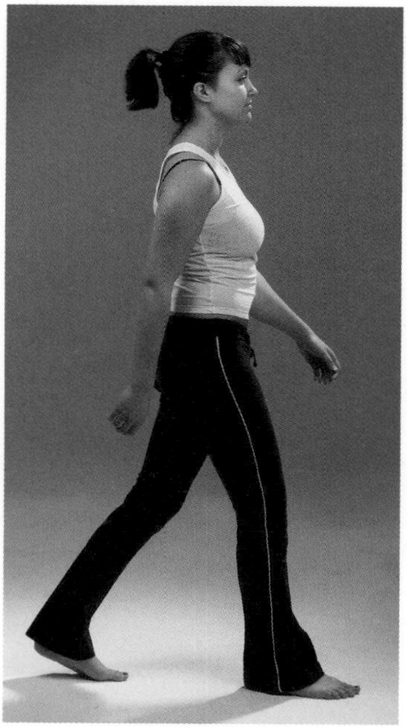
그림 10.24. 뒷발의 발볼로 바닥을 밀고 나아가는 다이나믹 워킹

대체동작 1) 다이나믹 워킹

다이나믹 워킹Dynamic Walking®의 개발자인 수키 문셀Suki Munsell은 요근 탐험을 피트니스 뿐만 아니라 연극 공연을 하는 데에도 활용한다. 그녀는 워킹에 매우 능동적인 태도를 취하며, 요근을 활용해 할 수 있는 에너지 넘치고 강력한 스타일의 동작을 제시한다.

중력을 활용해 걷게 되면 지면을 밀고 나아갈 때 좀 더 큰 가속도를 얻을 수 있다. 고관절에서부터 몸을 약간 앞으로 기울이는 느낌으로 나아갈 때 발볼로 바닥을 밀어 힘의 중심을 이동시킨다. 견관절 소켓이 이완되면 팔은 다리의 움직임과 협응해서 자연스러운 스윙이 이루어지며 워킹 속도가 증가한다.

대체동작 2) 코어 점핑

점핑을 하려면 지구와 더 많은 접촉이 이루어져야 한다. 지구 중력을 활용해 지면반발력을 높이면 조금 더 멀리, 그리고 더 강하게 점핑할 수 있다. 먼저 자신이 점프 하고자 하는 방향

을 설정하고 힘을 지면으로 가하며 뛰어오르는 동작을 탐험하라. 리바운드 힘을 활성화시키면 역동적이고 스프링 같은 점프가 뼈를 통해 이루어진다.

워킹 요령

- 눈을 부드럽게 하라: 먼저 워킹 할 때 자신이 시각 정보를 주동적으로 활용하는지 아니면 내적 인지를 주동적으로 활용하는지 확인하라. 눈은 뜨지만 부드럽게 이완되어 있어야 하며 걸을 때에도 의식은 내부 감각에 닿아 있어야 한다. 예를 들어 자신이 걷고 있는 부위를 확인한 다음에는 아래를 내려다보며 걷지 말고 발바닥으로 지면을 감지하며 걸어보라. 발가락에 눈이 달린 것처럼 바닥을 느끼며 걷는다. 이제 내적 인지를 유지한 채 멀리 떨어진 지점에 온통 시선을 집중시키며 걸어본다. 눈을 부드럽게 이완하고 걸을 때와 집중하며 긴장해서 걸을 때의 차이점을 비교해보라. 코어에 의식을 뿌리내린 상태에서 시선을 앞뒤로 바꾸며 움직여보라.
- 걸을 때 자신의 자세를 조절하라: 리바운딩이 모든 관절과 횡격막을 통해 올라올 때 골격계의 정렬은 무릎 바로 위에서 이루어져야 한다. 걸을 때 몸이 약간 뒤로 기울어져 있다면 요근의 기능과 팔다리의 진자운동은 정확하게 이루어지지 않을 것이다. 이때는 등 뒤쪽 태양신경총 부위에 손을 대고 발목에서부터 앞쪽으로 몸을 조금만 이동시킨다면 상부 요근을 이완시키고 무게 중심을 잡는 데 도움이 된다.
- 뒷발 발볼로 바닥을 밀며 걸어라: 뒷발로 바닥을 밀며 걷게 되면 코어 워킹을 증진 시키는 데 도움이 된다. 걸을 때는 팔과 다리가 서로 사선으로 교차해서 움직인다. 걷는 속도는 뒷발에서 지면을 미는 힘에 의해 결정된다. 이는 근육의 힘으로 걷는 것과는 다르다.

11장

코어인지 높이기

탐험1: 안정위

- 목적: 골격 지지와 근육 지지의 차이를 비교한다.
- 준비물: 평평하고 접을 수 있는 담요나 카펫이 깔린 바닥. 슬로모볼. 폼 요가 블록, 또는 풍선
- 방법: 안정위는 긴장된 근육이 어떻게 골격 정렬을 방해하는지 잘 드러내주는 자세이다. 예를 들어 안정위에서 무릎을 굽히는 동작이 잘 안되고 균형이 맞지 않으면 이는 엉덩이나 다리 주변의 근육이 골격 정렬을 방해하고 있다는 신호이다. 허벅지 근육이 과긴장되면 무릎관절에 비틀림이 생겨 정렬이 깨진다. 그러면 무릎에는 피로감이 느껴지고, 다리는 무거워져, 무릎을 구부리고 오래 있을 수 없게 된다.

우선 직경 18~25 센티미터 정도의 공, 요가 블록, 또는 풍선을 양무릎 아래에 놓고 다리를 지지한다. 뼈의 정렬이 좋으면 근육이 골격계 인지를 방해하지 않는다. 공으로 다리를 지지하는 동안 긴장된 근육이 이완되며 감지력이 살아난다. 마침내 엉덩이와 다리 근육이 이완되면서 무게가 근육에서 뼈로 이동하게 된다.

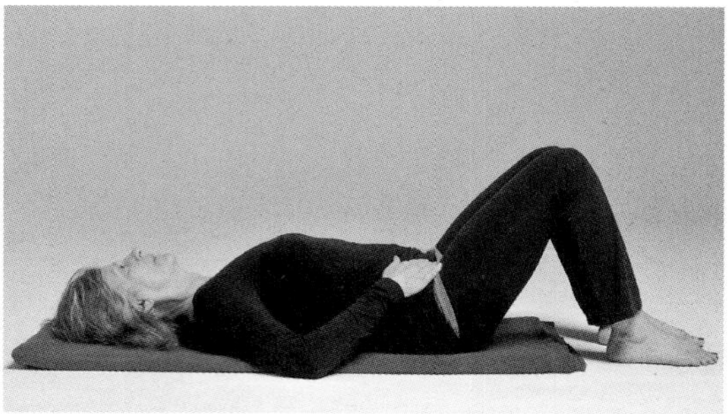

그림 11.1. 안정위

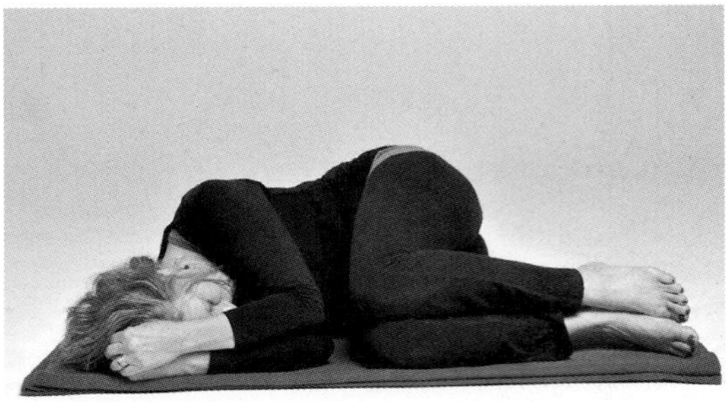

그림 11.2. 코어로 돌아오기

대체동작 1) 코어로 돌아오기

'투쟁, 도피 또는 동결 반응'을 자극하는 동작을 하기 전, 하는 중, 그리고 하고 나서 태아-C 자세를 하게 되면 감정적, 신경적 자극을 해소시킬 수 있다. 이 자세는 어떤 트라우마 반사가 있어도 도움이 된다. 몸의 기능을 증진시키고 움직임의 효율성을 높이는 코어인지 탐험을 할 때 자신의 몸 상태에 따라 생기는 보상 작용을 녹이는 단순하지만 활용도 높은 자세가 태아-C 자세이다.

탐험2 : 등 열기

- 목적 : 심장 뒤쪽 열기
- 주의사항 : 반사적인 긴장 패턴을 제거하고 건강한 근육을 만들기 위해서는 심장 뒤쪽을 여는 것이 중요하다. 심장 뒤쪽 등 부위를 열면 이완과 내적인 확장감을 확보하는 데 도움이 된다.
- 준비물 : 접힌 담요와 카펫이 깔린 바닥. 의자
- 방법; 안정위에서 양발을 뻗어 의자 위에 올려놓는다. 호흡을 내쉬며 입으로 '스~~' 소리도 내며 몸을 이완하는 과정에서 중력과의 관계를 탐험한다. 자신과 바닥 사이의 공간 느낌도 탐험한다. 몸이 풀리며 발생하는 기분 좋은 움직임에 자신을 맡기고 흐름을 따라가라. 정해진 법칙은 없다. 자신의 내적 인지가 이끄는 대로 따라가라. 자신을 믿는 것만이 유일한 기준이다. 우리 몸에 내재한 생물지성은 어떻게 스스로의 긴장을 풀며 부드럽게 만들 수 있을지 잘 알고 있다.

대체동작 1) 선 자세에서 다리 뒤쪽 열기

의자를 바라보고 선 자세에서 양손으로 의자 좌석을 잡으며 탐험을 시작한다. 골반과 만나는 다리 뒤쪽 부위가 열리는 것에 의식을 집중하라. 골반과 대퇴골의 관절 연결성을 확보하고 자유로운 움직임을 가능케 하는 것은 중심선에서의 '즐거움'을 확보했을 때에 가능해진다. 내면의 '안무가'에 의해 선보이는 유동적인 움직임에 몸을 맡겨라.

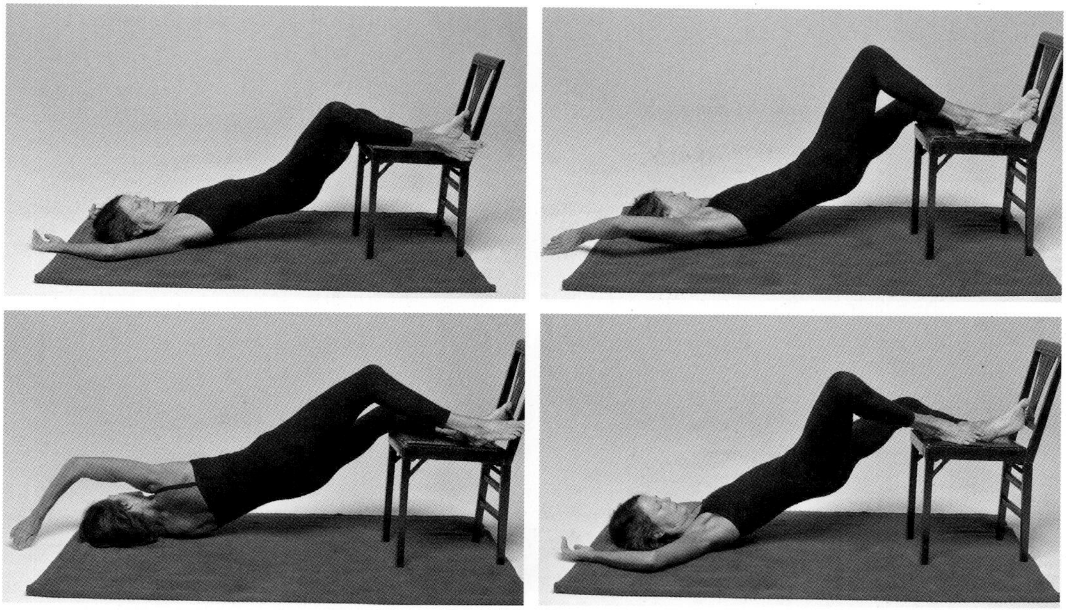

그림 11.3a, 11.3b, 11.3c. 심장 뒤쪽을 여는 움직임

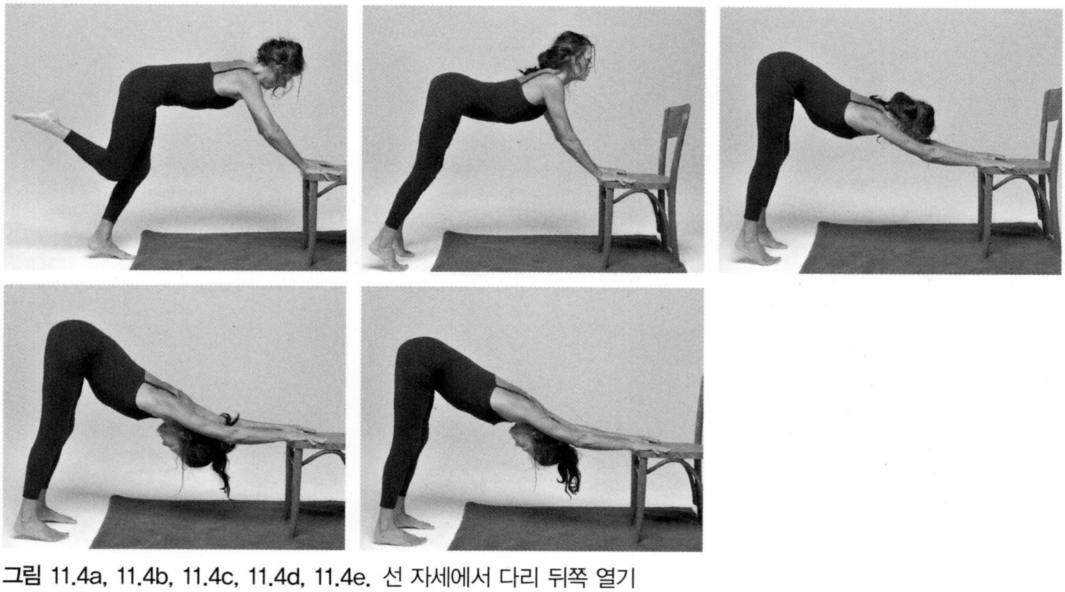

그림 11.4a, 11.4b, 11.4c, 11.4d, 11.4e. 선 자세에서 다리 뒤쪽 열기

탐험3 : 수분 확보하기

- 목적 : 결합조직을 부드럽게 해서 '마른' 조직에 수분을 공급한다.
- 준비물 : 접힌 담요나 카펫이 깔린 바닥. 슬로모볼.
- 방법; 안정위에서 한쪽으로 몸을 굴린다. 이때 절반쯤 바람이 빠진 슬로모볼을 엉덩이 아래에 놓는다. 공은 결합조직과 수분 확보하기에 대한 탐험을 하는 데 있어 즐거움을 주는 도구로 활용될 수 있다. 천천히 느리게 움직이게 되면 고유수용감각을 자극해 신경 흐름을 풍부하게 한다. 뿐만 아니라 외부 세계에 경되되어 있던 의식을 내면 공간으로 이동시키는 작용도 한다.

에밀리에 콘라드Emilie Conrad가 개발한 컨티늄무브먼트Continuum Movement™ 안에는 정형화된 테크닉이 없다. 대신 인체의 액체시스템fluid system이라고 부르는 요소를 탐험한다. 여기서는 몸 안의 유동적인 액체시스템에 접근함으로써 결합조직을 능동적으로 탐험할 수 있다는 말을 한다. 결합조직을 움직이게 되면 딱딱한 근섬유에 수분이 공급된다. 창조적으로 탐험하라. 공을 팔, 허리, 무릎 또는 등 뒤에 놓고도 탐험할 수 있다. 움직임 그 자체가 되어라.

근육 긴장을 푸는 요령

- 골격 배열을 정확하게 하라 : 고유수용감각을 자극하기 위해서는 골격계 정렬이 올바로 이루어져야 한다. 근육을 지나치게 스트레칭 하거나 지나치게 강화시키는 것은 피하라.
- 결합조직에 수분을 공급하라 : '스트레칭'은 결합조직을 건강하고 유동적으로 만드는 첫 번째 요소이다. 하지만 긴장된 근육을 강하게 스트레칭 하면 조직이 파열되어 손상될 수 있으니 주의한다.
- 근섬유를 수축하라 : 근육을 수축하게 되면 감각 인지를 높일 뿐만 아니라 근육 길이가 늘어나는 데에도 기여한다.
- 저항–스트레칭 개념을 적용하라 : 수축하는 근육에 능동적인 저항을 가하게 되면 관절 통합을 이루고 관절가동범위를 적절히 유지하는 데 도움이 된다.

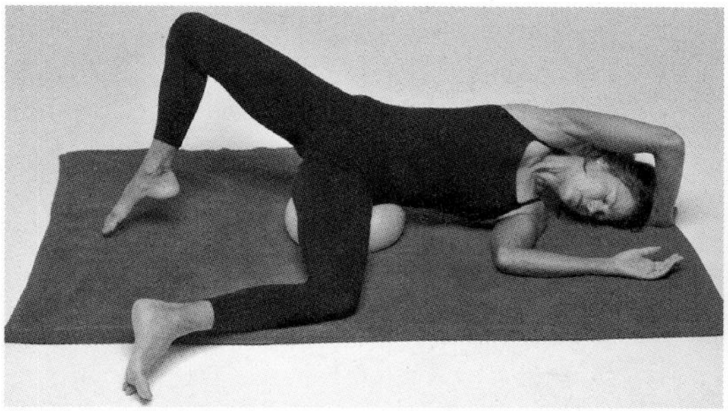
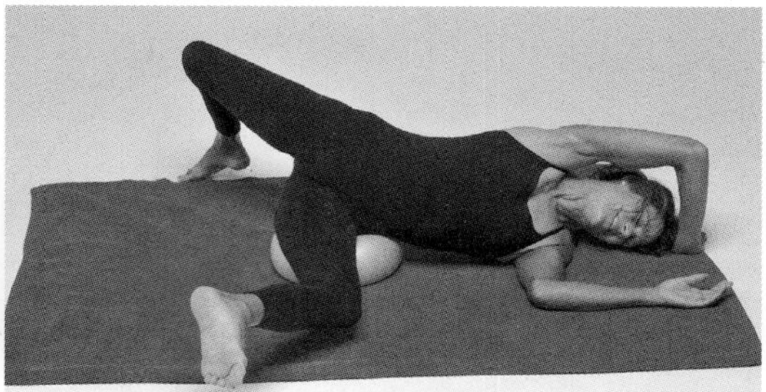
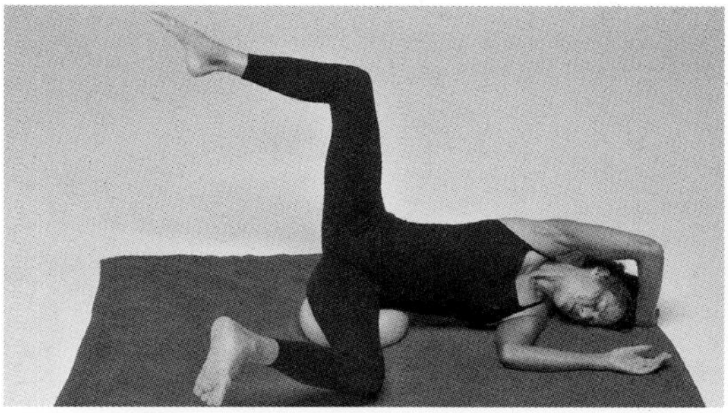
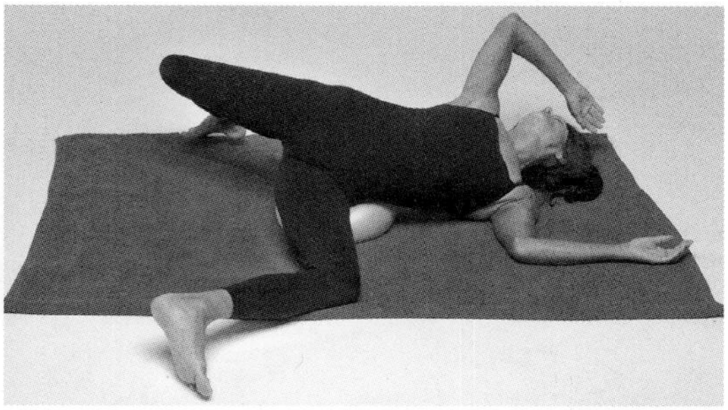
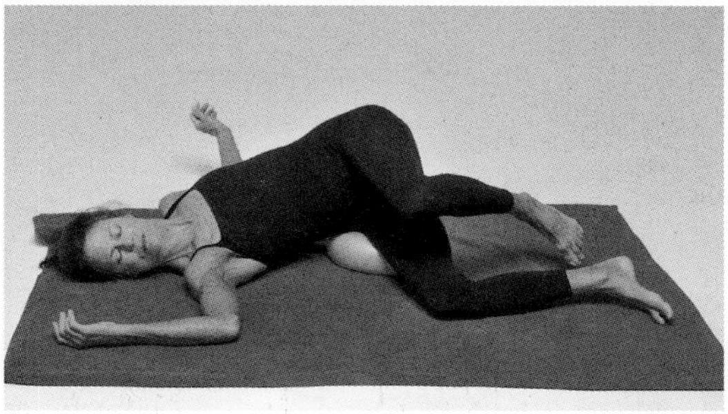

그림 11.5a, 11.5b, 11.5c, 11.5d, 11.5e. 결합조직을 부드럽게 해서 수분 공급하기

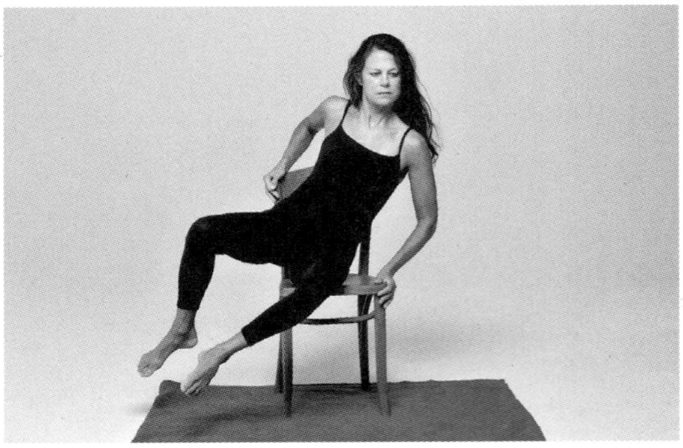
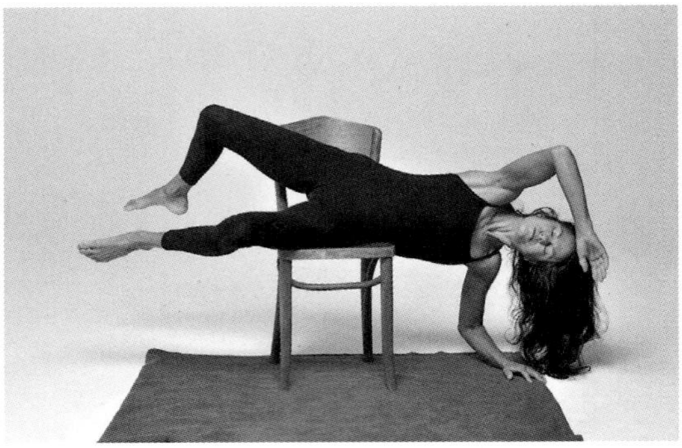
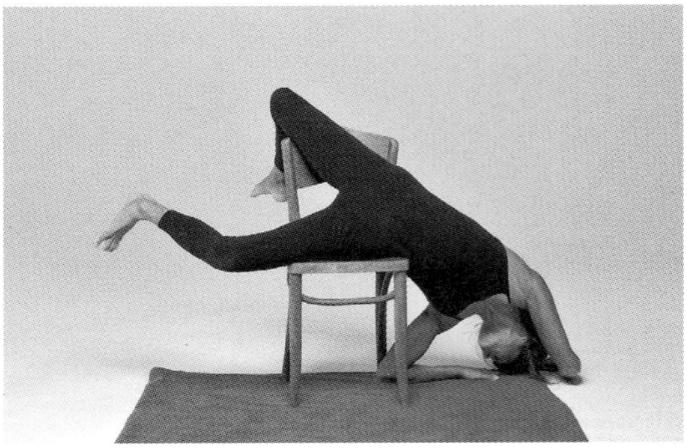
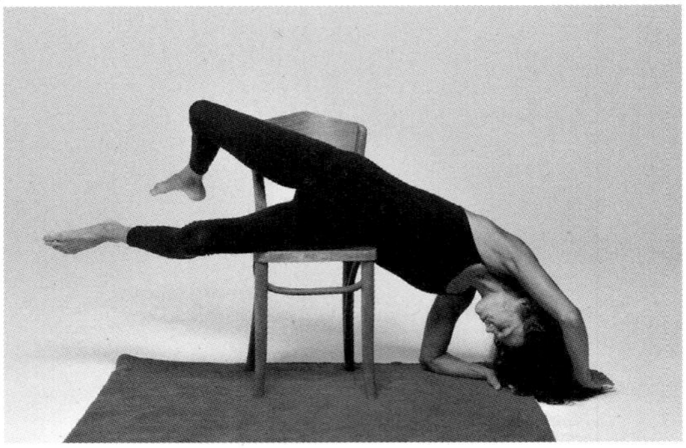
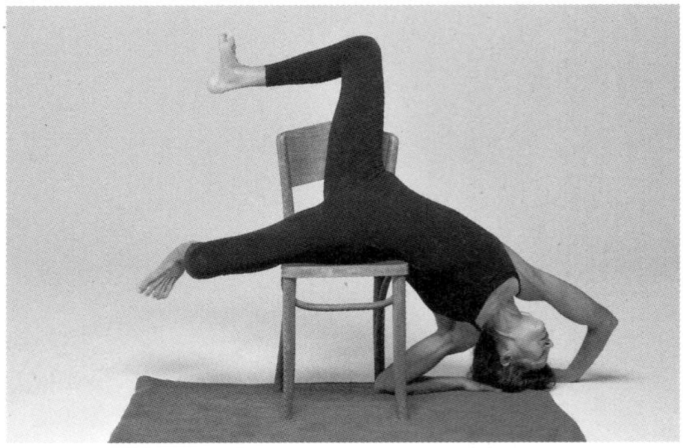
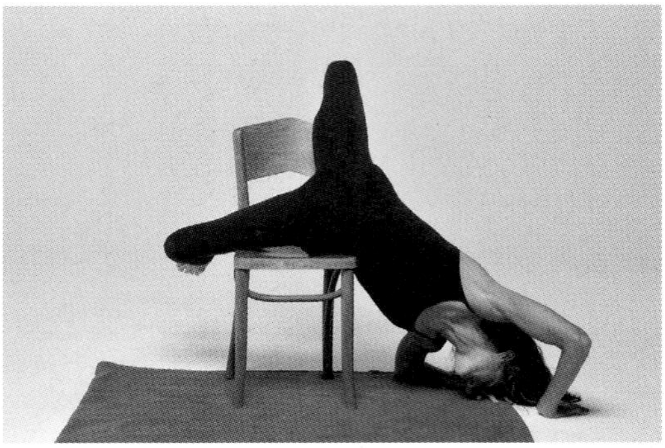
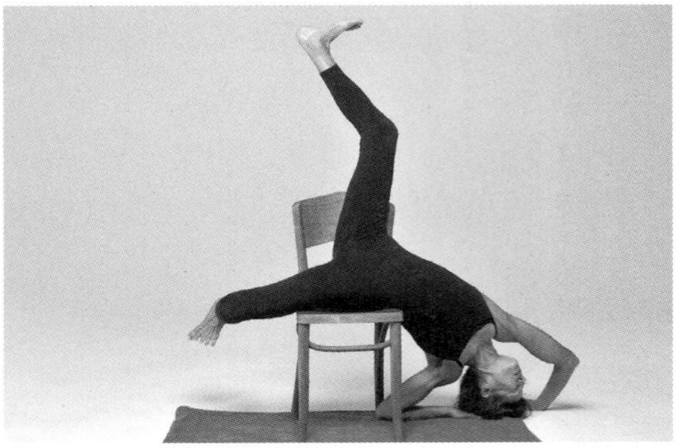

그림 11.6a, 11.6b, 11.6c, 11.6d, 11.6e, 11.6f, 11.6g. 코어 풀기

탐험4 : 코어 풀기

- 목적 : 인체 중심선의 반응력을 높인다.
- 주의사항 : 움직임은 가슴을 열고 열정을 증진시킨다. 하지만 상부 요근이 인체를 고정시키는 요소로 작용하면 물리적인 구조를 딱딱하게 만들 뿐만 아니라 그 사람의 삶에 대한 태도에도 영향을 미치게 된다. 신체가 딱딱해지면 에너지 흐름이 차단되며 '거만한' 태도를 가지게 된다. 매크로비오틱macrobiotic(일본의 장수법 연구에 기반을 둔 철학으로, 이를 받아들이는 사람들은 뿌리부터 껍질까지 음식을 통째로 먹어야 한다는 생각으로, 식품을 인위적으로 다듬지 않고 있는 그대로 섭취한다. 그래야 식품이 가진 고유의 에너지를 있는 그대로 섭취할 수 있다는 생각을 바탕으로 한다. – 옮긴이) 관점에서 보면 '거만함'은 내면 깊은 곳에서 중심과의 연결성이 상실되어 일어나는 태도이다.

코어 풀기 탐험을 통해 심장 안에 깊은 연결성을 재구축 할 수 있다. 연결성이 생기면 우리의 연약함이 드러나며 거만함은 풀려나간다. 인간뿐만 아니라 모든 살아있는 생명은 연약하다. 평소에 내면의 연약함 또는 부드러움을 감지하는 연습을 하게 되면 생명을 위협하는 상황에 직면했을 때 조금 더 유연하게 대처할 수 있게 될 것이다.

- 준비물 : 견고하고 팔걸이가 없는 의자와 요가 매트
- 방법 : 요가 매트를 바닥에 깔고 의자를 매트 한 가운데 놓는다. 의자에 앉은 다음 몸을 한쪽으로 기울인다. 측면 균형을 유지한 상태에서 아킹과 컬링 동작을 탐험한다. 자유롭게 몸을 굽혀 손으로 바닥을 짚는다. 손 또는 전완으로 바닥을 짚은 후 척추를 움직이거나 고관절을 연다. 또는 팔과 다리를 들어 올리는 등 코어를 푸는 탐험을 즐긴다. 움직임은 부드럽고 느리게 이루어지며 전체적인 균형이 흐트러지지 않게 한다. 새롭고 독특한 자세를 취하면 즐거운 느낌이 전해진다. 이제 처음 의자에 앉은 자세로 되돌아가 시간을 두고 몸의 감각을 확인한 후 다른 쪽으로 같은 요령으로 시행한다.

코어 풀기 탐험은 결합조직을 건강하게 하고 고유수용감각을 깨우는 데 아주 좋은 기법이다. 특히 의자를 최대한 활용한 접근법이다. 요근을 새롭고도 독특하게 움직이게 되면 코어가 살아난다. 아이가 장난치듯이 즐기면서 탐험하라. 이것이 바로 인체의 방어 기전을 풀고 트라우마를 녹여내어 코어로 되돌아가게 하는 핵심이다.

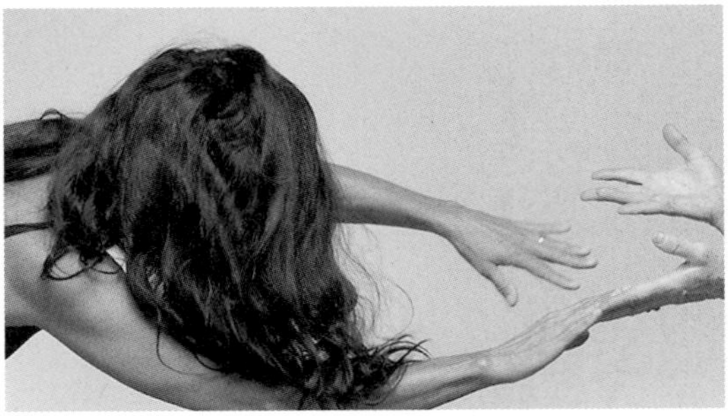

그림 11.7. 흐르듯 움직이는 파트너링Partnering

대체동작 1) 파트너링

파트너와 함께 팔을 흐르듯이 움직여라. 이렇게 하면 파트너와의 연결성이 생긴다. 모든 사람들은 자신의 코어에서부터 함께 놀고 싶은 파트너를 갈망한다. 팔을 미끄러뜨린다거나 몸과 손 사이 공간을 지나가게 하면서 놀 듯이 움직여보라. 자신의 심장에서 들리는 노래를 열린 귀로 들을 수 있다면 타인의 심장과도 조화를 이루며 사랑의 춤을 추게 될 것이다.

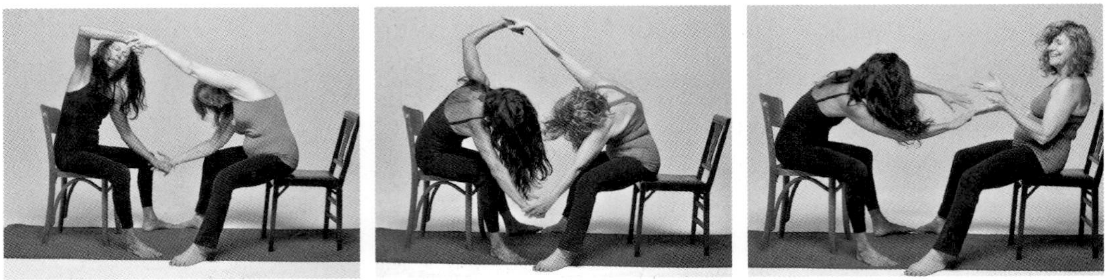

그림 11.8a, 11.8b, 11.8c. 광배근 댄스

탐험5 : 측면-C자 표현하기

- 목적 : 코어 중심선을 생동감 있게 만들기
- 준비물 : 접힌 담요와 카펫이 깔린 바닥. 짐볼. 폼롤러(대체동작 1번을 할 때 필요)

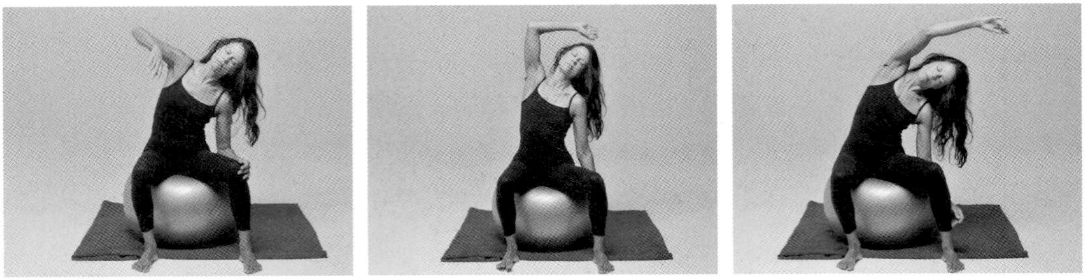

그림 11.9a, 11.9b, 11.9c. 측면-C자 탐험

■ 방법 : 짐볼 위에 앉아 원시물고기primordial fish 시절부터 지니고 있던 측면-C자 탐험을 시작한다. 측면-C자 탐험은 단순히 상체를 한쪽으로 굽히는 것이 아니라 결합조직에 수분을 공급하는 능동적인 움직임이 되어야 한다. 그래야 신체 측면이 확장된다. 인간은 360도 움직임이 가능한 유기체다. 이 탐험을 통해 몸의 공간감이 살아나게 될 것이다.

대체동작 1) 원시물고기 깨우기

바닥에 누워 편히 쉬면서 탐험을 시작한다. 우선 폼롤러를 골반 아래에 놓고 8장에서 배웠던 신장lengthening 수련을 한다. 그러고 나서 누운 자세에서 그대로 측면-C자 탐험을 하며 원시물고기 시절부터 잠재된 척추 움직임을 깨운다. 이 동작은 심오한 생명지성을 일깨워 모든 세포에 새로움을 선사한다. 놀이를 즐겨라.

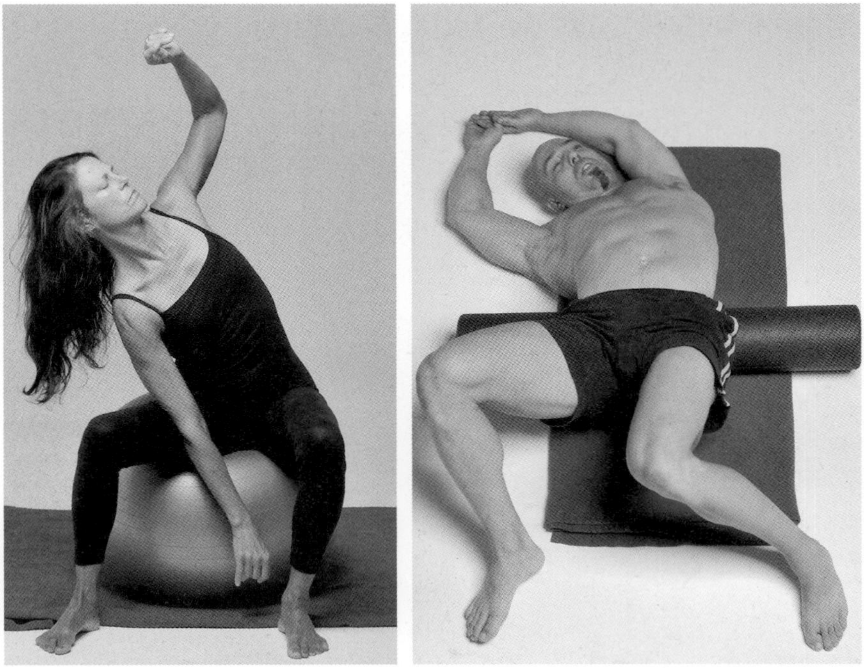

그림 11.10a, 11.10b. 원시물고기 깨우기

코어인지 요약

소마인지를 계발시키는 것은 의식에 문을 열어주는 것과 같다. 코어인지를 지속적으로 깨우려면 다음 사항을 기억하라.

- 내면으로 들어가라.
- 감각 차별화 수준을 높여라.
- 감정과 감각을 분리시켜라.
- 생각과 감각을 구분하라.
- 내면의 소마메시지에 귀를 기울여라.
- 감각을 따라가며 고유수용감각을 통합시켜라.
- 내면의 생명지성과 능동적인 파트너쉽을 유지하라.
- 인체의 액체시스템을 활성화시켜 상호창조와 혁신을 이루어라.

대상object으로 여기던 몸이 이제 과정process이 되었다!

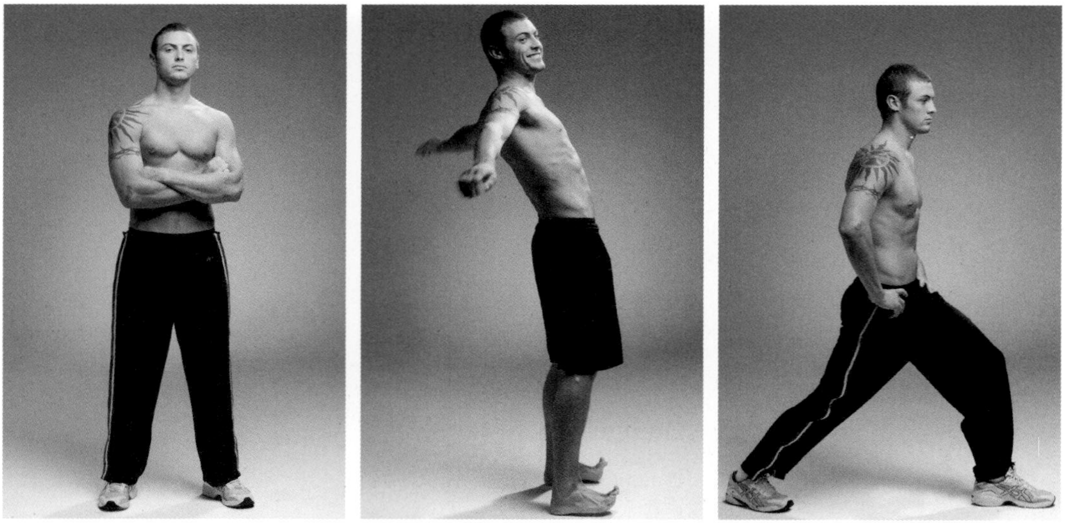

그림 11.11a, 11.11b, 11.11c. 코어인지 표현하기

참고문헌

Abram, David. The Spell of the Sensuous : Perception and Language in a More Than-Human World. London : Vintage, 1997.

Bois, Danis. The Wild Region of Lived Experience : Using Somatic-Psychoeducation. Berkeldy, CA : North Atlantic Books, 2009.

Brennan, Barbara. Hands of Light : A Guide to Healing Through the Human Energy Field. New York : Bantam, 1988.

Buhner, Stephen Harrod. The Secret Teaching of Plants : The Intelligence of the Heart in the Direct Perception of Nature. Rochester, VT : Bear & Company, 2004.

Calais-Germain, Blandine, and Stephen Anderson. Anatomy of Movement : Exercise. Seattle, WA : Eastland Press, 1996.

Capra, Fritjof. The Web of Life : A New Scientific Understanding of Living System. Harpswell, ME : Anchor, 1997.

Cohen, Don. An Introduction to Craniosacral Therapy : The Law of the Five Elements. 2nd ed. Columbia, MD : Wisdomwell Press, 1994.

Conrad, Emilie. Life on Land : The Story of Continuum, The World-Renowned Self-Discovery and Movement Method. Berkeley, CA : North Atlantic Books, 2002.

Cooley, Bob. The Genius of Flexibility : The Smart Way to Stretch and Strengthen Your Body. New York : Touchstone, 2005.

Durckheim, Karlfried Graf. Hara : The Vital Centre of Man. London : Unwin Paperbacks, 1988.

Gershon, Michael. The Second Brain : A Groundbreaking New Understanding of Nervous Disorders of the Stomach and Intestine. New York : Harper, 1998.

Gibson, James. The Senses Considered as Perceptual System. Long Grove, il : Waveland Press, 1983.

Gordon, Suzanne. Off Balance : The Real World of Ballet. New York : Pantheon Books, 1983.

Halprin, Anna. Dance as a Healing Art : Returning to Health Through Movement and Imagery. Mendocino, CA : Life Rhythm, 2000.

Hanna, Thomas. The Body of Life : Creating New Pathways for Sensory Awareness and Fluid Movement. Rochester, VT : Healing Arts Press, 1993.

Kent, Christine. Saving the Whole Woman : Natural Alternative to Surgery for Pelvic Organ Prolapse and Urinary Inconstinence. 2nd ed. Albuquerque, NM : Bridgeworks, 2006.

Koch, Liz. The Psoas Book. 3rd ed. Felton, CA : Guinea Pig Publications, 2012.

Kosko, Bart. Fuzzy Thinking : The New Science of Fuzzy Logic. New York : Hyperion, 1994.

Kurtz, Ron, and Hector Prestera. Body Reveals : illustrated Guide to the Psychology of the Body. New York : Joanna Colter Books, 1977.

Kushi, Michio. The Book of Macrobiotics. Tokyo : Japan Publications Trading Co., 1977.

Laws, Kenneth. The Physics of Dance. New York : Schirmer Books, 1984.

Lipton, Bruce H. The Biology of Belief : Unleashing the Power of Consciousness, Matter, and Miracles. Felton, CA : Mountain of Love/Elite Books, 2005.

Michele, Arthur Albert. Iliopsoas : Development of Anomalies in Man. Spring-field, IL : Quest Books, 1982.

Netter, Frank H. Atlas of Human Anatomy. Hanover, NJ : Novartis Medical Education, 1989.

Norris, Christopher M. Flexibility : Principles and Practice. London : A & C Black, 1995.

Olcott, Rich. "The Hypermobile Client/Therapiest." Massage Therapy Journal 38, 1999. http : //www.amtamassage.org.

Pert, Candace B. Molecules of Emotion : The Science Behind Mind-Body Medicine. New York : Simon & Schuster, 1999.

Sahtouris, Elisabet, and James E. Lovelock. Earth Dance : Living Systems in Evolution. Bloomington, IN : iUniverse, Inc., 2000.

Scaravelli, Vanda. Awakening the Spine : The Stress-Free New Yoga that Works with the Body to Restore Health, Vitality, and Energy. 2nd ed. New York : Harper One, 1991.

Shubin, Neil. Your Inner Fish : A Journey into the 3.5–Billion-Year History of the Human Body. London : Vintage, 2009.

Suzuki, David. The Sacred Balance : Rediscovering Our Place in Nature. 2nd ed. Seattle, WA : Mountaineers, 2002.

Sweigard, Lulu E. Human Movement Potential : Its Ideokinetic Facilitation.

Watkins, Andrea. Dancing Longer, Dancing Stronger : A Dancer's Guide to Improving Technique and Preventing Injury. Hightstown, NJ : Princeton Book Company, 1994.

역자 후기
epilogue

리사 카파로가 쓴 『소마지성을 깨워라』를 번역/출간한 후 얼마 지나지 않았는데 벌써 『코어인지』 탈고가 끝났습니다. 사실 앞의 책 출간이 늦어지는 바람에 이들 책 사이의 출간 간격이 짧아졌습니다.

리즈 코치는 매우 유쾌한 사람입니다. 그녀의 글을 읽고 목소리를 들어보면 삶에 대한 '긍정의식'이 충만해 있음을 온몸으로 느끼게 되죠. 그런데 사실은 그녀가 극심한 '척추측만증 환자'였다는 사실을 알게 된다면 또 한 번 놀라게 됩니다. 그러면서 뭔가 멋진 선물을 세상에 내보인 사람들에겐 공통점이 있음을 알게 됩니다. 바로 '안에서 답을 찾는' 모험가 기질이 소위 선구자들에게 배태되어 있는 것 같습니다.

번역을 한다는 것은 저자와 끊임없는 대화를 나누는 일입니다. 바디워크와 소마틱스 분야에서 오랫동안 강사로 활동해 온 제 관점에서 보면 이렇게 멋진 '마에스트로'와 나누는 대화는 개인적인 실력을 높이는 유익함을 넘어 삶의 활력소라고 할 수 있습니다. 그녀를 통해 내 안으로의 탐험이 훨씬 더 풍부해졌습니다. 앞서 번역했던 토마스 한나와 리사 카파로와는 또 다른 깨우침을 전해준 리즈 코치에게 감사함을 전합니다.

코어인지가 여러분의 건강을 스스로 관리하는 데 멋진 도구가 되기를 기원합니다.

2013. 6. 24.

수원 眞光滿堂에서

최 광 석

〈한국바디워크소마틱스협회〉

한국바디워크소마틱스협회는 바디워크와 소마틱스 분야의 다양한 접근법들을 통해
'바른 자세와 체형, 자유로운 몸과 마음, 생명력 넘치는 세상'을 만들어 나가는
사람들의 모임입니다. 바디워크와 소마틱스(강의/세션/레슨) 관련
문의사항이 있으시면 언제라도 연락주세요.

한국바디워크소마틱스협회
(www.bodyworksomatics.com)

KS바디워크연구소(www.bodywork.kr)
연구소장: 최광석(010-9686-4896)
블로그: blog.naver.com/claozi13
이메일: claozi13@naver.com

KS바디워크 강남센터
대표전화: 02-6080-8200
원장: 이정우(010-3897-0113)
이메일: jklsoma@naver.com

바른자세만들기 카페(cafe.naver.com/dynamicbody)
운영자: 권정열(010-9364-6231)
블로그: blog.naver.com/kcy2004
이메일: kcy2004@naver.com

소마앤바디 카페(cafe.naver.com/somaandbody)
운영자: 김한얼(010-2966-8155)
블로그: blog.naver.com/nulgrida
이메일: nulgrida@me.com

소마아트 학당(cafe.naver.com/bodywork)
문의전화: 02-6080-8200
〈학당 커리큘럼〉
1) 바디워크 통합과정(APSSA)
2) 소마틱스 통합강좌(SELAP)
3) 바디워크/소마틱스 심화과정
4) 코어인지/RFT/아큐테이핑 워크샵
5) 연구원 과정